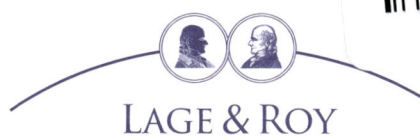

Lage & Roy

Ravi Roy

HOMÖOPATHISCHER RATGEBER

Arzneimittelwesen

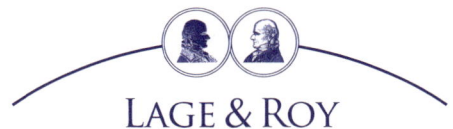

LAGE & ROY

Die hier vorgestellten Informationen sind nach bestem Wissen und Gewissen geprüft, dennoch übernimmt der Autor und der Verlag keinerlei Haftung für Schäden irgendeiner Art, die sich direkt oder indirekt aus dem Gebrauch der hier vorgestellten Anwendungen ergeben.

Ravi Roy

Homöopathischer Ratgeber 17
Arzneimittelwesen

© Lage & Roy Verlag für homöopathische Literatur
Burgstraße 8· 82418 Riegsee-Hagen
Tel. 08841/4455 · Fax 08841/4298
www.lage-roy.de

1. Auflage September 1999
3., überarbeitete, erweiterte Auflage Dezember 2018
ISBN: 978-3-929108-17-0

Druck: Senser Druck, Augsburg
Biofarben und Ökostrom aus Wasserkraft

Alle Rechte beim Lage & Roy Verlag

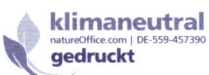

klimaneutral
natureOffice.com | DE-559-457390
gedruckt

Inhaltsverzeichnis

Zehn homöopathische Arzneimittelwesen

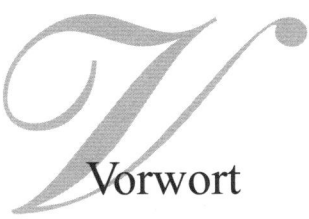

Vorwort

Die Geschichte der Entstehung dieser Arzneimittelwesen begann schon vor langer Zeit. Den ersten Anstoß gab mir die langweilige Art, wie die Symptome der Arzneimittel von einem Lehrer auf meinem „Homoeopathic College" vorgelesen wurden. Das wertvolle Wissen muß viel interessanter vermittelt werden, wünschte ich mir, zumal ich von meinem Vater eine lebendige Art der Erzählung gewohnt war. Als ich anfing, selbst Seminare zu geben, versuchte ich daher die Mittelbilder in einer lebendigen Art und Weise vorzuspielen.

Nach etwa zehn Jahren des Lehrens war ich mehr oder weniger mit meiner erzählerischen Vortragsweise zufrieden, aber die wirkliche Bestätigung kam Mitte der neunziger Jahre, als ich in einem abgelegenen Gebirgstal in Österreich ein Seminar hielt. Nur zwei oder drei Teilnehmer kannten mich von anderen Seminaren. Das Mittel, das ich vortrug, war Nux vomica, und an dem Tag war ich voll in meinem Element. Voller Inbrunst betrat ich die Bühne, warf meine Unterlagen wütend auf das Rednerpult und legte so los, wie sich ein Nux-vomica-Mensch verhalten würde: Schimpfte und fand alles furchtbar, klagte, wie schlecht es mir ginge, und daß ich jetzt auch noch Kopfschmerzen hätte. Zwei Kursteilnehmerinnen hatten solch ein Mitleid mit mir, daß sie mir Bachblüten anboten, die ich in der Nux-Weise auch gütig annahm. In der Mittagspause wollten einige Teilnehmerinnen das Seminar verlassen, da sie mit so einem „blöden und ärgerlichen" Dozenten nichts zu tun haben wollten. Die Seminarveranstalterin, die mich gut kannte, mußte all ihre Überzeugungskraft aufbringen, sie zurückzuhalten: „Es ist alles nur geschauspielert. Das ist das Besondere an Ravis Art des Lehrens, das Wesen des Mittels vorzuspielen." Die irritierten Teilnehmer ließen sich überzeugen, aber die beiden barmherzigen Teilnehmerinnen konnten es nicht glauben. Sie kamen anschließend zu mir und fragten, ob ich wirklich keine Kopfschmerzen gehabt hätte.

Gut, sagte ich zu mir, wenn deine Darstellung von Nux vomica so überzeugend war, dann schaffst du es mit den anderen auch. Viele Seminarteilnehmer berichteten, wieviel einfacher es ihnen fiel, in der täglichen Praxis die Mittel zu erkennen und fragten mich, wo sie solche bildhaften Schilderungen der Arzneimittel nachlesen könnten, vor allem die positiven Aspekte. Mit der Zeit hatte ich in meinem Schauspiel immer mehr auch die gute Seite der Arzneien eingebaut, zu der sich der Mensch hin entwickelt. Eine derartige Arzneimittellehre existierte jedoch nicht. Also wollten die Kursteilnehmer wissen, wann ich diese schreiben würde.

An einem schönen Novembertag des Jahres 1997 klopfte die Gelegenheit an die Türe. Irene Hahner und Anne Devillard, unsere Freundinnen seit eh und je, kamen mit einem Angebot. Die beiden arbeiteten für die Zeitschrift Natur & Heilen und wollten eine neue Homöopathieserie über die Arzneimittelbilder starten. Das entsprach genau dem Wunsch, den ich so lange in meinem Herzen gehegt hatte. Mit großer Freude nahm ich das Angebot an. Die positive Seite der Arznei sollte den Mittelpunkt bilden und um die herum auch die wesentlichen Symptome ausgearbeitet und bildhaft eingebaut werden.

Irene und Anne lektorierten die Artikel mit leidenschaftlicher Begeisterung, beließen jedoch meinen Stil. Anne, die bei mir die Homöopathie-Ausbildung absolviert hatte, fügte aus den Seminarunterlagen einfühlsam Ergänzungen hinzu, so daß der Fluß beibehalten wurde. Für ihre liebevollen Bemühungen und gelungene Arbeit bin ich beiden von tiefstem Herzen dankbar.

Beim ersten Arzneimittelwesen Sulfur gelang mir die erzählerische Schreibweise noch nicht. Doch als ich zum vierten Mittel Nux vomica kam, hatten sich die Beschreibungen der Arzneiwesen verselbständigt und die Gestalt einer Erzählung angenommen. Manchmal wurden sie so umfangreich, daß sie für die Zeitschrift gekürzt werden mußten. Die Geschichte von Arsenicum album könnte man fast als märchenhaft bezeichnen. Als Carola und ich den Film „Der Salzprinz" zusammen anschauten, fand sie in dem Märchen verblüffende Ähnlichkeiten zu der Natrium-muriaticum-Geschichte.

Dieses Buch enthält die Vollversionen der zehn Erzählungen über die Mittelwesen. Die Geschichten sollen Ihnen, liebe LeserInnnen, einen Einblick in das Gute und die Güte eines jeden Menschen geben und dadurch mehr Verständnis für sich selbst und andere schaffen. Auch wenn Sie sich durch eine Darstellung sehr angesprochen fühlen, sollten Sie im Auge behalten, daß Sie ein Kaleidoskop von Persönlichkeiten aus vielen Wesen sind. Wenn Sie sich an einer Stelle spontan angesprochen fühlen, könnte das ein momentan brennendes Thema für Sie sein oder auch schon länger existieren. Mit Mut und gutem Willen werden Sie es mit Sicherheit eines Tages überwinden. Vielleicht kann das homöopathische Mittel Ihnen sogar helfen, den nächsten Schritt mit mehr Leichtigkeit zu schaffen und Ihren Weg sicherer zu gehen.

Bei der vorliegenden neuen überarbeiteten Fassung hat mein Schwager Felix Lage wertvolle Vorschläge eingebracht, um mehr Klarheit zu schaffen. Unser Freund Dr. Roland Schneider hat mit seinen Korrekturen wichtige Arbeit geleistet. Hans Baranek, längjähriger Freund, hat bei der Endkorrektur geholfen. In der vorliegenden Ausgabe finden Sie nun auch Sulfur, Calcium und Lycopodium in erzählerischer Form vor. Die anderen Geschichten wurden verfeinert und Ergänzungen vorgenommen.

Weitere spannende und lehrreiche Erzählungen über das Wesen der Arzneien befinden sich in unserer SURYA – Lebensfreude & Selbstheilung, Zeitschrift für Homöopathie und Chakrablüten Essenzen (siehe Anhang).

Ravi Roy
Hagen bei Murnau, 10. Oktober 2018

Wie Sie die Arzneimittelwesen für sich selbst nutzen können

Als Heilsuchende oder -suchender erkennen Sie immer mehr die wahren Werte des Lebens, und seine Wunder sind Ihnen langsam lieb geworden. Sie haben sich vorgenommen, selbst die Verantwortung für Ihr Leben zu übernehmen und machen keine fremden Autoritäten mehr für ihr Wohlergehen oder ihr Leid verantwortlich, denn es ist Ihnen bewußt, daß alles, was Ihnen geschieht, die Folge der eigenen Entscheidungen ist.

Der Priester kann unser Seelenheil aus eigener Macht nicht erwirken, und der Arzt kann unseren Körper ohne Beachtung der göttlichen Heilprinzipien nicht heilsam unterstützen. Der Funktion des Heilers obliegt die Wiederherstellung der Verbindung zum Heilen, der Religio. Wenn dem Priester die Rückverbindung des Menschen zu Gott gelingt, hat er seine Aufgabe gut getan. Wenn es dem Heiler – unabhängig davon, ob dieser als Arzt, Heilpraktiker, spiritueller Heiler oder anders bezeichnet wird – gelingt, den Körper mit dem Heilsamen im Menschen wieder in Verbindung zu bringen, hat er seine Aufgabe gerecht erfüllt. Anstatt sich sofort und ohne Bedenken an jemanden zu wenden, hat der Mensch die Möglichkeit, selbst seinen inneren Heiler – die Selbstheilungskräfte – zu aktivieren oder jemanden zu finden, der dies vermag. In Bezug auf die Homöopathie bedeutet das, mittels eines Mediums die unterbrochene Verbindung zwischen Körper und Geist zu rekonstruieren und so die Selbstheilungskräfte auf der notwendigen Ebene zu aktivieren. Nach unseren Erfahrungen ist das passende homöopathische Mittel ein hervorragendes Medium, um diese Verbindung wiederherzustellen und den Körper in optimaler Weise zur Selbstheilung anzuregen. Dies fördert auch die Entstehung der Eigenverantwortung im Menschen.

Wie sieht die Hilfe bei der Homöopathie aus?
Wenn der Hilfesuchende eine ursächliche und dauerhafte Lösung seiner gesundheitlichen Probleme anstrebt, kann die Homöopathie einen

wichtigen Platz in seinem Leben einnehmen. Die Homöopathie verhilft einem, sanft die Widerstände gegen die Heilung loszulassen, so daß die Selbstheilungskräfte aktiviert werden können. Durch die heilsame Wirkung der homöopathischen Mittel empfindet der Mensch immer mehr Freude daran, sein Leben verantwortungsbewußt zu gestalten, Krankheiten vorzubeugen und gesundheitsorientiert zu denken und zu handeln. Das Wesen der Arznei nimmt den Menschen sanft an die Hand, möchte ihm einen Weg aus seiner Krankheit zeigen, was einen sehr positiven Effekt auf die Lebensqualität zur Folge hat.

Der Heilsuchende hat Recht!
Wenn der Mensch sich entscheidet, die Verantwortung für sich selbst zu tragen, verdient er auch das Recht, Wissen zu erhalten – unverfälscht von Meinungen und ausgedachten Theorien. Das Rechtmäßige findet nur durch die genaue Umsetzung der kosmischen Gesetze statt. Das Resultat – echtes gesundheitliches Wohlbefinden und deutliches Nachlassen der Beschwerden durch das Angehen der Ursachen im Geist und in der Seele – ist das einzige Kriterium für den Heiler und natürlich auch für den Heilsuchenden.

Daher: Wer heilt, hat nur auf den gegebenen Fall bezogen Recht.
Wenn der Heiler nicht helfen kann, dann hat er kein Recht.
Der Mensch ist fehlbar, aber nicht das Heilgesetz, ebenso wenig wie jedes Gesetz im Kosmos.

Vorab eine Begriffsdefinition
Das Heilgesetz der Homöopathie lautet: „Ähnliches wird durch Ähnliches geheilt." Doch die Ähnlichkeit sollte nach den Prinzipien und Regeln, die Hahnemann entdeckt hat, gesucht werden.
Durch bestimmte Gründe hat sich der Begriff „klassische Homöopathie" durchgesetzt. Die Geschichte davon geht fast zurück zu den Anfängen der Homöopathie. Das Opus Hahnemanns „Die Chronischen Krankheiten" wurde von bedeutenden Homöopathen damals abgelehnt. Stattdessen haben sie ihre eigene Homöopathie sehr erfolgreich verbreiten können. Diese wurde Anfang des 20. Jahrhunderts durch

den Begriff „klassische Homöopathie" geprägt. Indem die klassische Homöopathie die wichtigsten Regeln der Weiterbehandlung und die Miasmen (die Grundursachen der Krankheiten) bis in die heutige Zeit unbeachtet läßt, *ist dieser Begriff sehr irreführend.* Ausführlich habe ich in drei Artikeln darüber geschrieben.*

Die Wissenschaft der Homöopathie
Die zunehmende Verbreitung der Homöopathie bewirkt eine Veränderung in unserer Gesellschaft, jedoch fordert dies gleichzeitig, die ursprüngliche Reinheit der Homöopathie wieder zu bekommen.
Hahnemann hat uns nicht umsonst aufgefordert: *„Macht's nach, aber macht's genau nach!"*

Dies kann den Anschein erwecken, daß man ihm, dem Menschen, folgen sollte. Ganz im Gegenteil war das von Hahnemann gemeint: Die grundlegenden Prinzipien und Regeln, welche er entdeckt und die sich in der Praxis bewährt hatten, sollten stets die Basis für die Ausübung der Homöopathie bilden, jedoch nicht eigene Meinungen und Vorstellungen.

Wenn eine Theorie bewiesen wird, hat der Wissenschaftler eine Gesetzmäßigkeit entdeckt. Diese Gesetzmäßigkeit ist dann die Basis aller logischen Gedanken und Handlungen für dies System.

Das Benutzen von wissenschaftlichen Methoden macht ein System noch zu keiner Wissenschaft. Erst das Entdecken eines Naturgesetzes schafft die Grundlage einer Wissenschaft.

Die Schulmedizin hat uns noch eine brauchbare Theorie – keine, die Widersprüche und logische Löcher aufweist – zu präsentieren, bevor sie wie die Homöopathie dem Härtetest des jahrzehntelangen Experimentierens unterworfen wird, um daraus eine Gesetzmäßigkeit zu liefern. Sie hat bisher nur Hypothesen aufgestellt.

Hahnemann mußte nach 26 Jahren das Ähnlichkeitsprinzip selbst in Frage stellen, da es die erwarteten Resultate nicht in der Weise er-

---

*1. „Klassische Homöopathie – eine irreführende Bezeichnung" in raum&zeit, Januar 2019
2. „The Emergence of Classical Homoeopathy as Opposed to the later Hahnemannian Approach", Homoeopathic Links; Ausgabe 3, 2017.
3. „Hahnemannsche und klassische Homöopathie – zwei getrennte Welten?" SURYA Nr. 23, Oktober 2012, Zeitschrift für Homöopathie, Gesundheit und Heilen.

brachte. Nach 12 Jahren des Recherchierens und Experimentierens kam er zu dem Ergebnis, daß das Heilprinzip viel umfangreicher zu sehen und anzuwenden sei, als er es geahnt hatte. Er entdeckte, daß allen Krankheiten tiefsitzende Ursachen zugrunde liegen. Ohne diese Ursachen anzugehen, kann der Homöopath nur begrenzt helfen. Alle neuen Prinzipien, Regeln und deren praktische Anwendung legte er in seinem Werk „Die Chronischen Krankheiten" nieder.

Um die Homöopathie sachgerecht anzuwenden, ist es unentbehrlich, alle wissenschaftlichen Entdeckungen Hahnemanns und weitere von anderen Homöopathen als Basis festzulegen.

Erst dann folgen wir Hahnemanns Gebot und üben die Homöopathie genau aus.

Die wundersame Kraft der Homöopathie

Es ist von höchster Wichtigkeit, daß im Bewußtsein der Menschen die wahren Möglichkeiten dieser außergewöhnlichen Heilmethode Platz nehmen statt der ungefähren Ahnung, was die Homöopathie sei und könne.

Die Homöopathie zeigt uns das Wunder der unsichtbaren Kraft. Die heilsame Kraft und die manchmal fast unglaubliche Schnelligkeit der Homöopathie, welche der Mensch am eigenen Leibe erfährt, erscheint dann tatsächlich, als sei ein Wunder geschehen.

Diese Wunder sind durch den Segen der Homöopathie für alle möglich. Und das passiert ganz unsensationell, wenn wir die naturgegebenen Heilprinzipien verstehen, anwenden und zulassen. Die wahre Heilkraft unserer Körper, die die Homöopathie zu aktivieren vermag, übersteigt im wahrsten Sinne des Wortes unsere Vorstellungskraft, wenn mit den menschlichen Selbstheilungsmechanismen agiert wird, und nicht unabhängig von ihnen, der Organismus chemisch oder energetisch manipuliert wird.

Die Hahnemannsche Homöopathie ist für Menschen mit scheinbar unheilbaren Krankheiten, die ihnen alle Hoffnung nehmen, eine unglaubliche Hilfe. So entsteht der Eindruck, sie könne Wunder bewirken, wobei sie jedoch nach strengen wissenschaftlichen Kriterien geschehen.

Homöopathie aktiviert das Immunsystem

Tatsache ist, daß das menschliche Immunsystem ein unglaublich komplexes System ist, das wir gerade erst begonnen haben zu verstehen. Das Immunsystem besitzt seine eigene hochentwickelte Intelligenz. Einige Studien zeigen, wie erstaunlich lern- und anpassungsfähig das menschliche Immunsystem ist. Das Beste, was wir für unsere Heilung tun können, besteht darin, unsere eigenen Selbstheilungskräfte mit bewährten Methoden zu unterstützen. Genau das ist Ziel und Aufgabe der Wissenschaft der Homöopathie, und zwar so spezifisch und schnell wie möglich und so tiefgreifend wie nötig.

Die Frage, was man mit der Homöopathie machen kann und was nicht, stellt sich somit gar nicht erst, denn unser Immunsystem ist auch im kranken Zustand dafür ausgerüstet, mit jeder Situation fertig zu werden oder sich gegebenenfalls anzupassen, wenn es heilsame Impulse erhält.

Um die Homöopathie in jeder Lage sicher einsetzen zu können, bedarf es selbstverständlich eines langen und gründlichen Studiums. Aber es gibt zahllose Möglichkeiten für jeden Menschen, die Gesetzmäßigkeiten der Homöopathie für sich zu nutzen. Dieser Ratgeber wendet sich nicht nur an Homöopathen, sondern auch an Laien mit dem Ziel, ihnen das Wissen zu geben, das sie brauchen, um ihre Selbstheilungskräfte, die ihrer Familie oder ihrer Patienten gezielt zu aktivieren, umfassend, ohne Nebenwirkungen und schnell.

Über das Wesen homöopathischer Arzneimittel

Homöopathische Arzneimittel werden zu oft nur unter dem Gesichtspunkt der Akut- und Notfallmedizin betrachtet, wo sie durch ihre rasche und sanfte Wirkung große Dienste leisten. Hinter jedem homöopathischen Mittel steckt jedoch ein charakteristisches Wesen, das sehr vielschichtig auf den verschiedensten Ebenen zum Tragen kommt. Indem wir uns auf die tieferen Impulse eines Heilmittels einlassen, wird – wie bei einer Zwiebel – Schicht für Schicht unsere eigentliche innere Schönheit freigelegt und der Weg zur individuellen Lebensbestimmung gebahnt. In diesem Ratgeber werden die Mittel unter dem Gesichtspunkt der Persönlichkeitsentwicklung beschrieben.

Eine der wichtigsten Aufgaben des Menschen besteht darin, die göttlichen Eigenschaften in sich zu entfalten und zu entwickeln. Jeder von uns begibt sich also auf diesen wundervollen Weg, alle lebensbejahenden Eigenschaften in sich aufblühen zu lassen. Zusätzlich besteht aber von Urbeginn an der Wunsch, eine bestimmte individuelle Eigenschaft tiefer in sich zu verankern. Wenn ein Mensch einen bestimmten Grad des Verankerns dieser Eigenschaft erreicht hat, ist er in der Lage, als Brennpunkt für diese zu fungieren, das heißt sie fließt ununterbrochen durch ihn hindurch und der Mensch kann sich dieser Eigenschaft nach Bedarf in beliebiger Stärke bedienen.

Jeder Mensch entwickelt seine Natur auf eigene individuelle Weise. Die Individualität zeigt sich darin, in welcher Zusammensetzung alle anderen göttlichen Eigenschaften in seinem Wesen miteinander wirken. Seine Spezialität erwächst aus dem ihm innewohnenden Wissen, das aus seiner besonderen Begabung entsteht. Mineralien, Tiere und Pflanzen sind Träger göttlicher Eigenschaften. Sie stehen uns als Helfer bzw. als Heilmittel zur Seite.

In diesem Buch finden Sie die Arzneien in ihrer Funktion als Träger göttlicher Eigenschaften aus dem Blickwinkel der Homöopathie. Die meisten dieser Substanzen sind in der Ursubstanz jedoch durch die fortwährende negative Ausstrahlung der Menschheit unrein geworden und deshalb in ihrer ursprünglichen Reinheit kaum mehr zu finden. Eine gewisse Ausnahme bilden die Edelmetalle. Durch das von Hahnemann entwickelte Potenzierungsverfahren wird auf wundervolle Weise gleichzeitig neben der gesteigerten Wirksamkeit der Ursubstanz ein Reinigungsprozeß in Gang gesetzt, durch den der Mensch auf der energetischen Ebene das reine Wesen wieder zurückgewinnen kann.

Das Unreine ins Reine verwandeln

Am Anfang der jeweiligen Mittelbeschreibung wird dargestellt, wie diese göttlichen Eigenschaften in ihrer reinen Form durch einen Menschen wirken. Es folgt der Fall, wie der Mensch in die krankhaften Auswirkungen, in die Verunreinigungen gerät, die im Laufe der Menschheitsgeschichte entstanden sind und sich in den jeweiligen charakteristischen Symptomen zeigen.

Jede Arznei trägt die göttlichen Eigenschaften, ist jedoch nicht die Eigenschaft selbst. Wenn in der Homöopathie von einem Sulfur-Menschen gesprochen wird, bedeutet dies, daß er sich in dem Prozeß befindet, die sulfurischen Eigenschaften in ihrer reinen Form wiederzuerlangen und weiter zu entwickeln. Jeder Mensch ist mit einer Vielzahl dieser unreinen Formen behaftet. Wenn wir bei uns selbst oder bei einem anderen Menschen ein Wesen besonders ausgeprägt wahrnehmen, besteht die Chance diese Eigenschaft mit dem passenden Mittel im göttlichen Sinne zu entwickeln.

Die Aufgabe eines Homöopathen besteht darin, dem Individuum zu helfen, so schnell und sanft wie möglich alles Unreine ins Reine zu verwandeln. Die Arbeit hört aber mit diesem Reinigungsprozeß nicht auf, sondern fängt erst danach richtig an. Nachdem der Mensch unbeschwert seinen Weg gehen kann, helfen ihm seine Grundmittel, die positiven Seiten seiner Bestimmung immer mehr und besser zu entwickeln. Die Nebenmittel tragen dazu bei, seine Persönlichkeit in einer abgerundeten Art und Weise zu entfalten.

Bei den Mittelbeschreibungen sollte die Leserin/der Leser je nach Land und Kultur gewisse Abweichungen mit einkalkulieren.
Genauso können bei den akuten Symptomenkomplexen – eine Reihe von zusammengehörenden Symptomen – bei manchen Menschen einige Symptome sehr ausgeprägt sein, andere weniger oder sogar fehlen.

Die praktische Anwendung der Arzneien

Die erzählerische Darstellung der positiven Aspekte der Arzneien, der Fall und das sich wieder Auffangen, zeigt, wie Sie durch das Verständnis der Problematik, die heilsamen Möglichkeiten in Ihrem Leben positiv lenken können. Der Anwender kann leicht die Möglichkeiten individuell für sich aus der Erzählung ausarbeiten, da diese Hilfen deutlich in der Geschichte zu sehen sind.

Die akuten Symptomenkomplexe sind äußerst wertvoll, um die Arzneien im Akuten erkennen zu können. Sobald das erste Stadium einer Erkrankung sich voll entwickelt hat, sind diese Symptome deutlich zu sehen, und der richtige Zeitpunkt der Einnahme bzw. Verabreichung des Mittels ist gekommen.

Die Liste der wichtigen Symptome am Ende jeder Geschichte vereinfachen einem zu erkennen, ob eine Arznei wirklich jetzt ansteht oder nur das Vorhandensein einer Neigung aufzeigt. In dem Fall wartet man den Zeitpunkt ab, bis sich diese Anlage aktiviert; das kann kürzer oder sehr länger dauern.

Die Grundregel der Verordnung lautet:
Nur das, was vordergründig ist, wird angegangen (behandelt). Wenn mehr als ein Krankheitszustand im Vordergrund steht, gibt man entsprechend so viele Mittel!

Ein Beispiel: *Jemand ärgert sich, schläft in der Sonne ein und bekommt einen Sonnenstich. Beim Aufstehen fällt er hin und verletzt sich. Als erstes muß dieser Mensch wegen der Verletzung behandelt werden. Sobald sich die Verletzungsfolgen beruhigen und der Sonnenbrand sich meldet, wird dies angegangen. Danach bleibt noch, die Folgen des Ärgers anzugehen. Weil meist mit einer Gabe nicht alles in Ordnung kommt, werden dem Menschen bald alle drei Mittel in den jeweiligen passenden Abständen verabreicht. Sollte die Verletzung verschiedene Gewebe betreffen, werden entsprechend der Anzahl der verletzten Gewebe die Mittel bestimmt und passend wiederholt.*
Die Behandlung von chronischen Fällen ist genauso durchzuführen, nur bedarf dies eines tiefen Verständnisses der Pathologien.

Die Potenzen
Das Ähnlichkeitsprinzip ist bedeutend universeller und vielfältiger, als sich nur in dem passenden Mittel erfüllt zu haben.

Es gibt drei verschiedene Potenzierungsverfahren, die Centesimal (C)-, die LM- und die Dezimal (D)- Potenzen. Nach und nach wurde Hahnemann klarer, daß die Wahl der Potenz eine wichtige Rolle bei der Behandlung spielt, jedoch waren es die späteren Hahnemannschen Homöopathen, die Genaueres dazu ausarbeiteten.

Der Mensch besitzt vier niedrige Körper: den physischen, den ätherischen (Energiekörper), die Gefühlswelt und die Mentalwelt.

Es muß festgestellt werden, welcher Körper die krankmachende Energie am stärksten bzw. vordergründig ausstrahlt. Dementsprechend wird die Potenz bestimmt. Eine schwere Pathologie kann vom Emotionalkörper ausgehen und eine höhere Potenz benötigen, wogegen ein psychisches Symptom vom physischen Körper ausgehen kann und eine niedrige Potenz erfordert.

Die Faustregeln für die Potenzwahl:
- Ausgangspunkt ist der physische Körper: niedrigste Potenzen werden benötigt
- Ausgangspunkt ist der Ätherkörper: niedrige bis mittlere Potenzen
- Ausgangspunkt ist der Emotionalkörper: höhere bis zu den höchsten Potenzen
- Ausgangspunkt ist der Mentalkörper: mittlere bis zu den höheren Potenzen

Die *Centesimal-Potenzen* wurden von Hahnemann standardisiert und bestehen aus einer Verdünnung von 1:99 und einer Potenzierung von zehn Schüttelschlägen pro Stufe. Sie haben die größte Skala an Potenzen von C 1 bis über eine Million. Trotz der Überlegenheit der LM-Potenzen, besonders bei der Behandlung von chronischen Krankheiten, bleiben die Centesimal-Potenzen ein wichtiger Teil der homöopathischen Behandlung, etwa für die kurzfristige Akutbehandlung mit der C 200 oder bei den höheren Potenzen.

Die Potenz C 200 ist eine mittlere Potenz, ab der C 1000 wird von höheren Potenzen gesprochen.

Die *Dezimal-Potenzen* wurden später entwickelt und sind keine Erfindung Hahnemanns. Sie bestehen aus einer Verdünnung von 1:9 und einer Potenzierung von zehn Schüttelschlägen pro Stufe. Die Dezimal-Potenzen haben ihre Wichtigkeit, wenn Mittel in ganz niedrigen Potenzen verabreicht werden (D 12 und darunter). Obwohl sie teilweise bis zur tausendsten Potenz hergestellt werden, gibt es keinen Grund, diese einzusetzen, da die C- und LM-Potenzen auf dieser Ebene erheblich sanfter und effektiver sind, während die D-Potenzen oftmals sehr heftig wirken.

Die Dezimal-Potenzen finden ihre Anwendung in niedrigen Potenzen in ganz speziellen Fällen, wenn auf der körperlichen Ebene gearbeitet wird. Dies ist jedoch im Einzelfall speziell in unseren Ratgebern vermerkt.

Die *LM-Potenzen* wurden auch von Hahnemann standardisiert und bestehen pro Stufe aus einer Verdünnung von 1:100 und einer Potenzierung von 100 Schüttelschlägen und dann noch einmal einer Verdünnung von 1:500. Pro Stufe gibt es also zwei Arbeitsschritte bei den LM-Potenzen, und die Gesamtverdünnung ist jedesmal 1: 50.000. Der zweite Schritt, die zweite Verdünnung, kann nur per Hand durchgeführt werden. Es gibt sie ab der LM 1 und bei wichtigen Mitteln bis zur LM 360, teilweise auch höher.

Sie können in der Regel eine C-Potenz mit der entsprechenden LM-Potenz ersetzen. Eine C 200 entspricht der LM 18 bis LM 30. Der Vorteil der LM-Potenzen besteht auch darin, daß sie noch viel sanfter als die C-Potenzen wirken.

Die Dosierung
Die Dosierung muß ebenso wie die Potenzwahl individuell bestimmt werden und gehört als untergeordneter Punkt auch zum Prinzip der Ähnlichkeit.

Unter Dosierung versteht die Homöopathie die Menge der Arznei, ob Globuli oder Tropfen, die auf einmal verabreicht wird, pur oder verdünnt mit Flüssigkeit.

In der Regel werden zwei bis fünf Tropfen oder Globuli eingenommen. Die Globuli werden meistens pur, unverdünnt, auf die Zunge gegeben. Die Tropfen fast immer mit etwas Flüssigkeit verdünnt. Weil die Tropfen um einiges stärker als die Globuli wirken, werden sie verdünnt, denn nach Hahnemanns Aufforderung im zweiten Paragraph seines Organon soll die Heilung „sanft und auf dem unnachteiligsten Weg" stattfinden. Die Potenz bleibt aber bei Tropfen und Globuli dieselbe, auch wenn verdünnt wird. Potenz und Verdünnung sind zwei unterschiedliche Dinge. Die Tropfen sind einfach konzentrierter in ihrer Kraft als die Globuli.

Das passende Mittel soll möglichst keinen Aufruhr im Körper verursachen.

Die Doktrin der *Erstverschlimmerung* in der Homöopathie, welche unglücklicherweise sehr verbreitet ist, gehört nicht zum Heilprinzip oder zu Hahnemanns Regeln. Die letzten 15 bis 20 Jahre seines Lebens war er bemüht, die Heilung so sanft wie möglich zu gestalten.

Je mehr Umfang (Ausbreitung) eine Krankheit in einem Körper angenommen hat, aber nicht an Kraft gewonnen hat, umso mehr Tropfen sind notwendig.

Je größer die aktiven Widerstände des Menschen sind bzw. die Empfindlichkeit, desto mehr wird verdünnt.

Normalerweise wird die Verdünnung mit Wasser vorgenommen, jedoch werden bei bestimmten Krankheitszuständen, bei denen in betroffenen Geweben schon größere Schäden verursacht worden sind, auch Milch, Essig, Fruchtsirup und sogar purer Zucker verwendet.

Die Wiederholung
In den letzten 15 Jahren seines Lebens kam Hahnemann seinem Ideal im 2. Paragraphen seines Organon verstärkt nach – die Heilung solle schnell auf dem kürzesten Weg hergestellt werden – und begann, die Mittel zu wiederholen, sogar täglich, und wenn notwendig mehrmals am Tag.
Die Häufigkeit der Wiederholung wird nach den folgenden Regeln bestimmt:
   1. Wie intensiv ist die Krankheit?
   2. Wie weit ist sie fortgeschritten?
   3. Wie schnell schreitet sie fort?

Je intensiver, je weiter fortgeschritten und je schneller sie fortschreitet, desto häufiger wird wiederholt.

Bei Cholera haben die Homöopathen alle fünf Minuten wiederholt, bis die Wende einsetzte.

Bei einem Herzinfarkt mit drohendem Tod ist jede halbe Minute nicht zu oft, genauso bei einem Hirnschlag.

Samuel Hahnemann, der Begründer der Homöopathie

Es ist eine große Ehre für Deutschland, daß die Wiege der Homöopathie in diesem Land liegt. Christian Friedrich Samuel Hahnemann wurde zu einer Zeit geboren, am 10.4.1755 in Meißen, als die Medizin alle 10 bis 15 Jahre eine sich gelehrt anhörende Hypothese über den Ursprung von Krankheiten aufstellte. Die kranken Menschen litten jedoch erbärmlich weiter. Wer etwas Ahnung von der Heilkunst hatte, wurde verfolgt.

Denken Sie nur an Saulus, den großen Gelehrten und Christenverfolger. Von Jesus Christus gesegnet und geheilt, stellte er sein Leben als Paulus fortan nur noch in den Dienst des Glaubens, der Hoffnung und der Liebe.

Hahnemann absolvierte sein Arztstudium 1779 und entdeckte im Jahre 1790 das „Similiaprinzip" – dt. „Ähnlichkeitsprinzip" bei seinem Selbstversuch mit der bewährten Heildroge gegen Malaria, der Chinarinde. Durch die Einnahme der Chinarinde entwickelte er ähnliche Symptome wie ein Malariakranker. Um den Zufall auszuschließen, wiederholte er diesen Test einige Male und erhielt stets dieselben Resultate. Da ging ihm ein Licht auf, daß dies vielleicht ein Heilgesetz sei. Damit war der Grundstein für die Wissenschaft der Homöopathie geschaffen. 53 Jahre, bis zu seinem Tod am 2.7.1843 in Paris, forschte und experimentierte Hahnemann unaufhörlich weiter.

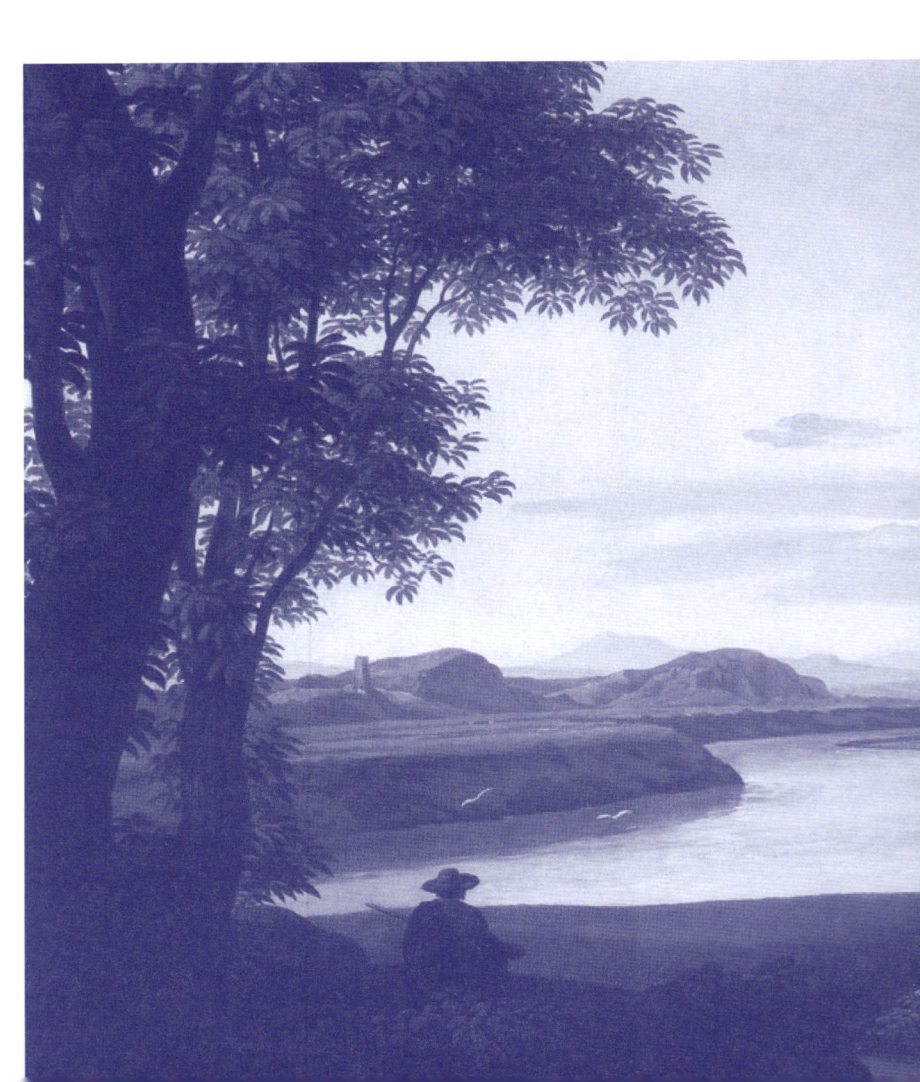

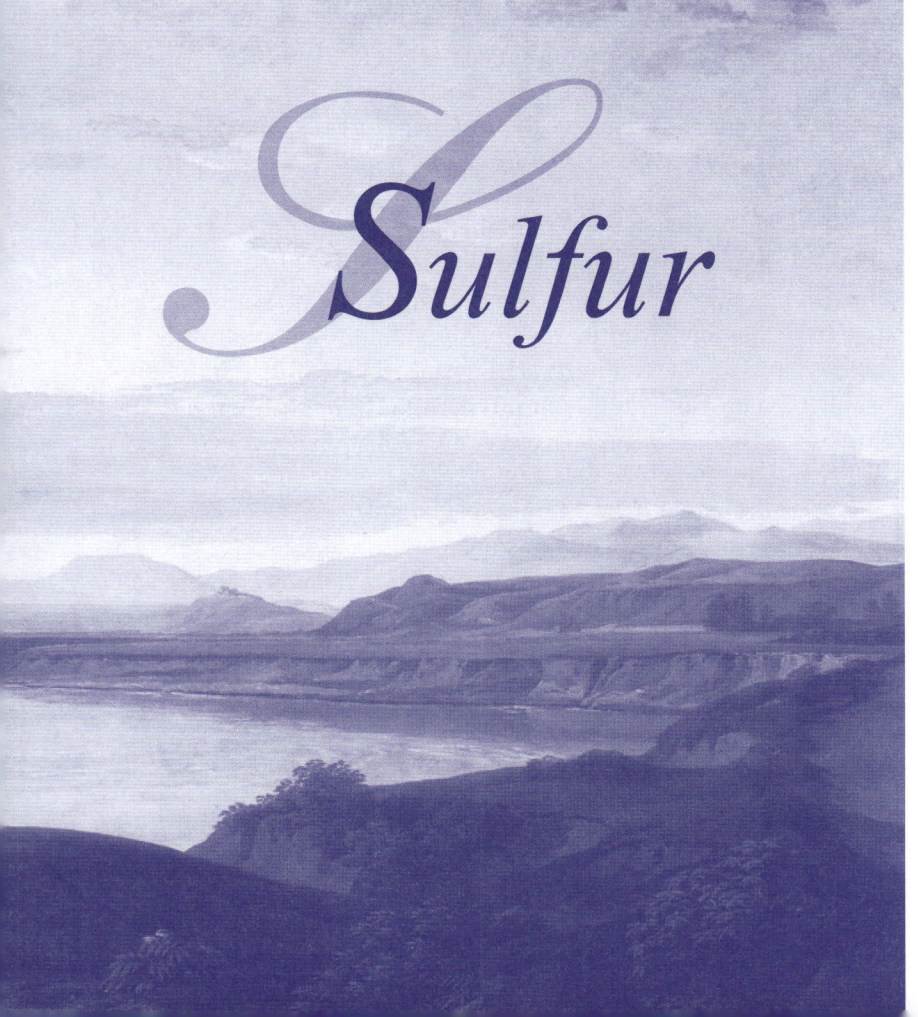

*System und Ordnung
gehören zu dem höchsten Gebot im Kosmos.
Der Sulfur-Mensch liebt geordnete Systeme,
die exakt das Vorgegebene ausführen.
Sulfur gehört zu den größten Mitteln
des homöopathischen Arzneischatzes.
Hahnemann, der Begründer der Homöopathie,
stellte Sulfur an die oberste Stelle
und nannte es das Grundwesen
der Menschheit.*

Sulfur

Der Sulfur-Typ in der erlösten Form

Punkt 4 Uhr morgens wacht Siegfried Sulfur auf, frisch und voller Elan. Nach einem kurzen Dank ans Leben und den Schöpfer streckt er sich wie ein Löwe und steht auf. Die inneren Gott Vater ehrenden Verpflichtungen kurz, intensiv und aus vollem Herzen verrichten, ist seine Philosophie.

Geboren in einer Priesterfamilie im fernen Osten erlebte Siegfried bei seiner Ankunft auf der Erde eine ehrfurchtgebietende und geregelte Lebensweise. *Die Zeit wartet nicht,* war eine Lebensweisheit seines Vaters. *Lege deine Kleider schon abends geordnet zum Anziehen für den nächsten Morgen bereit, ebenso deinen Schmuck sowie Körperpflegemittel wie Öle und Cremes.* Bereits als Kind liefen seine morgendlichen Vorbereitungen – Toilette, Waschen, Anziehen – in einer Präzision ohnegleichen ab. *Die frische Luft des frühen Morgens ist pures Prana – Lebenselixier. Fülle deine Lungen und Zellen damit in Dankbarkeit zu den Engeln und Naturelementen.*

So sieht man Siegfried zur Morgendämmerung ins Freie treten, gut verankert in seinem Herzen. Und dann, in einer atemberaubenden Schnelligkeit, verlaufen die Körperübungen. Beim Sonnenaufgang ist er in freudiger Erwartung, seinen geliebten Sonnengruß zu verrichten. Der Körper vitalisiert und harmonisiert, füllt er ihn bei der anschließenden Kontemplation mit dem kraftvollen Licht der Dreifaltigkeit – Blau, Gold und Rosa – auf. Abschließend verankert er mit Atemübungen seinen Geist im Herzen.

Es folgt der gemütliche Morgenspaziergang, der zwei Funktionen erfüllt: Zum einen revitalisiert er seinen Geist und seine Seele und bereitet ihn für all die Strapazen des Tages vor. Zweitens läßt ihn die erfrischende, kristallreine Luft das Vorhaben des Tages klar und konkret in seinem Herzen erfassen. Dies alles geschieht automatisch und ohne Anstrengung, indem Siegfried die Wunder der Natur genießt.

Kurz vor 6 Uhr kehrt er zurück und setzt sich an den Frühstückstisch, den er schon am Abend zuvor gedeckt hat. Das spärliche Frühstück besteht zum größten Teil aus Frischkost. Je nach Land, Volk, Jahreszeit und den individuellen Sulfur-Typen variieren die Unterschiede bei den Eßgewohnheiten. Das Frühstück bald beendet, lehnt er sich müßig im Stuhl zurück und bleibt einige Augenblicke ganz in sich vertieft sitzen. Dann steht er entschlossen auf und geht seinen Aufgaben nach. Dazu gehört auch, den Frühstückstisch und die Küche spurlos von irgendwelchen Zeichen des Verzehrs zurückzulassen.

Eine ununterbrochene Konzentration kennzeichnet seine Arbeitsweise, und bis 11 Uhr hat Siegfried das Tagespensum an geistiger Arbeit hinter sich gebracht. Alle Einzelheiten hat er schon vorher festgelegt, wodurch alles leicht fließt. Um Punkt 11 Uhr beginnt er mit der Zubereitung des Mittagessens, wobei Siegfried auch hier am Vorabend und nach dem Frühstück entsprechend vorgesorgt hat. Während das Essen kocht, zieht er sich zurück, um zur Ruhe zu kommen, kurz Übungen zu machen, um wieder ganz im Reinen mit sich zu sein.

effektivste Arbeitszeit ist morgens bis 11.00 Uhr

Das Mittagessen, seine Hauptmahlzeit, besteht aus vielen Gängen. Trotz der Muße geht auch hier keine Zeit mit Nichtigkeiten verloren. Hat er eine Familie oder Freunde benutzt er die Mittagszeit, um bis 13 Uhr mit ihnen zu plaudern, Tagtägliches auszutauschen oder auch Pläne zu besprechen.

Den Nachmittag bis 17 Uhr gestaltet Siegfried etwas langsamer; unreife Pläne und größere Projekte werden ein Stück vorangebracht. Die letzte viertel bis halbe Stunde des Arbeitstages verbringt Siegfried mit einer Rückschau auf die Tagesgeschäfte sowie einer Vorschau auf den nächsten Tag. Damit ist der nächste Arbeitstag vorgeplant, alles dafür geordnet, neu anfallende Geschäfte grob auf die nächsten Tage aufgeteilt.

Jetzt ist es an der Zeit, den Lebensfluß wieder zu aktivieren und harmonische Energien aufzutanken, Ruhe einkehren zu lassen. Um 18 Uhr gibt es ein kleines nahrhaftes Abendmahl, anschließend ein gemütliches Beisammensein. Siegfried erörtert wichtige Fragen, erledigt Familienangelegenheiten und sonstiges Privates. Schaut sich interessante informative Sendungen an oder entspannt sich bei Musik. Um 20 Uhr bereitet Siegfried die häuslichen Angelegenheiten für den nächsten Tag vor, so daß dieser reibungslos ablaufen kann. Gute-Nacht-Geschichten werden vorgelesen, Gebete verrichtet, und um 22 Uhr schläft Siegfried Sulfur schon selig, bis er wieder um Punkt 4 Uhr erwacht.

Den nächsten Tag planen, gehört zu seinen Grundsätzen

Herkunft von Sulfur und seine Charakterzüge

Auf Lateinisch wird Schwefel als „sulfur sublimatum" oder „flores sulfuris" bezeichnet; auf Englisch „sublimed sulphur", „flowers of sulphur" oder „brimstone". Wenn gasförmiger Schwefel in kühle Räume geführt wird, bilden sich, ohne Übergang in die flüssige Form, die sogenannten Schwefelblumen. Daher hat Sulfur das Beiwort „sublimatum". Es bezeichnet die erhabene Form, welche Sulfur annimmt. Schnee neigt von Natur aus dazu, sich zu vergeistigen – zu sublimieren, ohne die flüssige Form anzunehmen.

Sulfur existiert hauptsächlich in drei allotropischen Formen: kristallin (Schwefelblüten), amorph (formlos) oder als weiche, ölige Substanz. Das Wort „Allotropie" kommt aus dem Griechischen und bedeutet: allos andere, tropos Form = „andere Form". Auf der gleichen Basis bezeichnete Hahnemann die Schulmedizin als die Allo-pathie – die „andere Pathie". Im Gegensatz dazu ist die Homöopathie eine Medizin, die auf dem echten Heilprinzip basiert. Der Begriff Allopathie bedeutet jedoch nicht „entgegengesetzt", wie irrtümlicherweise manchmal behauptet wird. In dem Fall müßte die Schulmedizin „Contrapathie" heißen. Für einen Sulfur-Menschen ist es wichtig, all diese Punkte klar differenziert herauszustellen, so daß die Dinge ihren ordentlichen Verlauf nehmen können. Für die homöopathische Zubereitung wird die kristalline Form, also die Schwefelblüten, verwendet.

Allotrope sind unterschiedliche Formen desselben Elements im selben physischen Zustand, das heißt entweder nur als Festkörper, Gas oder Flüssigkeit. Die Atome sind nur in einer anderen Weise miteinander verbunden, haben jedoch unterschiedliche physische und sogar chemische Eigenschaften. Zum Bei-

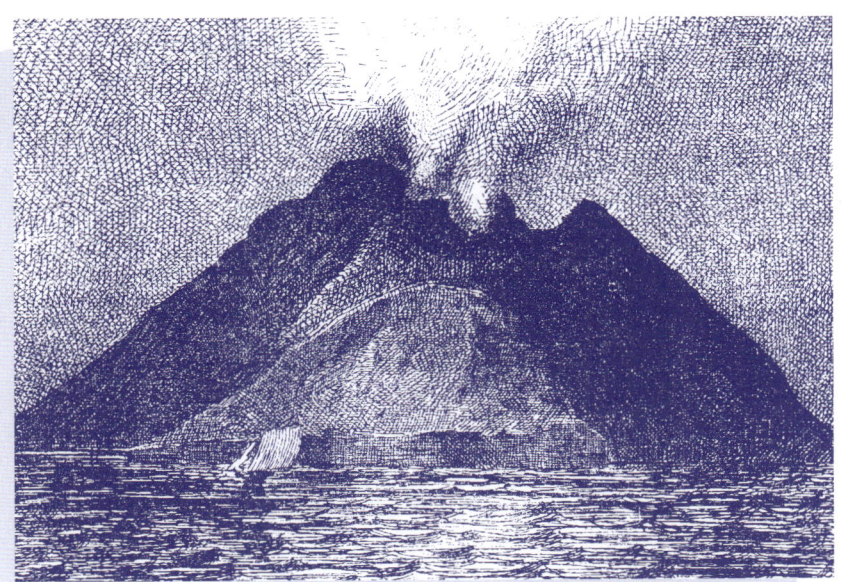

spiel ist der bekannteste Allotrop von Kohlenstoff Diamant. Der Kohlenstoff übertrifft sogar den Schwefel bei den allotropischen Formen und erweist sich als das Element mit den meisten Formen. Der Sulfur-Mensch hat keine Probleme damit. Was heißt zweite Stelle? philosophiert er. Kohlenstoff ist die Basis des Lebens, so behaupten wenigstens die Wissenschaftler. Hätten sie nicht besser denken sollen? Wäre nicht der Ausdruck Lebensformen passender gewesen? Sulfur philosophiert weiter: Sollte Kohlenstoff wirklich die Basis der Lebensformen sein, dann müßte er doch alle (Lebens-) Formen annehmen können.

Nun fragen Sie, lieber Schwefelblüten-Leser, wieso ist die ölige Substanz ein Allotrop von Sulfur, da sie ja flüssig ist? Nun, in dieser Form verliert Schwefel die kristalline Form nicht, sondern der kristalline Rhombus bzw. die octaedrische Struktur wird lediglich anders zusammengesetzt. Also bleibt Schwefel im Grunde ein Festkörper, ist nur nicht ganz so fest.

Fest auf irgendetwas zu beharren, ist keine erhabene

Eigenschaft, philosophiert Sulfur. Eigentlich wissen wir kaum etwas. Also ist es ratsam, mitfließen zu können, doch nicht die eigene Natur leugnend! Sulfur strahlt. Er hat sich wieder etwas Geniales ausgedacht. Etwas Selbstlob schadet nie. Ist sogar heilsam. Aber nicht übertreiben, ermahnt er sich. Liebe Leute, ich, Schwefel, will nicht zu viel über mich reden. Meine Nutzen sind unzählig, und ich könnte unendlich weiter erzählen. Doch beherzigt eines: Beim Entgiften nicht einfach daran denken, etwas aus dem Körper herauszubefördern. Das passiert nur, wenn Ihr mich in reiner Form zu Euch nehmt. Dann kann der Organismus mich nicht assimilieren, und ich laufe durch den Darm, dabei alles mitnehmend. Naja! Ist das nicht ein Riesenverlust? So viele wichtige Stoffe ausgeschieden! In richtigen Verbindungen, je nach Allotrop anders, helfe ich, all die guten Substanzen im Körper günstig aufzunehmen und die „unguten" Substanzen zu sublimieren. Haut, Haare und Nägel, natürlich auch die anderen Zellen, freuen sich und blühen auf. Auch von Giften wie Alkohol und Nikotin entgifte ich Euch, solltet Ihr Nahrungsmittel, reich gesättigt von mir, verzehren – es müssen nicht unbedingt Muscheln und Fleisch sein. Nüsse, länger gereifter Käse und Senf liefern viel von mir.

Die Verdammnis des Hinterfragens *– bis zum Geht-nicht-mehr*
Siegfried Sulfur sitzt in meditativer Stimmung am Schreibtisch und sinniert über das Leben nach. Eine Beschäftigung, der er normalerweise nicht nachgeht, da sie nichts bringt. Hingegen das Leben annehmen, wie es ist, und den inneren Impulsen folgen, schenkt Zufriedenheit und Freude, welche aber durch das Denken geschmälert wird.

Vertieft in seine Gedanken, merkt Siegfried die Anwesenheit von Artemisia Sulfurina nicht.

„Müßiggang ist aller Laster Anfang!" sagt Artemisia mit einem Lächeln.

Siegfried hebt seinen Kopf. Wie ein Blitz schießt es in sein Herz und dann in seine Lenden, so daß er völlig unbeholfen diese schönste Erscheinung, die ihm jemals begegnet ist, anstarrt.

Die Götter hatten den Zeitpunkt genau geplant. Siegfried Sulfur hatte einige Tage gezwungenermaßen bei einer Versammlung von Philosophen teilgenommen – sein bester Freund war ein hohes Mitglied der Gesellschaft –, welche ihm gar nicht gefallen hatte, da diese Philosophen ein endgültiges Verständnis über das Leben schaffen wollten, was Sulfurs Meinung nach gar nicht möglich sei. Sie fragten nach dem Sinn von allem, aber auch wirklich allem, ein Beispiel: Wozu dient eine Frau? *Fragt doch die Frau. Sie müßte es doch besser wissen als ihr Kühnköpfe*, ging es durch Siegfrieds Kopf.

„Es muß doch einen Sinn haben, daß die Inder die Kuh als Mutter betrachten und sie für heilig halten", stellte ein Philosoph in der Runde zur Diskussion. Siegfried hätte sich die Haare raufen können, *lest doch die weisen Bücher der Inder!*

In dem Moment sagte einer der Philosophen: „Ich habe die weisen Bücher der Inder studiert, aber sie ergeben keinen Sinn, aus dem einfachen Grund, weil die Mutter ihr Kind gebärt, und dann ist sie im wirklichen Sinne die Mutter. Doch machen die Inder Vergleiche mit dem Wesen der Mutter und dem Wesen der Kuh!" Und dann schmunzelte dieser überhebliche, arrogante Blödkopf. Wenn sein Freund nicht da gewesen wäre, hätte Siegfried Sulfur ihm richtig seine Meinung gesagt. *Philosophie auf dieser verächtlichen Ebene zu betreiben!*

Siegfrieds hohes Wesen war betrübt und heruntergezogen durch die Verachtung und Respektlosigkeit, die er erlebt hatte.

Zum ersten Mal nimmt er Artemisia als Frau wahr, und was das angeht, erstmalig überhaupt eine Frau. Umgehauen, stellt er fest, *daß es ein ganz anderes Geschöpf ist, menschenähnlich, jedoch irgendwie kein Mensch. Falsch, wir sind doch beide Menschen. Stimmt nicht, Adam ist doch „der Mensch" laut der ältesten Überlieferung der Schöpfungsgeschichte. Also ist die Frau wohl kein Mensch. Sollte man die Kurzdefinition von Mensch anschauen – mit der Fähigkeit zu logischem Denken und zur Sprache, zur Erkenntnis von Gut und Böse ausgestattetes Lebewesen – dann stimmt es, daß sie keiner ist. Chawwah, Eva, ist die Lebensspendende, braucht dafür keine Logik oder an Gut und Böse zu denken. Die ursprüngliche Bedeutung von Adam jedoch ist „ohne Atem“, das reine Denken. Chawwah bedeutet der Atem, Prana, die Luft. Ist ja klar, die Frau schenkt der denkenden Form den Atem. Und die Frau soll das Grundübel sein? Ist das nicht zum Lachen!? Sollte das Denken unrein werden, ist die Form auch unrein. Die Frau schenkt auch dem „Unreinen, dem Bösen“ das Leben. Wer ist dann der Übeltäter? Keiner kann es sagen.*

Siegfried holt tief Luft, als Artemisia ihm zulächelt, ein großes Fragezeichen auf ihrem Gesicht, und sich ihm zuwendet. Aus der Fassung gebracht, was er nicht kennt, lächelt er strahlend zurück.

Bewußt über ihren Charme, lehnt sich Artemisia etwas nach hinten, ganz leicht aufgeplustert: „Gefallen dir meine Worte so?“

Sulfur, der sich mit dem Ursprung und der Entwicklung von Begriffen tiefgehend beschäftigt hat, weiß, daß eine galante Koketterie bei dieser Frage ins Spiel gekommen ist. *Versuche die erhabene und natürliche Ursprungsbedeutung eines Begriffes aufrechtzuerhalten,* hatte ihn sein Vater gelehrt. *Widerstrebe der Neigung, in das negativ-belastende Verständnis davon hinabzusteigen.* Sein Bemühen ist daher, auf indirekte und elegante Art auf die Anmut, den Zauber, die Lieblichkeit aufmerksam zu machen, sie zu respektieren; nicht, wenn vorhanden, die erotische, teilweise spielerische, aber in Wirklichkeit nicht auf sich einlassende Art, unbeachtet zu lassen. Auf den Menschen, ob Frau oder Mann, Respekt gebührend eingehen.

Siegfried hat sich einigermaßen erholt, aber es ist für ihn eine ungewohnte Situation: „Ich finde dich ... Wie soll ich sagen? Einfach bezaubernd. Ich meine, deine Art ist so verlockend, daß ich aus der Finsternis mit einem Schlag herausgeholt wurde, einer Finsternis, die durch *The idle brain creating the devil's workshop!* (Der untätige Geist ist des Teufels Werkstatt), „Müßig ist alle Laster Anfang“, entsteht.“ Sulfur mag gerne Lebensweisheiten mindestens in zwei Sprachen gegenüberstellen, weil er sie dadurch von verschiedenen Warten betrachten kann.

Artemisia zieht eine Augenbraue hoch – was, schrankenlos einen Aufruhr der Gefühle in Siegfrieds Brust auslöst – und erwidert: „Du bist ein lieber Philosoph und auch noch talentiert."

„Nein", fast schreit Siegfried. „Ich bin kein Philosoph! Mindestens nicht im herkömmlichen Sinne. Ich möchte kein Gebäude aus Weisheiten aufstellen, um Menschen damit zu beeindrucken. Wenn wir etwas wissen und verstehen, gibt es nach einer Weile ein etwas tieferes Verständnis und es geht immer weiter."

Artemisia nimmt sein Gesicht in ihre Hände und schaut ihn so liebevoll mit unvorstellbarem Glück in den Augen an, daß sein Herz vor ungewohnten Gefühlen aufwallt. Er schlingt seine Arme um sie und preßt sein Gesicht in ihren Schoß, hoffnungslos bis über beide Ohren in sie verliebt. Artemisia streichelt und liebkost ihn. Siegfried gibt Glücksgeräusche von sich und drückt sie noch fester an sich, vollends überwältigt von der Liebe für sie.

Nach einer Weile schaut Siegfried zu ihr hoch, steht auf und küßte sie leidenschaftlich. „In was für einer Welt habe ich bisher gelebt? Oder in welchen Öden! Ich kann mir gar keine Welt ohne dich vorstellen."

Artemisia, die Wissende und auch die Schenkende, küßt ihn mit einer unbeschreiblichen Süße und sagt: „Du bist meins, und ich bin deins! Komm, tauchen wir in das wirkliche Leben ein."

Die verhängnisvolle Philosophie
Die Nacht ist die schönste seines Lebens, und er schläft keine Sekunde, so voll von Liebeskraft ist Siegfried durchflutet. Am nächsten Morgen ist er frischer als je zuvor, spürt jedoch kein Bedürfnis, die morgendlichen Disziplinen zu verrichten. Sein einziger Wunsch ist es, Artemisia zu liebkosen, mit ihr zu schmusen, zu lieben. Unter der Dusche hält er sie fest, streichelt sie, leert eine halbe Dose Shampoo über sie und freut sich unendlich, sie voll mit Schaum bedeckt zu haben, sich am beschäumten Körper Artemisias zu reiben.

Frühstücken ist eine lang hinausgezogene, einmalige Freude: Obst in jeder Menge mit cremiger Sahne, ausgiebig bereichert mit kristallisiertem Honig, erlesene Früchte mit Marzipan-Nockerln. Als der Duft frischgebackener Semmeln, mit einem Freude bereitenden Berg von Butter darauf, in seine Nase steigt, ruft Siegfried Sulfur laut: „Wieso habe ich so etwas Schönes wie Frühstück derart vernachlässigen können? Unverständlich!"

Artemisia lächelt ihn süß an und sagt: „Frau fragt nicht, frau genießt einfach."

„Nun", erwidert Sulfur, „ich bin ein Mann und kann nur sagen, man kann Dinge nicht einfach stehen lassen. Deswegen ist es wichtig für mich zu verstehen, was läßt einen Mann die Freude des Lebens nicht beachten und auf das Glück verzichten?"

„Indem du anfängst zu fragen, schmälerst du den Genuß. Deswegen genießt frau einfach das, was Genuß bereitet. Zum Zeitpunkt der Kontemplation läßt frau die Quelle des Genusses auf sich wirken und bei der Rückschau betrachtet frau den Vorgang und berichtigt etwaige Abweichungen von den Konstanten."

„Die Konstanten des Universums!" sinniert Sulfur. „Nein, nicht nachher. Man soll alles vorher geregelt haben. Das habe ich von meinem Vater gelernt: Vorher genau alles überlegen, alles in Betracht ziehen und dann den Weg festlegen. Was für einen Sinn macht es, hinterher zu berichtigen, wenn wir es gleich perfekt machen können?"

Artemisias Lächeln wird richtig breit. „Hast Du schon davon gehört: ‚Der Mensch plant, das Schicksal lacht!'"

Siegfried spürt etwas Ärger, da er nicht an das Schicksal glaubt. Doch ganz beherrscht – *Zorn ist das Gift für den nüchternen Geist. Er nimmt dir die Grundlage des hohen Denkens*, hatte sein Vater ihm beigebracht – erwidert Siegfried: „Du meinst, ‚Der Mensch plant seinen Weg, aber der Herr lenkt seine Schritte!' Sollte der Mensch im Einklang mit dem Göttlichen planen, dann sind seine Schritte auch klar." Und er hätte laut lachen können, doch die glühende Liebe, die er für Artemisia spürt, verwandelt den Hauch von Hohn, der sich in seinem Solarplexus breit macht, zu einem lieblichen Gefühl.

Artemisia erkennt mit einer leichten Beugung seine Liebe und sagt sanftmütig: „Das Leben ist ein Abenteuer. Sollten wir alles vorher genau wissen, hätte frau/man keinen echten Spaß am Leben."

In Siegfried Sulfurs Kopf steigen viele Erwiderungen und Fragen auf, mit denen er endlose philosophische Diskussionen hätte führen können, aber Artemisias Anmut weht sie weg, zumal er sich die wunderschöne Zeit, die er mit ihr erlebt hatte, keineswegs verderben lassen will. „Laß uns spazieren gehen und den Tag genießen!"

Genuß oder perfekte Dienstleistung?
Der Ruf der Pflichten ist unaufhörlich, jedoch der Sog des neu gefundenen Glücks ist mächtiger. *Welch eine Verschwendung des Lebens habe ich bisher betrieben,* sind sofort Siegfried Sulfurs Gedanken oder sogar laute Äußerung, sobald eine Erinnerung an seine Pflichten in ihm auftaucht oder ihm von außen übertragen wird. Wenn er um 4 Uhr aufwacht, zieht ihn sogleich sein Körper zu Artemisia. *Sollte Glück eine kosmische Gegebenheit und von göttlicher Natur sein, gehört es zu meiner höchsten Pflicht, das Glück mit aller Leidenschaft zu kosten!* Die Philosophie ist ein wunderbarer Mechanismus, sich über Tatsachen zu erheben, jedoch bleibt die Tatsache der Vernachlässigung seiner Pflichten bestehen.

Vollkommen beglückt durch das Schmusen und Lieben mit Artemisia verfließen die Ruhestunden der Nacht, und der Tagesanbruch kündigt sich an. Die kleine, sanfte innere Stimme flüstert: *Du hast zu viel Prana, Lebenskraft, verbraucht und nicht wieder aufgefüllt.* Siegfried will gar nicht hören, aber seine früheren Bemühungen hatten eine gute Grundlage in ihm gelegt, und so kann er die Stimme nicht unterdrücken: *Mangel an geistiger Kraft durch unausgeglichenen Austausch von Prana führt zu Unlust und Undiszipliniertheit.* In dem Moment wacht Artemisia auf und überhäuft ihn mit Küssen. Damit ist die „lästige Stimme" erstmal verbannt.

Beim ausgiebigen Frühstücken kommen Erinnerungen an die vernachlässigten Pflichten, die sich aber durch die liebevolle Weise, wie Artemisia ihn anschaut, schnell wieder verflüchtigen. Erst spät am Abend, als Artemisia eingeschlafen ist und Siegfried keinen Schlaf findet – ganz etwas Neues für Sulfur – steht Siegfried auf. Artemisia stöhnt wollüstig im Schlaf, und Siegfried hätte sich fast wieder hingelegt. Aber als sie selig weiterschläft, geht er nicht zu ihr ins Bett.

Voller Tatkraft bringt er die Korrespondenz zu Ende und dann alle anderen wichtigen vernachlässigten Angelegenheiten. Um 4 Uhr früh fängt er mit seinen Übungen an. Siegfried ist mitten in einer kontemplativen Atemübung, als ihn die erstaunte Stimme Artemisias erreicht: „Liebling, wo bist du?"

„Gleich, mein Liebchen!" Er will die Kontemplation zu Ende bringen, aber die dringliche Stimme Artemisias läßt ihn die notwendige Konzentration nicht mehr aufbringen, zumal er nur noch an ihre lieblichen Lippen und anschmiegsame Brust denken kann.

An diesem Morgen ist Artemisia seltsam liebeshungrig und nach dem, weiß er nicht mehr, wievieltem Mal fällt Siegfried einfach in einen tiefen, traumlosen Schlaf.

Sulfur wacht auf. Wo ist er? Welche Welt ist diese? Von weither schimmert ein Gesicht, das langsam die Konturen der lächelnden Artemisia annimmt. Siegfried fühlt sich noch duselig im Kopf und kann nur halbherzig zurücklächeln, bis ihn das Aroma von frischem Kaffee trifft. Auf einen Schlag ist er ganz wach.

„Kaffee hast du schon gemacht, mein Liebchen!" erfreut sich Siegfried.

„Aber natürlich, mein Liebling, Siegfried. Ich bin etwas eher aufgestanden, aber du sahst im Schlaf so lieb aus, daß ich es nicht übers Herz bringen konnte, dich zu wecken. Also habe ich das Frühstück gemacht."

„Bin sofort da", ruft Siegfried, springt aus dem Bett und rennt zum Bad im Hof. *Habe vergessen, meine Toilettensachen hinzulegen.* Kurz überlegt Siegfried und leert dann die halbe Flasche Öl auf seinen Kopf und reibt das runterlaufende Öl über seinen Körper. Fertig mit dem Schnellgang, nimmt er einen Eimer Wasser aus dem Regenwasserbecken und leert das eiskalte Wasser über sich. Er schreit so laut auf, daß Artemisia sich besorgt aus dem Fenster beugt und fragt, ob alles okay sei.

„Alles in Ordnung, alles in Ordnung! Das war nur ein Freudenschrei!" Artemisia sulfurina schaut ihn belustigt an, sagt aber nichts. Beim Frühstück – die Zeit, bei der seine Lust und sein Appetit am besten sind – trinkt er Tasse nach Tasse Café au Lait, dazu eine große Schale Porridge bis zum Rand gefüllt mit Sahne und Honig. Das ist nur der Anfang. Artemisia hat verschiedene Croissants zur Auswahl hingelegt, und natürlich muß Siegfried alle Sorten genießen und noch mehr. Der Kranz von Brötchen ist unwiderstehlich, Butter und Marmelade verschwinden in Mengen. Zufrieden gibt Siegfried ein Glücksstöhnchen von sich und lehnt sich zurück.

Am Nachmittag fühlt sich Siegfried recht lethargisch und müde. Nur der straffe und lange Spaziergang bringt seine Lebensgeister wieder zurück.

Siegfried Sulfurs gesamter Lebensrhythmus ändert sich. Seine ganzen Bemühungen, seinen Genuß nicht von seinen guten Dienstleistungen schmälern zu lassen, stellen all seine Lebenskünste an die äußerste Grenze der Möglichkeiten, und eines Tages zerbricht der überspannte Bogen.

Trotz der besten Vorsätze immer wieder rückfällig

Die wirkliche Philosophie – das echte Verständnis von Ursache und Wirkung – hilft einem, solange die Realität, die Auswirkung, in vollem Maße gesehen wird. Diese Weisheit von seinem Vater hat Siegfried Sulfur längst vergessen. Seine Philosophie besteht jetzt aus dem Grundsatz: *Ideale sind erst zu erreichen. Wir sind Menschen mit unseren Schwächen und Stärken und streben nach der Perfektion.*

„Schwächen sind in Stärken zu verwandeln oder?" fragte Artemisia sulfurina sich schüchtern gebend.

„Wie soll ich meine Schwächen kennenlernen, wenn ich sie nicht auslebe?" antwortete Siegfried Sulfur.

„Du bist mein Herr und Gebieter. Ich folge dir", kokettierte Artemisia sulfurina.

Abends, zu der Zeit, in der er sonst reflektiert und sinniert, steht einfach zu viel an. Schnellgang – beim Tod spielt sich doch das ganze Leben im Bruchteil einer Sekunde vor dem Auge ab. Siegfried Sulfur macht eine Bewegung mit beiden Händen und sagt zu sich selbst: *Morgen nehme ich mir dafür viel Zeit. Versprochen!* Der Morgen kommt und geht. Auch der Schnellgang schläft ein. Als sein Gewissen ihn zu sehr plagt, rafft er sich auf und verrichtet alle Arbeiten ordentlich, eine Woche lang. *Wer es eine Woche lang schafft, kann es für immer schaffen.*

Na ja! Danach geschieht lange Zeit wieder nichts. Sulfurina ist auch nicht so zufrieden mit ihm. Glücksgefühl geschmälert. *Nicht gut! Nicht gut!* tadelt Sulfur sich selbst.

Siegfried Sulfur gibt sich viel Mühe. *Ich habe es geschafft. Wußte ich doch.* Leider hat Siegfried Sulfur Prüfungen nicht mitgerechnet. Warmes Wetter bahnt sich an. So einen tollen Apfelstrudel macht Artemisia mit Liebe, purer Liebe. Der Boden durchtränkt mit süßer dicklicher Milch. Heiß aus dem Ofen serviert, schmilzt die Schlagsahne wie in Bächlein herunter. Das gottgegebene Geschenk verschmäht man nicht. Das erste Stück ist schnell verputzt. Der angeschnittene Strudel wird im Ofen warm gehalten. Es wäre doch eine Sünde, das letzte Stück stehen zu lassen. Das tut aber gut!

5 Uhr früh. Siegfried wacht auf. Es drängt im Darm. Er muß auf die Toilette, aber schnell! Wasser spritzt aus seinem Darm, doch sonst geht es ihm gut. Naja, wenn man zu nichts Lust hat, gutgehen nennen kann. Auch die Anmut von Artemisia kann ihn nicht reizen. Hunger spürt er keinen und ißt den ganzen Tag nichts. Durst spürt er schon, jedoch Kaltes macht ihn nicht an. Abends eine ganz dünne Gemüsewassersuppe ist das einzige, das ihm behagt.

Am nächsten Morgen die gleiche Geschichte. 5 Uhr! Aus dem Bett getrieben. Wasser spritzt aus dem Darm. Keinen Appetit. Am Tag ab und zu einen warmen Tee, abends Suppe. So verläuft Tag für Tag. Kräftemäßig hält er sich gut. Also macht er viele Spaziergänge, aber hat sonst zu nichts Lust, außer Unterhaltungsromane zu lesen oder Filmserien anzuschauen.

Artemisia macht sich Sorgen, Siegfried aber nicht. Nach zwei Wochen reicht es Artemisia, zumal er auch keine Verpflichtungen erfüllt. Siegfried ist anderer Meinung. „Drei Wochen ohne Nahrung ist eine gute Zeit. Reinigung findet statt. Laß es geschehen."

Am 22. Tag ist es aber immer noch nicht vorbei. „Schluß", sagt Artemisia. Sie backt eine große Menge süß-saurer Äpfel und am Ende streut sie viel hellbraunen Zucker darauf. Unter dem Grill wird der Zucker karamellisiert. Alle zwei Stunden bekommt Siegfried davon eine Schale voll zum Essen, dazu eine große Tasse warmen Petersilientee.

Am nächsten Morgen wird Siegfrieds Darm von allem, was noch darin steckt, durchgeputzt. Damit kommt die Angelegenheit zu Ende.

Sulfur wird brav
Nur Entscheidungen, die realistisch sind, fällt man, ist das Fazit für Siegfried. Die Mitte finden. Zeiten des Genusses und Zeiten der Pflichten. Sind die Beiden, Siegfried und Artemisia glücklich? Siegfried bemüht sich echt, hält eine gewisse Ordnung. Gute Arbeit ist anzustreben, aber die Perfektion ist Gottessache. Und so sind sie glücklich, indem sie sich mit Idealvorstellungen nicht kaputt machen.

Das Arzneimittelbild von Sulfur

Hinterfragen – *bis zum Geht-nicht-mehr*
Hinterfragen ist der Grundzug von Sulfur: Nachdem die Ordnung wieder hergestellt ist, möchte er diesen schönen Zustand genießen und mit der vorherigen Unordnung nichts mehr zu tun haben. Um Ordnung zu halten, muß man jedoch dauernd den ursprünglichen Zustand wieder herstellen, da bei der Arbeit immer „Unordnung" und Abfall produziert wird. Der Sulfur-Mensch möchte sich aber nicht um diese Dinge kümmern, sondern neigt dazu, sich mit der Frage den Kopf zu zerbrechen: Wieso entsteht überhaupt Unordnung und daher Abfall? In jedem Bereich des Lebens möchte er wissen, warum, und jede Antwort wieder in Frage stellen, da es selbstverständlich immer etwas Unbeantwortetes oder Unbekanntes gibt. Er hat eine merkwürdige Vorstellung, daß der Abfall sich auf magische Weise auflösen möge, wenn absolute Klarheit über die Dinge besteht. Und so produziert er in kürzester Zeit wieder einen Berg Müll.

Der Sulfur-Mensch geht bei der Produktion von Unordnung und Abfall auf die verschiedenste Art und Weise vor. Denn er ist ein weiser Mensch, zumal er auch gerne philosophiert. Durch seine Neigung, hinter jede Sache schauen zu wollen und stunden-, tagelang in weisen

Büchern zu stöbern, besitzt er beträchtliches Wissen sowie eine gewisse Weisheit, je nachdem wie tätig er im Leben ist. Er liebt es, über „wichtige" Themen zu reden, könnte stundenlang darüber diskutieren, gerne bis in die tiefe Nacht hinein. Die Diskussion kommt erst dann zu Ende, wenn man den Punkt erreicht: Das wissen wir noch nicht, daher kann man keine weiteren Fragen stellen, wie zum Beispiel „sind wir alleine im Universum?" Natürlich könnte man darüber theoretisieren, aber doch nicht philosophieren, da das Wissen darüber fehlt! Das Sulfur-Kind fragt immer wieder „warum?" und will alles über Gott und die Welt wissen.

Sulfur interessiert sich sehr für das Wie: „Wie mache ich das? Wie funktioniert etwas? Warum funktioniert es so und nicht anders? Geht es auch anders?" Es ist keine wissenschaftliche Vorgehensweise mit Arbeitshypothesen usw., sondern nur wissen wollen, einfach praktisch. Geht zu Freunden mit Könnerschaft und redet mit ihnen darüber: „Wie gehst du an die Sache ran? Was meinst du damit?" Er fragt und fragt, aber in dem Moment, in dem er die gesamte Information hat, gibt er sich zufrieden. Jetzt hat er das Wissen und kann es, wenn notwendig, in die Tat umsetzen. Es selber praktisch umzusetzen, benötigt ein Können oder? Das muß man gelernt haben! Die Schaufel in die Hand zu nehmen, ist ihm aber schon zu viel, und es gibt ja noch so viel, was er wissen will. Der nicht erlöste Sulfur-Zustand liegt also vor dem Tun. Deshalb ist Sulfur angezeigt bei Menschen, die sich in einer Entwicklungsphase befinden und schon genau wissen, was sie machen müssen, es aber noch nicht richtig in die Tat umsetzen können.

Das Sulfur-Kind stört sich nicht am eigenen Dreck – es leckt sogar seinen Schweiß oder seine Nasenabsonderungen ab.

Aus diesem ständigen Hinterfragen oder dem Schmieden von großen Plänen und Wie-man-etwas-gründlich-machen-kann kommt Sulfur nicht heraus. Statt zu handeln und den Müll zu beseitigen, fängt er an, sich Gedanken zu machen: „Wenn das Ding in die Mülltonne kommt, wird es verbrannt und belastet die Umwelt. Wie könnte man noch einen Nutzen daraus ziehen?" In der Zwischenzeit wächst der Müllberg um ihn herum, und er fängt an, darin zu ersticken.

Um dem Erstickungszustand – Gestank – zu entkommen, geht er draußen spazieren. Wenn er an der frischen Luft ist und richtig in Bewegung kommt, hat er das Gefühl, daß endlich etwas geschieht. Das stimmt ihn fröhlich, und wenn er sich richtig verausgabt hat, entsteht ein außergewöhnlich gutes Gefühl. Alle Sorgen sind vergessen, die Mülltonne sowieso nach dem Motto: „Aus den Augen aus dem Sinn!" Dies ist ein ständiges Spiel mit sich selbst. Er dreht sich einfach um, im Grunde in seinem Geist, und sieht die Unordnung nicht mehr. Irgendwann ist die Unordnung und das Leben in einem Müllberg das Normalste für Sulfurs Welt.

In diesem Sinne kann er sich von nichts trennen, nichts wegwerfen. Einerseits weil die schöne Beute, „sorgfältig" über Jahrzehnte gesammelt, ihn ungemein glücklich macht, andererseits könnte er vielleicht doch eines Tages etwas von prächtiger Schönheit daraus herstellen. Also liegen die Trümmer und Relikte der Vergangenheit in jeder Ecke und jedem Winkel seines Hauses. Der Keller ist voll von altem Gerümpel, worüber man stolpert, zumal das Licht sicher defekt ist. Ihm auch mit dem homöopathischen Sulfur aus diesem Zustand herauszuhelfen, ist fast ein Ding der Unmöglichkeit, da er durch die neu gewonnene Kraft den ganzen Schrott ordentlicher zusammenstellt. Der dadurch entstandene Platz wird bald mit frisch ergatterter Beute aus dem Floh- oder Prozentemarkt aufgefüllt. In manchen helleren, klaren Momenten, wenn er die Möglichkeit spürt, eine Grundordnung zu schaffen, überfällt ihn gewissermaßen die Horrorvision, jahrelang nur noch mit Aufräumen beschäftigt zu sein. Dies verdirbt ihm gleich die Lust zu arbeiten. Also macht er meist oberflächlich ein bißchen sauber. Fängt er etwas mit kindlicher und ahnungsloser Begeisterung an, wird ihm bald der Aufwand seines Unternehmens deutlich. Das macht ihn ungeduldig, er möchte die Arbeit einstellen und zu einem späteren Zeitpunkt, „wenn es günstiger ist", angehen. Gerade in diesem Moment ist dann doch ein Spaziergang ideal oder ein Gespräch mit einem Freund wichtiger. Er hat auf alles eine Antwort parat: „Frische Luft und Bewegung gibt einem neue Kraft und Elan, um später guten Mutes weiter zu arbeiten." Was Sulfur einmal aufgeschoben hat, ist für immer aufgehoben!

Trotz der besten Vorsätze immer wieder rückfällig

Selbstverständlich hat Sulfur nach einem Spaziergang einen gesunden Hunger. Den Körper darf man ja auch nicht vernachlässigen. Nach der guten Mahlzeit inklusive einem leckeren Dessert, am liebsten etwas mit viel Schlagobers, überfällt Sulfur eine Lust, die nächsten Stunden wohlig in der schönen Sonne zu genießen. Sulfur ist mehr Gourmand als Gourmet: Chips, Naschereien, Steak, Käse, Butter, Sahne, aber auch Salat, dazu viel Bier. Er hat fast immer Verlangen nach Alkohol, besonders nach groben Sorten wie Schnaps und Bier und neigt zur Trunksucht. Oft trinkt er heimlich, weil er vor allen Freunden beteuert hat, wie schlimm Trinken ist, und daß er endgültig damit aufhören will, es letztlich aber doch nicht schafft. Daß Alkohol ihm schadet, weiß er ganz genau, kann aber auch nicht weniger trinken. Immer wieder nimmt er sich vor: „Ab morgen ..." hält es einen Tag aus, und schon wird er wieder rückfällig. Überhaupt ist Sulfur ein Rückfallmensch, nicht nur in Bezug auf Alkohol.

Seine Lieblingsspeisen und -besitztümer kann er doch nicht aufgeben!

Gerade wenn der Sulfur-Mensch sich nach dem Essen mit größter Disziplin zum Arbeiten zusammennreißt, ruft ein guter Freund an. Sie haben sich lange nicht gesehen! Und jetzt tritt die nächste Sulfur-Weisheit in Aktion: *Wer weiß, welchen Sinn dies hat und wann wieder solch eine gottgegebene Gelegenheit auf mich zukommt?* Es ist schon spät am Abend. Morgen ist wieder ein Tag, ganz früh stehe ich auf, um schnellstmöglich die Arbeit zu Ende zu bringen."

Wie es das Schicksal aber will, kann der Sulfur-Mensch schlecht schlafen. Er schläft zwar ein, wacht aber nach einer Stunde wieder auf und macht sich Gedanken. Er schläft wieder ein, wacht jedoch zwischen 3-4 Uhr wieder auf und denkt sich bis 6-7 Uhr müde. Gerade zu der Zeit, als er sich vorgenommen hatte, aufzustehen, schläft er tief und selig ein. Als er endlich gegen 11 Uhr erwacht, ist der Morgen schon sehr weit fortgeschritten. Keine Zeit mehr! Waschen kann man sich, wenn das Wichtigste hinter sich gebracht ist! Sollte er Zuhause sein, wirft er sich schnell den Bademantel über, vielleicht ergibt sich spät nachmittags eine Gelegenheit, sich anzuziehen. Muß er aus dem Haus, macht er vielleicht eine „Katzenwäsche", je nachdem. Rasieren? Muß nicht sein. Dreitagebart ist sogar Mode! Besonders gepflegt wirkt Sulfur auch mit den besten Bemühungen meist nicht. Ungepflegtheit ist zu tief in sein Blut hineingedrungen. So sehen Haut und Haare derb und struppig aus, sein Bart ungekämmt und verfilzt.

Gerade als Sulfur sich an die Arbeit machen will, merkt er, daß draußen ein herrlicher Tag ist. Die Sonne lockt. Wer weiß, wann sie wieder scheinen wird? Ein Sonnenbad oder sogar eine gute Stunde Spaziergang. So vergeht zum Beispiel der Sonntag, an dem er sich vorgenommen hatte, Dinge zu erledigen. Am Montag ist er wieder in der Routine des Alltags gefangen, wobei er auch da alles geschickt verschieben kann. Für das kommende Wochenende hat er einen Ausflug geplant, und so vergehen Wochen, Monate oder Jahre, bevor Sulfur sich aufraffen kann, einen erneuten Anlauf des Aufräumens zu wagen. Diesmal fällt ihm gleich auf, daß ihm so keine richtige Ordnung gelingen wird. Um eine Grundordnung zu schaffen, muß man erst richtig planen, Verschiedenes besprechen und besorgen, vielleicht Freunde oder Experten zu Rate ziehen. Daraus können wiederum andere Notmaßnahmen entstehen, so daß Sulfur entweder doch nichts schafft oder nur mühselig ein wenig, und dann reicht es ihm bald, denn seine Geduld ist schnell erschöpft. Er sagt sich: „Hauptsache, ich bewältige die tägliche Arbeit gut!"

Umgesetzt in die Sprache der Homöopathie in Bezug auf die Beschwerden findet Sulfur seine Entsprechung bei Krankheitsprozessen, die mit der späteren Entzündungsphase einhergehen. Nachdem das erste Stadium, also das akute Entzündungsstadium (der große Kampf) vorbei ist, befinden sich große Mengen von Krankheitsstoffen im Körper. Diese müssen beseitigt werden, damit der Organismus wieder normal funktionieren kann. War ein Mensch vorher mehr oder weniger an Körper, Geist und Seele gesund, schafft er diesen Prozeß ohne weiteres, jedoch der Sulfur-Mensch bleibt stecken.

In dieser Phase der Reinigung sind andere Körperfunktionen eingestellt. Der Körper will nichts Neues zu sich nehmen, nichts anderes angehen. Es besteht lediglich das Bedürfnis, alle Schlacken auszuscheiden oder umzuwandeln. Aus diesem Grund liegt beim Sulfur-Patienten ein Mangel an Symptomen vor bzw. die vorhandenen Symptome sind unspezifisch, sozusagen von allgemeiner Natur. Es herrscht Appetitlosigkeit, eine gewisse Körperschwäche und Unlust. Dem Sulfur-Men-

Akuter Symptomenkomplex von Sulfur

- *Mangel an Symptomen*
- *Unspezifische Symptome*
- *Appetitlosigkeit*
- *Großer Durst auf warme Getränke*
- *Hitzegefühl mit oder ohne Schwitzen*
- *Schwäche, wobei ihm durch die geringste Anstrengung heiß wird und er stark schwitzt*
- *Unlust*

Wichtig bei:

- *Entzündungen, die leicht chronisch werden*
- *Nach akuten Erkrankungen*
- *Nach Antibiotika*

schen ist meist zu warm, zumindest friert er nicht, denn nach einer Schlacht schwitzt man, und es ist einem heiß. Es besteht großer Durst auf Warmes, zumindest nicht auf Kaltes. Reinigung geht meist besser mit warmen Flüssigkeiten vonstatten.

Sulfur kommt also im zweiten Stadium jeder Entzündung in Frage, vor allem am Ende davon.

Nach einer akuten Erkrankung kann dieser Sulfur-Zustand länger oder kürzer anhalten. Die Länge und die Intensität der Symptome hängen davon ab, wie stark das Miasma Psora* aktiviert wurde (s. Fußnote S. 44).

Die Art der Behandlung einer Erkrankung spielt eine wichtige Rolle bei der Aktivierung von Miasmen. So wirken beispielsweise Antibiotika als sehr „grobe Waffen" im Körper, die neben den sogenannten krankmachenden Bakterien auch die lebensnotwendigen Mikroorganismen im Darm vernichten. Sie rauben dem Körper viel Kraft und die Möglichkeit, die Schlacken wieder auszuscheiden. So gerät der Körper oft in einen Sulfur-Zustand: Der Organismus ist grundsätzlich verwirrt und kann nicht mehr auf die Impulse der Selbstheilungskräfte reagieren und die Schlacken, „Zell-Leichen", beseitigen! Aus diesem Grund ist Sulfur das wichtigste Mittel nach einem Antibiotikaeinsatz.

Nach einer akuten Erkrankung kann der Sulfur-Zustand subakut oder chronisch werden und verschiedenste sulfurische Symptome können entstehen. Unsere Aufgabe ist es, den roten Faden bzw. den gelben Schwefelfaden zu erkennen; auf diese Weise kann das Wesentliche von Sulfur immer in den Symptomen gefunden werden.

Sulfur kommt auch zum Einsatz bei Entzündungen, die von vornherein chronisch verlaufen und deren Entgiftung in der Endphase steckt, daher findet die Heilung nicht statt. Bei einem chronischen Verlauf kann Folgendes beobachtet werden: Es gibt immer wieder Versuche des Organismus, die Situation zu meistern, alle Schlacken zu beseitigen. Eine Art Reinigung findet statt, jedoch keine echte. Der Sulfur-Mensch fühlt sich durch die Entgiftung wohl, aber in dem Moment, in dem scheinbar die Ordnung wieder hergestellt ist, kehren die alten Symptome in voller Intensität zurück.

Hahnemann und Sulfur
Hahnemann berichtet in seinem Werk „Die chronischen Krankheiten", daß Sulfur seit über 2000 Jahren gegen Krätze und andere Hauterkrankungen angewendet wurde sowie bei einer Reihe von Krankheiten, die mit schlechter Blutverteilung in Verbindung gebracht werden.

Die Vorliebe für Sulfur

Sulfur ist das beliebteste Mittel für Anfänger der homöopathischen Heilkunst. Überall, wo wir im Kent-Repertorium nachschlagen, sei es bei den großen oder kleinen Rubriken, wird Sulfur aufgeführt.

So entsteht die Vorstellung, Sulfur könne alles heilen, und der Anfänger kann verführt werden, dieses Mittel zu häufig zu verwenden. Das ist der erste Fehler. Dann hört er aus Verunsicherung nach einer Weile ganz auf, Sulfur zu verschreiben, und das ist der zweite Fehler, denn fast jeder Mensch braucht im Laufe einer homöopathischen Behandlung Sulfur.

Sulfur hat zwar einen großen Bezug zu Hautkrankheiten, aber bei allen Hautbeschwerden sofort an Sulfur zu denken, ist auch nicht der homöopathische Weg. Die charakteristischen Sulfur-Symptome bzw.

die typische Symptomenarmut müssen vorhanden sein, sonst wird der Hautausschlag auf jeden Fall durch Sulfur verstärkt, und zwar gewaltig. Bei Sulfur ist die Haut rauh, hart, jederzeit bereit, zu einem Ausschlag jeglicher Art auszubrechen, wobei Waschen stets verschlimmert. Die Haut juckt fürchterlich, und trotzdem ist das Kratzen angenehm, sogar wollüstig – wie bei keinem anderen Mittel. Dies ist für Sulfur noch lustvoller als ein sexuelles Erlebnis. Er kratzt und kratzt weiter, bis es brennt, was ihm dann allerdings nicht mehr angenehm ist.

Geschichtlich betrachtet wurde Schwefel zum ersten Mal eingesetzt, um Sodom und Gomorrha – die biblischen Städte am Südende des Toten Meeres, die von Jahwe wegen ihrer Lasterhaftigkeit vernichtet wurden – durch eine Reinigung mit Schwefel vor der endgültigen Zerstörung zu bewahren. Erst Hahnemanns ausführliche Arzneimittelprüfung von Sulfur am gesunden Menschen stellte seine genauen Einsatzmöglichkeiten heraus. Sulfur ist Hahnemanns größtes Antipsorinum (Mittel, das gegen das erste Miasma*, die Psora, wirkt). Sulfur produziert Tausende von Symptomen. In der Materia medica des berühmten Homöopathen T. F. Allen erstreckt sich Sulfur über 130 Seiten! Das Verständnis vom Wesen eines Mittels erspart uns jedoch das Auswendiglernen und die Beschäftigung mit unzähligen Symptomen.

Odysseus und das Wesen von Sulfur

Was macht das Wesen dieses großen Heilmittels aus?

Stellen wir uns einfach die kristalline Schwefelblüte vor. Sie verkörpert die feste Struktur dieses kraftvollen Heilmittels. Eine Blume wird immer in ihrer ganz bestimmten Weise nach ihrer Struktur erblühen. Sulfur verhilft uns dazu, das zu werden, was wir im innersten Kern gerne sein wollen.

---

*Unter Miasma versteht man die Grundstruktur bzw. Grundbereitschaft für Krankheit an sich. Ursprünglich gab es nach Hahnemann drei Miasmen, aus denen alle Krankheiten entstehen: Psora, Sykose und Syphilis. Im Laufe der Entwicklung des homöopathischen Wissens ergaben sich auf dieser Grundlage weitere Miasmen. Die Miasmenlehre Hahnemanns zeigt, daß kein Mensch frei von krankmachenden Grundstrukturen ist (siehe Hahnemann „Die chronischen Krankheiten, Band I", Ravi Roy „Die Miasmen – Aufbruch ins Bewußtsein")

In unseren Genen ist die Anlage zu dem, was wir erstreben, schon angelegt. Sulfur gibt uns die Kraft, alle Hindernisse auf dem Weg zum Ziel zu beseitigen, den Müll und die Schlacken, die wir produzieren, zu recyceln und Neues herzustellen.

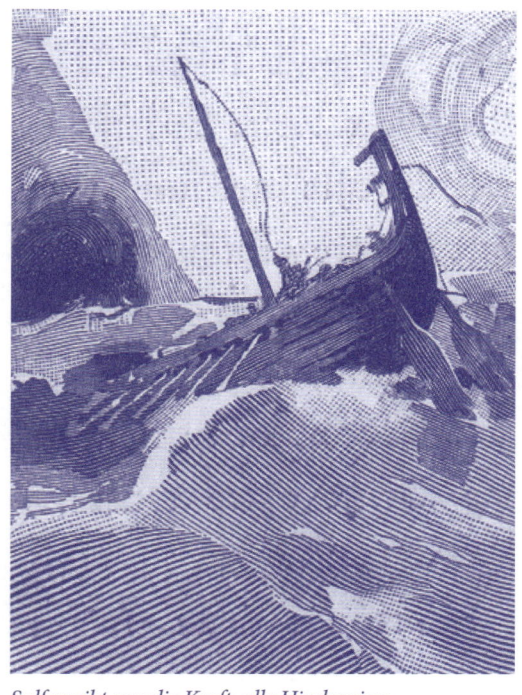

Sulfur gibt uns die Kraft, alle Hindernisse zu beseitigen

Das Wesen von Sulfur wurde von Carrol Dunham, amerikanischer Homöopath Mitte des 19. Jahrhunderts, in seiner Arzneimittellehre „Vorlesungen zur homöopathischen Materia medica" sehr einleuchtend durch den Vergleich mit Odysseus dargestellt. Als Odysseus nach zehnjähriger Irrfahrt, der Odyssee, nach Hause kam, hatte eine große Anzahl von Nebenbuhlern die Herrschafft über sein Reich an sich gerissen. Natürlich war keiner von ihnen gewillt, ihm sein Königreich zurückzugeben. So fand ein großer Kampf statt, in dem alle Nebenbuhler samt ihren Mitstreitern niedergemetzelt wurden. Nun hatte Odysseus sein Land zwar befreit, aber dieses mußte von den Spuren des Kampfes und der Fremdherrschaft gründlich gereinigt werden, um Fäulnis und Verwesung sowie dem Verfall der Sitten Einhalt zu gebieten. Zu diesem Zweck wurden die Kampfplätze bis in die letzten Winkel und die Leichen mit Schwefellösung übergossen, wodurch ein Verbrennungs- und Läuterungsprozeß durch das im Schwefel innewohnende Feuer in Gang gesetzt wurde.

Wichtige Sulfur Symptome

- Unlust, die mit Schwäche einhergeht. Dies ist keine Schwächung der Vitalität, gleich ob körperlich oder geistig, denn Sulfur kann im chronischen Zustand von einer Minute auf die andere voller Kraft und Elan sein
- Kräftige Bewegung und frische Luft vitalisieren ihn
- Länger sitzen macht ihn schlapp
- Einfach Stehen ist am schlimmsten für ihn
- Sehr schnell trägt ihn sein Rückgrat nicht mehr
- Plötzlich kann ihn ein Hungergefühl überfallen, vor allem um 11 Uhr. Dabei wird er ganz schwach und muß sofort essen
- Schlechte Blutverteilung. Die Folgen davon sind: Hitze auf dem Scheitel mit kalten Füßen oder heiße, brennende Füße, rote Körperöffnungen (Lippen, Nasenränder, Ohren, Augenlider, After, Vulva, Harnröhre)
- Nach Zwiebeln riechender Schweiß, vor dem er sich ekelt, nur Kinder stört der eigene Schweißgeruch nicht
- Abscheu gegenüber Wasser
- Unsauberkeit kann er nicht ertragen, wobei er aber in der größten Unordnung leben kann
- Was ihm einmal gefallen hat, liebt er bis zum Ende seines Lebens, so kann er in Lumpen herumgehen und die höchsten Weisheiten von sich geben, wie z. B. „Sauberkeit ist gleich Göttlichkeit". Er übersieht dabei, daß seine Lieblingsjacke seit 20 Jahren nicht gereinigt wurde!
- Der Sulfur-Mensch ist zwar ein guter Redner und Philosoph, aber unbeholfen über sich selbst zu reden und neigt dann zum Kokettieren

Positive Affirmation für Sulfur
„Ich mache es jetzt!"

Eines der häufigsten homöopathischen Mittel,
das sich unter anderem im Kindesalter
so segensreich auswirkt,
ist Calcium carbonicum.
Nach der richtungsweisenden Eigenschaft
von Sulfur verschafft uns Calcium
das notwendige Gerüst, um allen Widrigkeiten
des Lebens standzuhalten.

Calcium

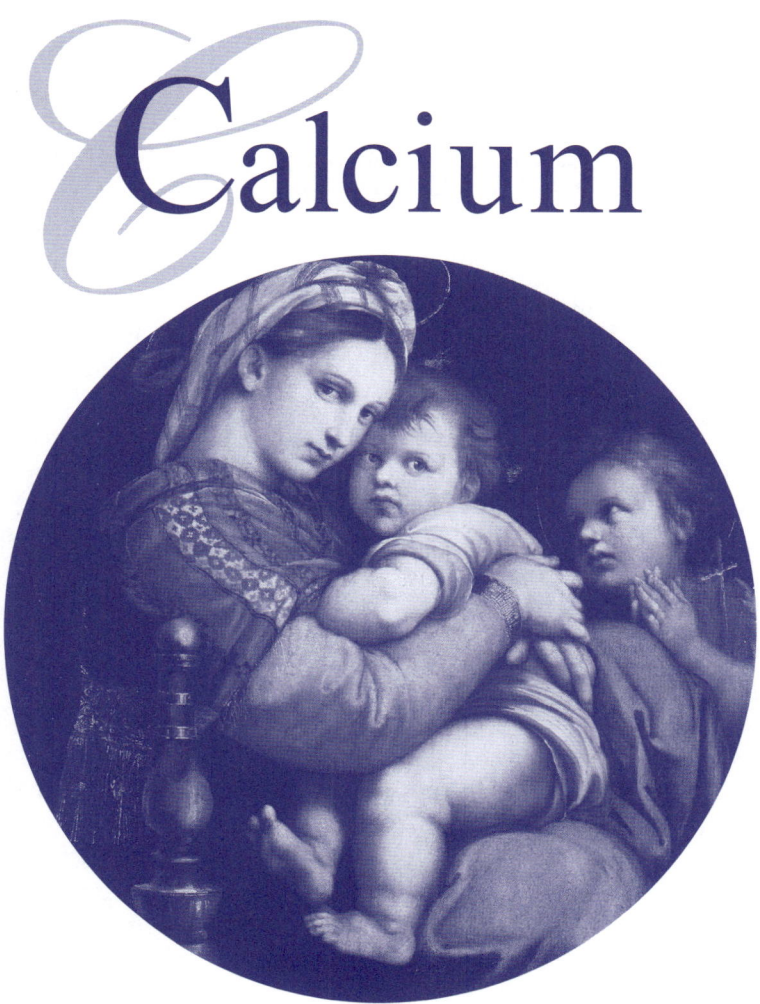

Calcium in der erlösten Form

Vor langer, langer Zeit baute sich Selina Calcium aus den besten ihr zur Verfügung stehenden Materialien ihren Körper, ihren Geist und ihre Seele. Sie suchte nach den sorgfältigsten, emsigsten und gewissenhaftesten Herstellern der verschiedenen Bausteine sowie nach Architekten und Baumeistern und bat sie um Hilfe, ihren Körper zu gestalten. Für ihr Herz, welches vom zentralregierenden Organ des Universums gesteuert wird, nahm sie sich besonders viel Zeit. Mit Hilfe der Universalen Mutter wurden die erlesensten Stoffe und Fäden aus ihrem Reichtum ausgesucht und sorgsam in ihr Herz eingebaut.

Auf der Erde wurde ein wohlhabendes Calcium-Ehepaar gefunden, das sich mit großer Freude bereit erklärte, das Calcium-Kind bei sich aufzunehmen. Die Eltern waren nicht nur im irdischen Sinne reich, sondern besaßen auch beneidenswerten geistigen Reichtum. An einem kraftvollen Ort auf einem sonnigen Berghang umgeben von prachtvoller Natur hatten sie einen wohl-funktionierenden Gutshof nach langen Jahren der Diensteifrigkeit aufgebaut. Jahre, in denen sie in Demut und Frieden geübt hatten. Demut war eine kostbare, jedoch schwere Lektion: Den Tieren durfte die gleiche Pracht gebühren, welche sie sich selbst gönnten – selbstverständlich ihrem Bedarf entsprechend –, im herrlichen Stil zur Ehre Gottes. Frei lebten die Kühe und Schafe an einer bogenförmigen Ecke des Hofes, kamen und gingen nach Herzenswunsch. Die Hühner und Enten hatten zwar ihren eigenen Raum, aber ihr Besuch war im Innenhof immer willkommen. Die Tiere liebten und respektierten die Wünsche des Ehepaares, den Hof liebevoll sauber und in Ordnung zu halten, indem sie nicht übergriffig andere Plätze eroberten.

Als die Eltern ihrer neugeborenen Calcium-Tochter in die Augen schauten, hatten sie das Gefühl, sie spräche mit ihnen. Rund, pummelig mit kräftig gebauten Armen, Beinen und Rumpf schaute sie ihre Eltern mit ihren leuchtenden Augen und rosigem Gesicht an. Langsam und sanft tastete sich Calcium an die Brust der Mutter und nuckelte dann mit Genuß die Vormilch. Glücklich schlief sie ein. Drei Tage lang war sie fast nur am Schlafen, bis die Muttermilch einschoß. Anfänglich schlief sie lange Stunden, aber mit der Zeit stellte sich ein minutengenauer vierstündiger Rhythmus ein, wobei nachts eine Stillzeit ausfiel und Selina Calcium acht Stunden durchschlief.

Punkt sechs Uhr wachte sie auf, gurrte geduldig und friedvoll, bis die Mutter sie an die Brust nahm. Calcium entwickelte sich wie in einem Fluß, eine Phase floß in die nächste über, zwischen der alten und neuen eine kurze Stille – wie die Mondphasen. Eines Tages, zum Vollmond, stand Selina tatsächlich ohne Hilfe da, und die Pracht des Mondes spiegelte sich in ihrem Gesicht.

Der Calcium-rhythmus ist eins mit dem Mond

Und dann nahm sie gemütlich ihren ersten Schritt. Für die Muskeln ihrer dicken, kräftigen Beine war die Bewegung noch ungewohnt. Langsam, in sich Kraft sammelnd, stapfte sie sicheren Schrittes vorwärts. Tag für Tag entstand immer mehr Geschmeidigkeit in den Beinen, bis sie anfing, zu hüpfen und zu springen. Es war ein gemächlicher Rhythmus, ohne Hast. Sie ging lieber, anstatt zu laufen. Es kam die Zeit, wo sie bereit war, mit anderen Kindern zu spielen und lernen mußte zu rennen. Geschwind ging es nicht, nur gemächlich erhöhte sich das Tempo, ein Tempo, das täuschen könnte, da es sehr langsam schien, ähnlich wie bei einem Elefanten im Gleichschritt. Würde es notwendig, konnte sie eine erstaunliche Geschwindigkeit erreichen.

Alles mit der Zeit ist Selina Calciums Grundeinstellung, und so verhielt es sich mit dem Sprechenlernen. Die ersten lallenden Laute wurden lange geübt, bis sich allmählich bekannte Laute, Worte und Sätze bildeten. Das Interesse für Musik und einen Hang für Rhythmus zeigte sich nicht viel später. Tanzen, Singen, Klavierspielen, Reiten, Bogenschießen – mit sieben Jahren hatte Selina Calcium schon den Grundstein für diese Künste gelegt. Doch auch Lesen, Schreiben, Rechnen, Zeichnen und tägliche Rituale bereiteten ihr genauso viel Freude. Geschichten von Helden und Engeln vorlesen, und vor allem das Beten waren Rituale, die Selina dazu verhalfen, sich tief in sich selbst zu verankern.

Selina Calcium betrachtete jeden Lernprozeß als winzige, aufeinander folgende Schritte. Jeder Schritt war wie ein kleiner Baustein. Erst wenn einer fertig und fest verankert war, nahm sie den nächsten. Zwischen jedem Schritt legte sie eine kurze Pause ein, dann ging es zügig weiter, aber alles ohne Eile. *Sehr bedächtig und mit höchster Konzentration* war ihre Devise.

Selina Calcium wuchs und gedieh. Sämtliche Facetten ihrer vielseitigen Talente vervollkommnete sie. Mit 21 Jahren hatte Selina alle Feinheiten ausgearbeitet und in ihr Wesen integriert. Ihr kraftvoller, pummeliger Körper entwickelte sich jetzt zu einem höchst geschmeidigen und feinfühligen.

Selina Calcium hatte viel von der Welt gehört und gelesen, aber sie noch nicht kennengelernt. Eines Tages kam die Zeit, sich vom Elternhaus zu verabschieden und in die weite Welt hinauszugehen. Anfänglich war sie überrascht und verstand nicht, warum die restliche Welt es nicht so gut hatte wie sie. So viele Menschen waren nicht in den Künsten ausgebildet. Unmengen von Analphabeten – auch wenn jemand die Schule absolviert hat, heißt das noch lange nicht, daß er eine wirkliche Bildung genossen hat. Nach und nach wurde es ihr klar: Die meisten Mitmenschen hatten einfach die Möglichkeiten und Vor-aussetzungen nicht wie sie gehabt. Und das Leid der Menschen! Sie verstand erst jetzt, in welchem Maße es existierte und wie tief es in der Gesellschaft verwurzelt war. Ihr mitfühlendes Herz schrie nach Erbarmen und wollte helfen.

Selina begab sich auf die Suche nach der Erlösung vom Leid. Überall, wo sie hinkam, gab es immer eine ganze Reihe von Menschen, die einem die Erlösung versprachen. Das war ihre erste Erkenntnis: Jeder sucht nach Erlösung! Doch diejenigen, die dieses Versprechen gaben, waren zum größten Teil Betrüger und versteckten sich hinter dem Deckmantel von Heilkundigen, Heiligen oder Wissenden. Sie traf auch auf andere Suchende, unter denen manche wertvolle Ratschläge geben konnten, besonders auf was zu achten wäre, um sich vor Schwindlern zu schützen. Leider waren diese Menschen der Allgemeinheit nicht nützlich, da sie eine Sprache sprachen, welche nur ein Eingeweihter verstehen kann. Außerdem hatten sie noch keine endgültige Lösung gefunden.

Ihre Reise brachte sie zu Heiligen, die eine sehr angenehme Ausstrahlung hatten. Doch sie lebten weit weg vom Trubel der Welt und vermischten sich nicht mit ihren Mitmenschen. Was ihr sehr zu schaffen machte, war der Tod einer dieser Heiligen, kurz nachdem sie ihn kennengelernt hatte. Ein sehr weiser Suchender hatte ihr einmal erklärt, daß auch spirituell sehr weit gekommene Menschen der größten Illusion, nämlich dem Tod, verfallen. Sie schaffen es nicht, sich über diese niederschmetternde Kraft zu erheben und den Tod zu überwinden. Selina war tage- und wochenlang erschlagen, da sie sich von diesem Heiligen viel versprochen hatte. Selber nah dem Tod erkannte sie, daß sie dabei war, ihren Tod einzuleiten und fing an, dagegen zu kämpfen. Tag und Nacht kämpfte sie, bis sie sich nicht mehr von dieser Kraft berühren ließ.

Danach ging ihre Suche weiter und der schlimmste Schock ihres Lebens kam. Ein Heiliger, der den höchsten spirituellen Zustand erreicht hatte, zeigte keinerlei Interesse, anderen behilflich zu sein: „Der Mensch muß seine Erlösung echt wollen. Keiner kann ihn dazu bringen. Die Entscheidung liegt alleine bei ihm. Schluß!" Selina wußte, daß das nicht stimmte. Sie hatte es doch damals erkannt: Jeder will die Erlösung, nur bekommt kaum einer die Möglichkeit, und es gibt niemanden, der den wirklichen Weg zur Erlösung zeigt. Sie hätte diesem selbstsüchtigen Heiligen eine Watsche verpassen können. Er schwelgte in den höchsten Sphären, aber seine leidenden Mitmenschen waren ihm egal. Doch die weisen Worte eines Suchenden hielten sie zurück: „Es ist das höchste Gebot, die Entscheidung von jedem zu respektieren. Der freie Wille ist heilig." Sie verstand zwar nicht, wieso so ein Mensch dann als heilig bezeichnet werden konnte, jedoch schaffte sie es irgendwie, sein Nicht-Helfen-Wollen zu akzeptieren.

Herkunft von Calcium und seine Charakterzüge

Calcium carbonicum wurde von Hahnemann aus dem mittleren Teil der Austernschale, dem reinen weißen Kalk, hergestellt. Der richtige Name lautet „Calcarea ostrearum Hahnemannii". Mit Sulfur und Lycopodium ist Calcium eines der größten Antimiasmatika. Fast jeder Mensch braucht im Laufe seines Lebens diese drei Mittel:

Sulfur zeigt, wie die Dinge zu machen sind, Calcium festigt das Gerüst, und Lycopodium führt alles aus.

Die Natur kennt viele Erscheinungsformen von Kalk: das Gestein der Berge, Gehäuse der Schalentiere und Knochen. Als Mineralien sind Marmor, Dolomit, Calcit und Aragonit einige der bekanntesten. Will die Natur etwas aufbauen und in Form bringen, ist Kalk unentbehrlich. Auch der Mensch kann ohne ein solides Knochengerüst nicht bestehen. Calcium verleiht ihm die Festigkeit und ein tragfähiges Fundament, worauf er sein Leben aufbauen kann.

Ist die Aufnahme von Kalk gestört, verliert der Mensch seine Festigkeit und Beweglichkeit, wird wackelig und verlangsamt. Die Stoffwechselstörung entsteht durch den mangelnden Austausch mit Kohlensäure. Kohlensäure ist notwendig, um den Kalk richtig aufzulösen. Dann aber muß sie abgezogen werden, so daß sich der Kalk am richtigen Platz ansetzen kann. Dafür muß genügend Wärme vorhanden sein. Abkühlung ist aus dem Grund für Calcium ein gefährlicher Prozeß, denn die Körpertemperatur darf nicht zu sehr fallen. Calcium wird dann schwer krank.

Erfrischungen jeglicher Art – frische Luft, erfrischende Getränke, frisch stimmende Gespräche – sind äußerst wichtig für Calcium, aber dabei muß er es warm haben. Im Seelischen ist das Analog zu finden: Der Geist muß stets begeistert gehalten werden, sonst ermüdet Calcium sofort.

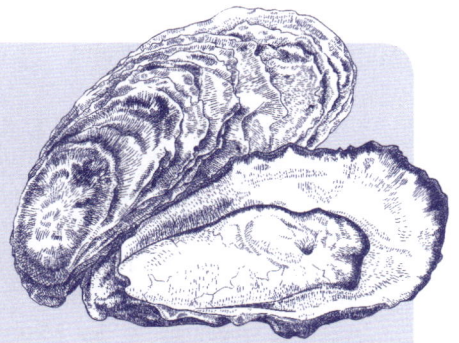

Calcium-Prozesse können mit der Auster verglichen werden, zumal dieser Kalk aus Austern gewonnen wird. Wenn durch ein Sandkorn ein Reiz in ihr entsteht, dann reagiert sie ganz unauffällig, ohne Aufruhr. Chemische Prozesse werden in Gang gesetzt, wodurch dem Wasser Kalk entzogen und auf dem Sandkorn abgelagert wird, um den Reiz zu mildern. Jedoch hört der Prozeß der Ablagerung nicht mehr auf, und die Perle wird immer größer. Es wird alles getan, um ihn stumm zu machen, aber die Auster empfindet diesen Reiz trotzdem weiterhin. Die Assimilation ist jetzt in der Weise gestört, daß immer größere Mengen Kalk aufgenommen werden, um sie auf dem Sandkorn abzulagern. Im übertragenen Sinn können die Stoffe nicht für den Aufbau benutzt werden und verzögert die Entwicklung des Menschen.

Die tief verborgene Schwäche bricht ein

„Lebt wohl Eure Schönheit jenseits aller Vorstellungen! Doch die Felsen kümmern sich nicht um die Schönste der Schönen." Selina, nach der Begegnung mit dem Heiligen tief in sich versunken, hatte gar nicht gemerkt, wie gefährlich nah sie am Abgrund ging. Ein Windhauch hätte sie unverzüglich in den Tod geworfen.

Selina blieb ganz still stehen. *Keine ruckartigen Bewegungen!* Sachte machte sie einen Schritt nach hinten. Sicher, daß der Boden unter ihrem Fuß stabil war, stellte sie den zweiten Fuß vorsichtig spürend auf eine sich gut anfühlende Stelle. Damit war sie aus der Gefahr. „Bewundernswert!" kam ein Lob von hinten.

Langsam drehte sich Selina um und schaute in die Augen eines gutmütig aussehenden Mannes, der ihr seine Hand reichte, um sie auf den richtigen Pfad zu führen. Einen langen Moment betrachtete sie ihn.

Dann streckte sie ihre Hand mit einem anerkennenden Kopfnicken aus, auf die Gefahr aufmerksam gemacht worden zu sein.

Beide standen sich wortlos gegenüber, bis der Mann sagte: „Ich heiße Jamie. Es ist eine Freude, Euch kennengelernt zu haben."

Selina dachte, *kennengelernt haben wir uns nicht, es ist lediglich eine Begegnung.* Zu ihm war sie aber höflich: „Sie sind ein gottgesandter Engel. Ich bin Ihnen vieles schuldig und nicht alleine für mein Leben. Mein Name ist Selina."

„Selina!" wiederholte der Mann, als ob er den Namen in seinem Mund rollend schmeckte wie bei einer Weinprobe. „Selina, der Glanz des Mondes am Himmel. Wie schön! Ihr leuchtet den Weg für den müden Wanderer."

Selina, nicht gewohnt solche Komplimente zu bekommen, schossen heiße Wallungen hoch und Schamesröte überzog ihr Gesicht. Sie war immer die Beherrschte gewesen und ließ keine Emotionen, auch nicht die geringsten, sie überkommen. Es fiel ihr aber jetzt schwer, den Blickkontakt zu halten und sie mußte kurz wegschauen. Ihren Blick etwas nach oben gerichtet, konnte sie wieder Worte finden:

„Sie beschämen mich. Wäre ich das Leuchten am Himmel, würde ich mich nicht unentwegt auf der Suche befinden." Und sie schaute Jamie mit einem überzeugenden Blick an. Damit fand sie ihre Gemütsruhe wieder.

Jamie lächelte und erwiderte huldreich: „Vielleicht strahlt Euer Herz schon wunderschön, nur in Eurer Bescheidenheit merkt Ihr es nicht." Als Selina Calcium ihn ungläubig anschaute, fuhr Jamie fort: „Wart Ihr auf dem Weg nach Sonnenwohl?"

Selina schüttelte reizvoll ihren Kopf, was in Jamies Herz in einer seltsamen Weise Freude auslöste, und sagte: „Nein, ich kenne den Ort gar nicht. Ich war, glaube ich, irgendwie verloren, bis Sie als mein Retter erschienen."

Jamie beugte sich leicht in Anerkennung des Kompliments und erwiderte: „Mein höflicher Vorschlag wäre, daß Ihr mich bis nach Sonnenwohl begleitet und den wundervollen Ort erlebt."

Selina ließ niemanden an sich ran, bevor sie das Vertrauen gewann, empfand aber Jamie sympathisch und gleich vertrauensvoll. „Das wäre ein Vergnügen", erwiderte sie, bevor sie wußte, was sie sagte und mußte etwas verlegen lachen.

Der Wanderweg nach Sonnenwohl führte über Berge und Täler, vorbei an Gebirgsseen und Gebirgsbächen. Was für eine Wonne bereiteten ihnen die warmen, sonnigen Tage. Selina fand in Jamie einen empathischen Zuhörer und schüttete ihm ihr Herz aus. Die beiden führten lange fruchtbare Gespräche und bis sie die kleine Stadt an einem See erreichten, war es ihr sonnenklar, daß ihr bisheriger Ansatz, Menschen auf der Suche nach Erlösung behilflich zu sein, daneben lag. Es war ihr Traum und keiner könnte diesen Traum außer ihr selbst für sie verwirklichen.

Die ganze Zeit hatte sie jemanden gesucht, der ihr Halt bieten und sie zu ihrem Ziel führen könnte. Warum sollte dieser Mensch es tun? Jemand kann behilflich sein, aber sie zu halten, damit sie sicher ihre Schritte tun kann, ist fern der Realität. Das ist nicht der Sinn des Lebens und bringt einem kein Glück! Der Weg ist, einfach anfangen und geben, was man kann. *Du wolltest die ganze Welt erlösen,* waren Selinas Gedanken bei ihrer kontemplativen Introspektion. *Ich müßte im Kleinen beginnen. Natürlich trägt jeder Mensch in sich den Samen der inneren Größe. Den Samen muß man nur in die geeignete Erde legen und ihm Kalk und Wasser sowie andere Nährstoffe zuführen. Wo die Not am größten ist, sind die Menschen am empfänglichsten. Ein wohlhabendes Land braucht mich nicht unbedingt.* Das war ihr erster Fehlgedanke. *Wohlhabend bedeutet nicht gleich glücklich sein. Ich brauche einen Ort, an dem ich die Grundbedingungen für das Sprießen und Gedeihen des Samens optimal bewirken kann. Die Umgebung sollte einfach, sauber und mit den Elementen Luft, Wasser, Boden und Sonne gut – sauber, rein, kraftspendend, ermutigend – versorgt sein. Die umgebende Natur bietet schlicht und einfach alles für die Gesunderhaltung und man sollte sich dies zunutze machen. Störungen durch Fremdenergien werde ich würdevoll ablehnen und darauf achten, daß sie sich nicht durch die Hintertür einschleichen.*

Am Rande der Stadt fand sie eine schöne, leicht hügelige Wiese, die sich bestens für ihr Vorhaben eignete. Nach Süden gerichtet mit dem

Schutz der Bäume im Norden würde sie die Gebäude bauen. Einen wunderschönen Platz im Herzen der Stadt hatte sie nach reiflicher Überlegung als nicht gutgeheißen fallen lassen. *Die Menschen in der Stadt haben es gut, auch wenn sie seelisch in vieler Hinsicht bedürftig sind. Doch sie sind nicht mehr von einfacher Natur und werden gegen die Regeln Widerstand leisten. Dagegen sind die Bewohner der Umgebung eher mit der Natur verbunden und daher zugänglicher.*

Die nächsten Wochen besuchte sie die Familien in den umgebenden Dörfern und stellte ihr Vorhaben vor. Sie hatte vor, ganz von vorne anzufangen und suchte Handwerker, die ihr beim Aufbau zur Seite stehen würden. Dafür bekämen sie Verpflegung und nur eine kleine Vergütung als Anerkennung.

Eines schönen Morgens fingen sie mit dem Bau an, nachdem sich ausreichend viele Helfer bereit erklärt hatten. Aus dem Nichts entstand erst das Gerüst, bald folgten fertige Häuser und Räume für die Schulung. Es war eine bunte Gesellschaft, fröhliche Frauen, die kochten und betreuten, aber auch mißmutige, arbeitsame Männer, die keine Arbeit scheuten, sowie andere, die die Gruppe eher unterhielten. Selina freundete sich bald mit den meisten an. Sie war von früh morgens bis spät abends bei den unterschiedlichsten Arbeiten voller Elan dabei. Jeden Vormittag begann sie schon, die Kinder zu unterrichten und kurz wieder nachmittags.

Jamie, begeistert von ihrem Einsatz, entschied sich nicht nur bei der Entstehung, sondern sogar mit vollem Herzen das Projekt langfristig zu unterstützen. Er sorgte dafür, daß für die Grundbedürfnisse alle Vorräte in ausreichender Menge vorhanden waren, bereitete einiges an Tauschmitteln für Naturalien vor, die von der umgebenden Natur nicht angeboten wurden, wie Salz und Gewürze. Nach der Philosophie Selinas sollte die Gruppe soviel wie möglich ohne Fremdbedarf auskommen. Daher war sogar Salz nur in geringen Mengen in ihrer Küche notwendig und exotische Gewürze gab es nur bei Festlichkeiten. Statt Leder benutzte sie geeignetes Holz. Unschuldige Tiere tötet man nicht. Sollte ein Tier sterben, wurde das Fell zum besten Nutzen verwendet.

Selina war sich von Anfang an bewußt, daß sie auf verschiedenen Ebenen tätig sein mußte. Um gerecht zu sein, konnte sie nicht nur ganz kleine Kinder in ihre Ausbildungsstätte aufnehmen. Also teilte sie die Kinder in drei Gruppen, bis 8 Jahre, 9 bis 12 Jahre und 13 bis 16 Jahre. Jamie half ihr bei den älteren Kindern, vor allem beim Speerwurf, Steinschleudern und dem Stockkampf. Kung-Fu, Fechten und auch vergeistigte Tänze waren den Menschen hier fremd, daher kein Teil des Lehrplans. Abends am Feuer gab es ein paar Mal in der Woche einheimischen Bauchtanz. Selina versiert, aber auch kreativ, absorbierte die einheimische Kunst und Kultur, machte sie sich zu eigen und gab sie in einer verfeinerten Form weiter. Ihre hohe Intuition und scharfe Intelligenz erfaßten sie in ihrem Kern, so daß das Neue als Altvertrautes empfunden wurde, und sie es dem Bedarf der Kinder anpassen konnte. Es war eine heilsame Art, Dinge zu vermitteln, worüber sich Selina aber nicht in dem Sinne bewußt war.

Langsam richtete sich immer mehr die Aufmerksamkeit der Stadtbevölkerung, aber auch der entfernteren Umgebung, auf ihre Ausbildungsstätte vielleicht auch für ihre eigenen Kinder als etwas Sinnvolles. Eines Tages stand eine Mutter sehnsüchtig mit ihrem Kind auf dem Gelände. Selina konnte es nicht übers Herz bringen, ihr zu sagen, daß sie keine Kapazität für noch mehr Kinder hatte. Sie brachte gerade einer begabten Frau das Grundsätzliche bei, aber ihre Ausbildung zur Lehrerin würde länger dauern.

Ganz gegen ihre Vernunft nahm sie das neue Kind doch auf. Selina merkte aber nicht, daß sie in einer gewissen Weise angestrengt wurde, da sie mehr Zeit investieren mußte, um das Kind auf das Niveau der anderen zu bringen und es zu integrieren. Bald erschien eine zweite Mutter und diesmal mit zwei Kindern. Wieder brachte sie es nicht übers Herz, Nein zu sagen. Sie hatte schon angefangen, noch eine neue Helferin zu suchen, aber jetzt war es eilig.

Eile mit Weile! Mit welch einer Bestimmtheit habe ich mir dies eingeprägt und jetzt lasse ich mich durch die Eile unter Druck setzen.

„Das schaffst du schon", ermutigte sie Jamie. „Du bist so begabt und kreativ. Es fällt dir immer etwas ein."

„Aber es geht hier nicht um kreativ sein, sondern ich muß meinen Helferinnen erst alles gründlich beibringen. Die neue habe ich genommen, da sie die beste von allen Bewerberinnen war. Ob sie aber wirklich geeignet ist?"

„Deine Anwesenheit alleine ist so heilsam. Mit der Zeit bringst du sie auch soweit."

Selinas Gefühl sagte ihr, daß es nicht ganz stimmte, was Jamie erzählte, aber sie spürte einen gewissen Stolz über ihre Leistungen und verbannte die innere Stimme, zumal Jamie ihr Hilfe versprach. Sie beruhigte sich mit den Worten: *Ein zufriedenes und glückliches Herz kennt keine Krankheit! Welch größere Zufriedenheit kann es geben als durch Dienst! Sei gütiger gegenüber dir selbst und gleich wirst du mehr Kraft zur Verfügung haben.*

Theorien sind wunderbar, aber verwirklichen tun sie sich erst dann in der Praxis, wenn die Voraussetzungen erfüllt sind. Die Eile hatte Selina im Griff. Sie ahnte die Gefahr, die ihr drohte und konnte die Angst nicht abstellen, daß ihr die Zeit weglief. Angst! Was bisher ein Fremdwort gewesen war, schlich sich bei ihr ein und sie empfand tiefen Zweifel.

Doch als Jamie sie in seinen Armen hielt und sie am Rücken streichelte, verschwanden die beängstigenden Sorgen. Sie fühlte sich geborgen und geschützt. Nichts könnte ihr etwas antun. Mit erneutem Mut packte Selina die eigentlich über alle Maßen gewachsenen Verantwortungen. Immer wenn sie sich entmutigt fühlte, war Jamie da, um sie wieder aufzubauen und zu stärken. Mit der Zeit wurde sie abhängig von der Streichelmassage am Rücken.

Das Schicksal wartet auf den richtigen Moment und schlägt dann zu. Es ist nichts anderes als das, was der Mensch selber angebahnt hat. Übermütig hatte Selina mehr Kinder aufgenommen, bevor für sie der Platz vorbereitet war. Sicher in dem Gefühl, sie könne immer bei Jamie auftanken, beachtete sie kleinere Disziplinen nicht mehr so streng. Um bestimmten, dringend gewordenen Eventualitäten entgegen zu wirken, zog sie Schnellkurse durch. Dies steht jedoch in krassem Widerspruch zu ihrem Wesen. Ihre gemütliche und gemächliche Art verlangt erholsame Pausen. Aber gegen jede Vernunft kürzte Selina die Pausen. Sie hatte etwas Neues kennengelernt: das aktive Erholen durch hochkarätige Atem- und Bewegungstechniken. Das war der zweite Verstoß gegen ihren Grundsatz, nichts Fremdes reinzulassen.

Sie bräuchte doch das Sich-Zurückziehen, die Stille, das Massieren und das Baden. All die neuartigen Dinge gaben ihr zwar ein Gefühl von unbesiegbarer Kraft, aber sie ließen Lücken zurück. Wichtige Bausteine in den sieben Chakren (Energiezentren) wurden nicht mehr richtig gepflegt und verloren an Substanz. Dies wiederum machte das Erhalten der Energien und die ausbalancierte Handhabung lückenhaft, manchmal sehr mangelhaft.

Die Menschen wollen in ihrem alten Fahrwasser weiterschwimmen und belabern alle mit: „So viel Zeit ist verloren! So viel Zeit ist verloren! Es muß alles sehr viel schneller gehen."

Selina wußte im Grunde, daß sie viel Zeit brauchte, aber täuschte sich doch, indem sie sich vormachte, genügend Zeit irgendwoher gewinnen zu können. Es war ihr eigentlich klar, daß jede Lektion, jede Handlung aus vielen Schritten besteht und genaues Vorgehen das Geheimnis für gute Arbeit ist. Jede Ablenkung verzögert das Vollziehen des nächsten Schrittes. Die Verzögerung eines Details bedeutet, daß das nächste warten muß. Selina hatte zwar schon rechtzeitig angefangen, sich auf Eventualitäten vorzubereiten, aber ihr mit Mitleid gefülltes Herz arbeitete gegen ihre Vernunft. Selina spürte, bedingt durch Jamies Gegenwart, in keiner Weise die Mängel, die in ihr entstanden.

Jamie mußte sich auf eine Reise begeben. Keine lange, jedoch würde er abwesend sein. Selina ließ sich lange liebkosen und am Rücken streicheln. Am nächsten Tag verabschiedete sie sich von Jamie mit dem Gefühl, egal wie lange er brauchen würde, sie bliebe voller Tatkraft. Auf dem Rückweg überfiel eine Räuberbande Jamie. Er konnte zwar entkommen, mußte aber in die entgegengesetzte Richtung als nach Hause fliehen, zudem war er auch verletzt.

Als er zu der erwarteten Zeit noch nicht zurück war, blieb Selina nach außen hin mutig, aber eine Bange beschlich ihr Herz. Die Tage vergingen, und es gab kein Zeichen von Jamie, da wurde ihr Herz immer schwerer. Eine Last setzte sich auf ihr Kreuz, und sie fühlte sich langsam nicht mehr so vital und voller Lebenskraft. Die Angst um Jamie entmutigte sie zusehends und die fehlende Geborgenheit machte sie schwerfällig. Eines Tages, als sie besonders bedrückt war, spürte sie ein unwiderstehliches Verlangen nach Zucker. Da sie nicht reinen Zucker in ihren Körper schütten wollte, auch wenn er von höchster Qualität war, backte sie sich einen Obstkuchen mit viel Nüssen, worauf sie nach Herzenslust Zucker häufte und schmelzen ließ. Das schmeckte aber Ein Stück verheißt bloß den guten Appetit. Mit großem Gusto verputze sie das zweite Stück. Was für eine Wohltat! Alle ihre Ängste verflossen wie Schnee, der sich in einer dunklen Ecke versteckt hatte, in der Sonne. Beim fünften Stück mußte sie etwas Disziplin aufbringen, um aufzuhören.

Das wohlige Gefühl war unbeschreiblich, aber sie ahnte nicht wie trügerisch. Mit Elan und Tatkraft legte sie los, aber der Körper hätte Ruhe gebraucht, um die Riesenmenge Kuchen zu verdauen. Durch die Zuckereuphorie merkte sie die Schwerfälligkeit des Körpers nicht und trieb ihn weiter an mit der durch den Zucker entstandenen trügerischen Liebe.

Und so geschah es. Bei einer besonders anstrengenden Arbeit schoß die Hexe in ihr Kreuz, und Selina konnte nur noch ächzend da stehen. Mit Müh und Not schleppte sie sich in ihre Wohnung, aber der Schmerz ließ sie auch nicht gemütlich ruhen. Nach Stunden der Qual erinnerte sie sich an den Heiler, der ihr vor Jahren eine Sumachsalbe geschenkt hatte, die bei so einem Hexenschuß Wunder wirken würde. In ihrer Verzweiflung war sie bereit, alles auszuprobieren.

Wunder, oh Wunder! Kaum hatte sie die Salbe eingeschmiert, entspannte sich das Kreuz, und der Schmerz verflüchtigte sich fast gänzlich. Selina war am nächsten Tag wieder im Einsatz, aber sie spürte eine gewisse Schwäche im Kreuz, sollte sie überschwenglich werden und zu viel Last auf sich nehmen. Gar nicht glücklich mit der Tatsache spannte sie zu sehr ihren Rücken an, um dort Kraft hineinzubringen. Das ging eine Zeitlang gut, bis sie merkte, daß ihre Beine schnell angestrengt wurden.

Vielleicht hätte sie alles wieder in den Griff bekommen, doch sie hatte bisher die herunterziehende Kraft der Gefühlswelt unterschätzt. Jamie kam nicht zurück und jeder Tag war jetzt für sie anstrengend. Am Abend entmutigt, suchte sie Kraft in Speisen reich an Eiweiß.

Wenn ihr der Trost der Geborgenheit, den sie in Jamie gefunden hatte, zu sehr fehlte, aß sie auch beträchtliche Mengen Süßes. Dies wiederum erschwerte es ihr, das Tagespensum zu erfüllen. Sie wurde am Tag immer wieder von Gedanken an ihre Mutter befallen. Selina vermißte ihre Mutter und hätte sie so gerne bei sich gehabt.

Eines Tages strengte sie übermäßig ihren Geist und ihren Körper an. Schon mittags spürte sie, daß ihr Körper Ruhe brauchte. Sie hatte keinen richtigen Appetit, aber um die Kräfte zu halten, nahm sie doch etwas zu sich. Am Abend war der Appetit vollständig weg, trotzdem aß sie Reichhaltiges und viel, gefolgt von Süßem. Sie fiel in einen schweren Schlaf, wachte irgendwann auf und ihr war eisig kalt. Aufraffen konnte sie sich auch nicht, um etwas für sich zu tun. Immer wieder wachte sie auf, von der Schwere überwältigt, döste sie jedesmal für längere Zeit ein.

Als Selina endlich erwachte, war der Tag weit fortgeschritten. Vom Magen her fühlte sie sich elend. Sie würde lange Zeit nicht an Essen denken können. Von Durst war keine Spur und schon der Gedanke, daß kaltes Wasser den Magen berührte, ließ sie erschaudern. Nach langem Liegen wie eine tote Fliege, wagte sie einen Versuch, auf die Toilette zu gehen. Schon bei den ersten Schritten, als sie sich zum Bad schleppte, machte sich Übelkeit bemerkbar. An der Tür schaute sie unwillkürlich nach hinten und kippte fast um durch die Wucht des Schwindels, der sie überfiel. Sie klammerte sich an die Tür, bis der Schwindel nachließ. Zurück von der Toilette lag sie einige Stunden reglos unter vielen Bettdecken. Spät abends meinte sie, ein Schluck Wasser würde dem Körper guttun. Das Gefühl im Magen durch das bißchen kalte Wasser war so furchtbar, daß sie die schlimme Übelkeit, die auch mit ausgelöst wurde, nur hintergründig empfand.

Tag für Tag verging, ohne daß sie Durst oder Hunger empfand, und zusehends wurde sie kraftloser. Immer wenn sie die Augen zumachte, sah sie bruchstückweise verworrene ganz schreckliche Bilder.

Eines Abends, als sie die Augen schloß, überkamen sie plötzlich kristallklare Bilder:

Sie schwebte über einem Liebespaar, das dazu ausgesucht worden war, ihre zukünftigen Eltern zu sein. Wie schön, die Liebe zu empfinden, wunderschön die Göttlichkeit der Beiden. Auf einmal schoß die Kraft des Mannes in die Frau hinein und als der Sog entstand, purzelte Selina in den Leib ihrer Mutter. Sie spürte eine sehr wohltuende Geborgenheit. Selina schwelgte genüßlich in dem Gefühl. Plötzlich, zum Schrecken Selinas, fing das wunderschöne Gefühl an, nachzulassen. Sie wollte entkommen, aber eine unbändige Kraft hielt sie fest.

Calcium stärkt sich mit Mitteln, aber der schwache Kern bleibt

„Die Realität sieht anders aus, und wenn du dich der Realität stellst, wirst du stark herauskommen", flüsterte ihr ein Engel ins Ohr.

Doch was sie jetzt und in den kommenden Wochen, Monaten erlebte, ließ Narben zurück, die ihr Grundgerüst erschütterten und schwächten.

Ach je! Meine zukünftigen, lieben Eltern haben zwar die besten Wünsche für mich, aber sie sind zu schwach, ihre Versprechungen zu halten. Sie haben genau die gleichen Mängel wie ich, sind sich aber dessen gar nicht bewußt, geschweige denn bemüht, sie zu überwinden. Sie leben in der Hoffnung, die Dinge hätten ihre Richtigkeit und würden schon in Ordnung kommen. Nein! schluchzte Selina Calcium im Mutterleib, so geht es nicht, man muß sich doch anstrengen! Oh Gott! Worauf habe ich mich eingelassen? Sie sieht ihre hoffnungsvollen Träume zerschmettert auf dem kalten Boden der Realität.

„Übe Druck auf die Mutter aus", flüsterte der Engel wieder, „jedoch muß der Druck so eingerichtet werden, daß der Vater ihn auch spürt und bewegt wird."

Für Selina, noch im Positiven von Calcium, war es ein Ding der Unmöglichkeit, vor sich hinzuleben, in der Hoffnung, daß die Dinge ihre Richtigkeit hätten und von alleine in Ordnung kommen würden. Sie läßt die Mutter ihre eigenen Schwächen spüren. Wenn die beiden Elternteile zusammen sind, dann strahlt sie eine einleuchtende Kraft auf den Vater aus.

Die Mutter trifft Maßnahmen zur Weiterentwicklung. „Ich habe nur neun Monate", sagt die Mutter zu sich selbst. „Nein, die hatte ich. Jetzt nur noch knapp sieben. Oh, Gott! Wie schaffe ich das? Ich muß den ersten Schritt vollenden, bevor ich den nächsten tun kann."

Doch der nächste Schritt schleicht sich unverschämterweise schon heran. „Soll ich ihn schon angehen, ohne den letzten abzuschließen? Nein, ich muß den Peter dazu treiben, mich zu unterstützen. Ich brauche mehr Kraft, männliche Kraft." Ihr Mann, voller Liebe, tut alles und macht mehr als notwendig. Und die Mutter ist voller Hoffnung, genug Zeit zu haben, um das Ganze abzurunden. Doch der Vater kann die ungewohnte, aber auch unnötige, hohe Leistung nicht halten. Gerade an dem Punkt, bei dem die Mutter es geschafft hätte, über die wichtigste Hürde zu kommen, klappt der Vater zusammen. Die Mutter merkt, welch eine Anstrengung noch ansteht, als sie versucht, es alleine zu schaffen. Angst überkommt sie. Angst, unheilbar geschwächt zu werden und nie wieder richtig auf die Beine zu kommen. Kurz vor dem Ziel wirft sie die Flinte ins Korn. Die Mutter ist restlos deprimiert und verzweifelt, aber irgendwo steckt in ihr eine Reizbarkeit und Zorn. Dinge, die sie früher nicht im Geringsten gestört hatten, machen sie wahnsinnig.

„Wir brauchen Geld. Unser Kind kommt bald auf die Welt, und wir müssen für es sorgen können", schreit sie den Peter an.

„Ich tue doch alles, was ich kann. Es sind schwere Zeiten."

„Du Dussel! Das sind nur lächerliche Entschuldigungen. Wer mit Gott geht, wird richtig geführt und schafft alles!"

Das zerriß Selinas Seele. Wenn meine Mutter so schreit, geht sie auch nicht mit Gott!

Für das Ziel, die Geburt, will die Mutter sich viel Ruhe gönnen und Kraft sammeln, jedoch auch alle anfallenden Pflichten gut erfüllen und nicht zu einem Kartoffelsack werden. Selinas Mutter, von der Begeisterung anderer angesteckt, läßt sich überzeugen, einen „Thriller" (Aliens 2) im Fernsehen anzuschauen. „Besseres gab es lange nicht", sagen die anderen, „solch spannende Szenen!" Schweißgebadet steht sie vom Sofa auf. Sie merkt, wie warmes Blut aus ihr sickert. Bald kommt es zu starken Blutungen. Mit größter Mühe, viel körperlicher und geistiger Ruhe, gelingt es ihr, sie zu stoppen. Wertvolle Zeit und Energie gehen verloren. Ein zermürbender Rückschlag für Calcium. Wenn das alles gewesen wäre, hätte Calcium sich kein Kopfzerbrechen machen müssen. „Ich muß doch körperlich stark bleiben."

Und das läßt die Mutter den nächsten Fehler begehen. Kaum hat sie sich erholt, meldet sie sich zu einem Skikurs an. Die ungewöhnliche Anstrengung löst erneut Blutungen aus. In ihrer Verzweiflung fängt die Mutter an, Kräfte spendende Nahrung zu sich zu nehmen. Keine gute Sache für Selina, da dadurch die eigentliche tiefliegende, innere Schwäche noch mehr geschürt wird.

Meine arme Mutter hat es gar nicht gemerkt, daß sie sich längst auf einen rücksichtslosen Wettstreit eingelassen hat. Das Tödlichste, was Calicum geschehen kann! Mit diesen letzten Gedanken tritt Selina in diese Welt ein.

Jetzt wußte Selina mindestens, woran sie innerlich zu arbeiten hatte. Geistig ging es ihr besser, jedoch körperlich hatte sie keine Kraft. Ein unwiderstehliches Verlangen nach Fleischklößchensuppe mit Kräutern überfiel sie. Himmlisch! und sie spürte, wie die Kraft zusehends in ihre Knochen und Muskeln floß.

Selina erholte sich sehr schnell und wandte sich ihren Pflichten mit neuer, bedachter Kraft zu. Keine Eile mehr! Kein sich Übernehmen! Sie hat so lange gewartet, also kann sie noch etwas mehr warten. Die Frucht wird erst gepflückt, wenn sie reif ist.

Jamie erschien drei Tage nach ihrer Gesundung und war erfreulich angetan von der neuen Qualität der Energie. Begabte Schüler wurden ausgebildet, bis sie fähig waren, selber solch ein Unternehmen zu stemmen. Mit Selinas und Jamies Segen gingen sie ihre Wege, um an geeigneten Orten Ähnliches aufzubauen.

Viele Jahre vergingen und Selina ließ sich auf einen Austausch mit anderen Schulen ein, da jedes Land die Schulen mit seiner Eigenart prägte, auch wenn die Grundprinzipien dieselben waren. Es ging darum, selbsterhaltende und selbstständig funktionierende Gemeinden aufzubauen. Mit Gleichmut wägten sie ab, wie die neuen bzw. fremden Eigenarten für ihre Schule vorteilhaft sein könnten.

So lebten Selina und Jamie ein erfülltes Leben.

Arzneimittelbild von Calcium carbonicum

Es gibt ein gewisses Erscheinungsbild, das sich in den Arzneimittellehren als kennzeichnend für Calcium carbonicum festgesetzt hat. So ein Bild, und dies gilt auch für jedes andere Mittel, hat nur eine begrenzte Anwendbarkeit, weil es nur ein Entwicklungsstadium darstellt. Daher ist das Bild von „dicklich, pummelig, schlaff, blaß wie Kalk, dabei furchtsam und kraftlos" irreführend, weil jeder einzelne von diesen Zuständen für sich betrachtet werden sollte, und zwar immer mit dem Hintergrund, was führt dazu, unter welchen Umständen und wodurch wird es besser oder schlechter?

Das Calcium-Bild können wir weiter ausführen, indem der Kopf meist auffallend groß ist, besonders bei Kindern, die Gesichtszüge oft wie grob gemeißelt. Die Fontanellen sind bei Kleinkindern lange offen, sogar über das erste Lebensjahr hin-aus. Diese Kinder, bei denen die Entwicklung langsamer fortschreitet, sind dick, eher aufgeblasen, ängstlich und blaß. Sie haben meist einen dicken Bauch und dünne Extremitäten. Das Wachstum ist unregelmäßig und verläuft in Schüben. Die Sekretion und Assimilation, d. h. die Bildung körpereigener, aus von außen aufgenommenen Substanzen, ist verlangsamt. Schließlich wachsen die Knochen nicht mehr, nur

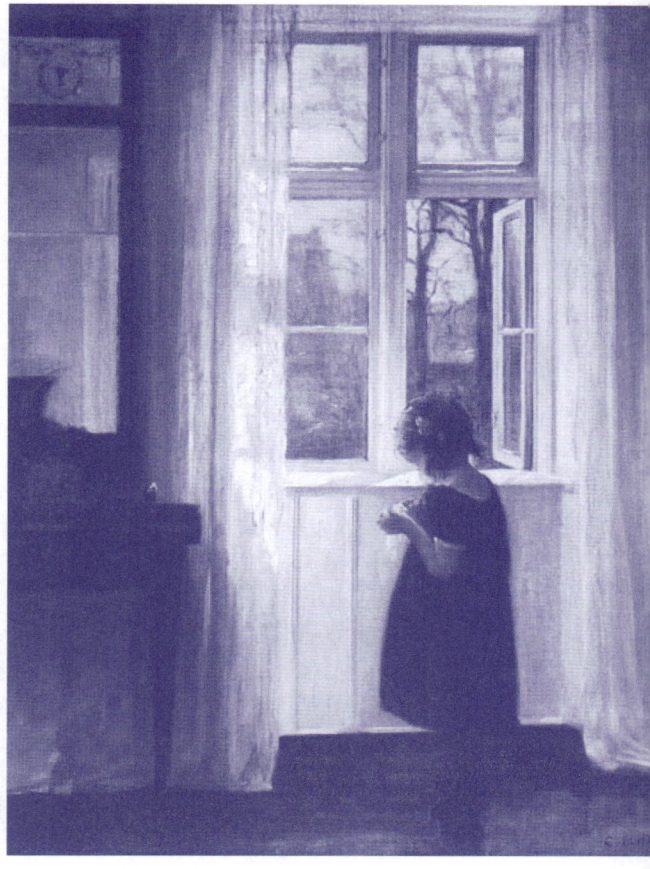

die Knorpel entwickeln sich. Die Wirbelsäule ist so schwach, daß das Kind lange nicht sitzen kann. Bleibt es in dieser Entwicklungsphase stecken, kann es sich nicht umdrehen, geschweige denn aufsitzen. Nicht das Nervensystem ist in erster Linie betroffen, sondern die Nervensubstanz wird infolge der mangelhaften Assimilation nicht mehr richtig ernährt, was spontan zu Krämpfen und großer Erregung führen kann.

Das Mittel Calcium carbonicum kommt also in Frage bei fehlerhaften physiologischen Prozessen, wenn die sekundäre Assimilation nicht richtig stattfindet. Bei diesen Prozessen reagiert der Körper nicht mit Heftigkeit auf einen Reiz, sondern versucht, in einer passiveren Art diesen Reiz zu beseitigen. Es entsteht die sogenannte „kalte Entzündung". Im Gegensatz zu Sulfur, wo viel Hitze produziert wird, entsteht Kälte beim Calcium-Menschen. Träge, schwerfällig und langsam – so ist er fast das Gegenteil des sehnigen, nervösen, unter bestimmten Umständen schnellen, lebhaften Sulfur-Menschen.

> **Akuter Symptomenkomplex von Calcium**
> - *verzweifelt*
> - *blaß*
> - *schwach – durch die geringste Anstrengung kühler, klebriger Schweiß*
> - *friert oft extrem, kann sich daher kaum die notwendige Frische gönnen*
> - *appetitlos, jedoch zehrt Fasten sehr an den Kräften*
> - *durstlos*

Im zweiten Stadium von akuten Erkrankungen führt dies zu einer ähnlichen Reaktionslosigkeit, wie wir sie schon bei Sulfur gesehen haben, eine ähnliche Schwäche, eine ähnliche Appetitlosigkeit, ähnliche Prozesse, die auch chronisch werden können.

Der Calcium-Mensch kann es nicht warm genug haben. Durch die geringste Anstrengung schwitzt er zwar, aber es wird ihm dabei nicht warm, sondern er friert noch mehr. Der Schweiß fühlt sich kühl und klebrig an. Beim Schwitzen ist er noch mehr gefährdet, da er sich verstärkt vor der Kälte schützen muß, vor allem seinen Schal fest um Hals und Oberkörper wickeln, sonst erkältet er sich gleich.

Jede Anstrengung zehrt an seinen Kräften und zermürbt ihn. Er ist so erschöpft, daß er ein paar Stunden Ruhe braucht, um sich richtig erholen zu können. Calcium carbonicum hat im erschöpften Zustand zwar keinen Hunger, aber da auch kurzzeitig nichts essen tut ihm überhaupt nicht gut, und so muß er etwas zu sich nehmen. Sollte er nicht sessen, verspannt er sich noch mehr und fühlt sich allgemein recht elend. Er muß sehr aufpassen, was er ißt, denn wenn es ihm nicht behagt, liegt es ihm wie ein Stein im Magen; wie ein Kalkstein, der sich langsam auflöst und ein unbehagliches Brennen vom Magen aus im ganzen Leib verursacht.Wenn er zu lange mit dem Essen wartet, kann er gar nicht empfinden, was ihm gut täte. Eiweiß, vor allem Milcheiweiß bekommt ihm meistens. Nur in welcher Form, ob es warm oder kalt sein soll, dicklich oder dünn, süß oder sauer, das kann er schwer sagen. Sein Empfindungsvermögen ist bei Schwäche vollständig gestört.

Erfrischendes tut ihm gut, und er hat öfters Lust darauf, aber die Kälte macht ihm zu schaffen, wenn er auch eine halbe Minute zu spät das Getränk bekommt, dann friert er noch mehr und verspannt sich zusehends. Manchmal wäre es stattdessen besser, eine heiße Milch mit Zucker zu trinken, eine warme täte es auch.

Sein nächstes Problem und ein wichtiges Merkmal von Calcium ist seine absolute Durstlosigkeit. In erster Linie mag er in dem Zustand kein Wasser, was er sonst gerne trinkt und braucht, wie wir schon von Kalk wissen – Kalk braucht zwar Wasser, um aufgelöst zu werden, jedoch um ihn richtig aufzulösen, muß es saures Wasser sein. In reinem Wasser ist Kalk kaum löslich, und deswegen behagt ihm einfaches Quell- oder Leitungswasser, vor allem kalkhaltiges, überhaupt nicht. Daher sind kohlensäurehaltige, sprudelnde, frische Getränke Balsam für ihn.

Der Körper, besonders von Kindern, hat einen größeren Bedarf an Kalk, und um ihn aufzulösen, braucht das Calcium-Kind große Mengen von süßen kohlensäurehaltigen Getränken, wenn es sie in die Hände bekommt, aber auch Erwachsene lieben säuerliche Flüssigkeiten. Dies wiederum treibt sie dazu, viel mehr kräftig (salzig) schmeckende Nahrung zu verzehren als gut wäre.

Verlangsamte Entwicklungsphasen

Bei dem pummeligen Calcium-Kind bemerken die Eltern, daß zwar viel Substanz da ist, aber daß es an der kraftverleihenden mangelt. Es besitzt oft mehr Fett als Muskeln, wobei das Fett auch schwabbelig ist. Die schlechte Verteilung von lebenswichtigen Stoffen kann zusätzlich schwächen. An einer Stelle z. B. lagert sich zu viel Kalk ab, an einer anderen zu wenig. Das Kind ist von den Hüften abwärts zu schwach. Auf eigenen Füßen zu stehen und zu gehen fällt ihm schwer. Das ganze Knochengerüst ist geschwächt. Daher lernt das Calcium-Kind spät laufen, und die Entwicklung geht langsam voran. Anfänglich kann es allein auch nicht stehen, ist furchtsam, unsicher und traut sich nicht. Es spürt den Mangel an verfügbarer Kraft.

In allen Entwicklungsphasen treten Probleme auf. Es kommt zu Störungen oder Verlangsamung der Entwicklung oder Beidem. Bei jedem Entwicklungsschub neigen die Calcium-Babys dazu, akut zu erkranken mit Fieber, Ohrenentzündung, Infekten des Atemtrakts. Trotzdem ist es individuell, und es muß nicht alles eintreten.

Sie haben in der Regel große Zahnungsprobleme. Manche Kinder haben nur eine verzögerte Zahnung, aber keine Probleme. Andere zahnen zwar rechtzeitig, erkranken dafür aber schwer, und dann gibt es diejenigen, die alles durchmachen. Bei verspäteter Zahnung hat das Calcium-Kind die Möglichkeit, seine Kräfte zu sammeln, um den Prozess besser durchmachen zu können. So kann es bei den anderen Entwicklungen erst spät krabbeln, sitzen, stehen und laufen, aber bald sprechen oder umgekehrt.

Es gibt eine gewisse Eigenschaft von Calcium, die sein ganzes Leben, seine Handlungen, seine Art und Weise zu leben bestimmt: Nach unbewußten oder auch bewußten Überlegungen und Einschätzung seiner Kräfte, Fähigkeiten sowie Möglichkeiten schlüpft der Calcium-Mensch in einen festen Rahmen der Handlung und Aktivitäten. In diesem Rahmen gibt es keinen Raum für irgend etwas anderes.

Sind auf der körperlichen Ebene alle Entwicklungsstufen verlangsamt, kann das Calcium-Kind jedoch auf der geistigen Ebene früh entwickelt sein. Man kann sogar sagen, daß es in einer gewissen Hinsicht frühreif ist: Das Kind neigt dazu, sich mit dem Leid der Welt zu beschäftigen, mit dem tieferen Sinn des Lebens. Das Vorlesen aus den Heiligen Schriften und Naturbeschreibungen ist die ersehnte Nahrung für seine Seele. Auch das abendliche Gebet erfüllt seine Seele mit Dankbarkeit. Das Kind legt den Kopf in Frieden und Ruhe aufs Kissen und schläft sanft ein.

Abneigung gegen Neues
Es liegt in der Natur von Calcium-Menschen, alles in Ruhe machen zu wollen. Eile möchte er nicht. Er hat sich eine bestimmte gemächliche Geschwindigkeit vorgenommen, an der er nichts ändern will. Seine gewöhnlichen Arbeiten kann er dann gut ausführen, und es gibt für ihn keine Probleme. Calcium hat Sicherheit verleihende bzw. familiäre Gewohnheiten überhaupt gerne. Alles ist dann überschaubar. Eine wohlfunktionierende Familie, in der der Rahmen, die Regeln, die Grenzen festgelegt sind, behagt ihm. Im Grunde genommen erfüllt dies sein tiefstes Bedürfnis.

Seine Verantwortungen sind ihm klar und bewußt, und dann kann er sie gewissenhaft ausführen. Er mag keine Pflichten und Disziplinen, die aufgesetzt werden und nebulöser, unbekannter Herkunft sind. Für ihn sind Disziplinen die natürliche Folge der Verantwortung, die er im Rahmen der gegebenen Umstände und Bedingungen übernommen hat.

Jegliche neue Verantwortung und die damit verbundene Pflicht bedeutet, daß eine neue Basis geschaffen, ein neuer Grundstein gelegt werden muß. Dafür müssen neue Fähigkeiten erworben oder die alten weiter entwickelt werden. Jede Entwicklung bringt eine neue Facette hinein. Alles muß gründlich überlegt und besprochen werden. Die neue Fähigkeit bzw. Sicht wird nicht von alleine erworben, sondern benötigt Zeit und Energie. Das Leben nimmt eine neue Richtung ein. Entweder übernimmt jemand einen Teil seiner Verantwortung, oder Calcium muß seinen Stundenplan ändern und – oh weh! – straffen.

Calcium mag es überhaupt nicht, aus dem Gewohnten, Geplanten herausgerissen zu werden, und verabscheut es, wenn Dinge eingeleitet werden, ohne vorher mit ihm abgesprochen zu sein.

planlose Handlungen machen Calcium krank

„Heute Abend sind wir bei Oma eingeladen", ruft die Mutter. Calcium steht fassungslos da. „Hörst du, Gabriel?"

„Wieso...?" erwidert Calcium langsam.

„Freust du dich denn nicht, deine Oma zu sehen?"

„Ja, aber ich wollte in einer halben Stunde Klavier üben."

„Dann übe doch gleich!"

„Ich kann mich nicht einfach hinsetzen und üben ..."

„Komm, ich helfe dir dabei." Wenn weiter von der Mutter Druck ausgeübt wird, bekommt Calcium bald einen Anfall. Die einzige Lösung für Calcium ist – zwar ungern, aber anders geht es nicht – die Klavierübung fallen zu lassen. Bei der Oma ist es schon schön, aber auf Kosten bestimmter Pflichten.

Der Calcium-Mensch bekommt fast einen Anfall, wenn er nach Hause kommt und sein Zimmer „ganz" umgestellt worden ist. Seinem Empfinden nach ist auch eine kleine Änderung zu viel. Er mag auch nicht unerwartet ins Theater, Kino oder zum Essen gehen. Calcium ist allem Neuen und Außergewöhnlichen gegenüber abgeneigt.

Das Mutter-Prinzip

Der Mutterschoß ist der schönste Platz der Welt. Er ist vertraut und behaglich. Dort fühlt sich das Kind, aber auch das Kind im Erwachsenen, geborgen, aufgehoben. Der Mutterschoß ist warm, kuschelig, anschmiegsam, schützend, nährend, liebevoll und lebensspendend. Calcium verkörpert das Mutter-Prinzip und Sulfur das Vater-Prinzip. Calcium-Kinder können sich dementsprechend schwer von der Mutter lösen, Sulfur nicht vom Vater. Die Mutter ist immer da, unendlich geduldig verständnisvoll. Calcium möchte es ewig so haben. Wenn die Mutter sich hinlegt, dann legt sich Calcium zu ihr hin. Wenn sie in die Küche geht, geht Calcium mit. Er möchte so nah bei ihr bleiben wie möglich. Am Rockzipfel hängend oder die Hand fest umklammert, begleitet Calcium seine Mutter rnit großen, vertrauensvoll, in die Weite blickenden Augen überall auf dieser Welt. Die Mutter ist für ihn die Verlängerung des geliebten, vertrauten Zuhauses. Alleine geht Calcium ungern aus dem Haus, außer in die Umgebung, die seine Mutter ihm vertraut gemacht hat. Es ist nicht nur eine Abneigung gegen das Außergewöhnliche, sondern es sitzt eine tiefe Angst in Calcium, die Voraussetzung nicht zu besitzen, eine Aufgabe erfolgreich erfüllen zu können. Aus diesem Grund wagt sich Calcium ohne den Schutz einer vertrauten Person nirgendwo allein hin beziehungsweise an eine Aufgabe heran. Das Kind geht ohne Mutter nicht zu Freunden spielen. Lieber sollen die Freunde zu ihm kommen. Bei einem Freund zu übernachten ist ein Ding der Unmöglichkeit, außer die Mutter ist dabei. Eine ältere Schwester könnte auch genügen. Der Kindergarten ist ein Schrecken für Calcium. Am liebsten hat es die Spielgruppe und den Kindergarten zu Hause. Auch wenn die Mutter dabei ist, woanders hinzugehen ist für Calcium eine Notmaßnahme und bedarf eines zusätzlichen Krafteinsatzes. Schon die Aufforderung etwas Außergewöhnliches zu tun, versetzt seine Nerven dermaßen in Aufregung, erzeugt so eine Unzufriedenheit, daß die von ihm erwartete Handlung kaum möglich ist, auch wenn Calcium die entsprechende Kraft dafür hätte. Deswegen kann das Calcium-Kind, wenn die Nervenbahnen durch Impfungen oder andere schwere Eingriffe krankhaft gestört werden, vollständig in die Unterentwicklung geraten. In der Schule plagt Calcium-Kinder die Angst, es alleine nicht zu schaffen.

Kurz vor dem Ziel aufgeben
Calcium ist sehr bemüht und möchte eine gute Grundlage für sich und sein Leben schaffen. Er möchte die Mängel beseitigen, wenn es möglich ist. Aber der grundlegende Zweifel, es zu schaffen, hemmt ihn. Die Furcht, daß seine Kräfte nicht ausreichen, verfolgt ihn bis zum Ende seines Lebens. Calcium möchte etwas aufbauen, eine Firma gründen, hat alles mit größter Mühe und emsig vorbereitet, aber kurz vor dem Ziel bricht er zusammen, erschöpft und völlig unfähig, das aufrechtzuerhalten, was er mit letzter Kraft soweit gebracht hat, daß es gut funktionieren würde. Ein anderer müßte es übernehmen, sonst geht das Geschäft zugrunde. Er hat keine Kraft mehr, sitzt bloß rum, wobei seine Hände sehr unruhig sind. Wenn Calcium-Menschen in die Rente kommen, sitzen sie den ganzen Tag am Fenster und tun nichts. Das Leben war ja so anstrengend! So oft hat er versucht, die

Mängel zu beheben. Manchmal ließen sie sich verbessern, im entscheidenden Moment brach jedoch alles wieder zusammen. Oder der notwendige Krafteinsatz war so groß, daß ihm hinterher völlig der Wind aus den Segeln genommen wurde. Es wäre in dem Zustand ein Hohn von ihm zu verlangen, ein höheres Niveau des Energieeinsatzes aufzubringen.

Der Calcium-Mensch macht immer wieder den gleichen Fehler: Er läßt sich in Sachen hineinziehen, die über seine Kräfte gehen. Oft schafft er es nicht oder schafft es doch und nimmt großen Schaden in Kauf. Seine Reserven sind weg, über die er ohnehin nicht im Überfluß verfügt, und er muß alles runterschrauben; das Geschäft drastisch verkleinern. Die schlechten Erfahrungen und Rückschläge sind nur noch Bestätigungen seiner Zweifel und können ihn so zur Verzweiflung treiben, daß er nicht mehr an eine wirkliche Lösung und Erlösung glaubt.

Der Prozeß des Empfangens, vom Wachsenlassen bis zur Reife und des Entlassens wird beim Calcium-Menschen nicht zu Ende geführt, denn irgendwo auf dem Weg ereilt ihn die Schwäche. Er kann die Last nicht mehr tragen, weil sein Gerüst zu wackelig wird, und genau an dem Punkt gibt er auf. Es dauert lange, bis er wieder bereit ist, wenn überhaupt jemals, den Dingen erneut ins Auge zu schauen, sie zu beherzigen und das Geschäft letztendlich durchzuführen.

Die wirkliche Lösung für ihn wäre, seine ganze Aufmerksamkeit auf die Beseitigung des Mangels zu richten, auch wenn dies zum Beispiel für das Schulkind bedeutet, die Klasse wiederholen zu müssen. Aber dieses Für-sich-Zeit-Nehmen birgt auch wieder Gefahren in sich, denn das Wesen von Calcium kann dazu führen, daß er immer mehr dem gemütlichen Genuß der Ruhe und Schönheit verfällt und schließlich gar nichts mehr tut.

Angst davor, unheilbar krank zu sein

Jegliche geistige Anstrengung schwächt Calcium und bedarf einer Erholung; ihr Fehlen regt ihn auf und stimmt ihn gereizt. Diese Art von emotionaler Erregung kann ihm tage- oder wochenlang Beschwerden bereiten. In ähnlicher Weise lasten Sorgen und Ärgernis, vor allem geschäftlicher Natur, lange auf ihm. Calcium spürt schon frühzeitig die geistige Erschöpfung kommen, auch wenn er es nicht wahrhaben will, und hat Angst, sein Geist gäbe auf. Immer öfter überfällt ihn die Angst, vor Erschöpfung verrückt oder schwachsinnig zu werden. Seine Sorgen erlangen so einen festen Griff in seinem Geist, daß er sie nicht abschütteln kann, sich zwangsläufig damit beschäftigen muß und an nichts anderes mehr denken kann. Er hat einen Horror davor, von anderen Menschen, sogar nahstehenden, durchschaut zu werden. Er hat ja Vielversprechendes von sich gegeben und nun wird er langsam verrückt. Das merken die anderen mit Sicherheit. In der Gegenwart anderer kann er nicht mehr vernünftig denken, sondern wird nur noch von seinen Emotionen geleitet. Er bildet sich viele unwahre und unbedeutende Dinge ein, die in den Augen anderer Kleinigkeiten sind. Arbeiten geht nur alleine, völlig abgeschieden von anderen, jedoch fehlt ihm die aufbauende Kraft geliebter Personen, und er rutscht immer tiefer in den Graben, zumal das Alleinsein grausam ist, da sich dann alle Ängste tausendfach verstärken, besonders im Dunkeln.

Der Geist von Calcium carbonicum ist sehr rege, und es ist für ihn schwierig, seine Gedanken abzuschalten, was auch ein Hindernis beim Einschlafen ist. Besonders plagt ihn seine große Angst, krank zu werden, und nicht mehr seinen Verpflichtungen nachgehen zu können. Fest davon überzeugt, bald von einer schweren, unheilbaren Krankheit heimgesucht zu werden, zweifelt er an allem: am Tag die notwendige Erholung finden zu können, nachts den regenerierenden Schlaf zu genießen, bei akuten Erkrankungen an der Genesung und fühlt sich hoffnungslos verloren. Daher kann man nicht sagen, er sehe alles schwarz. Es ist alles schwarz.

Er hat eine ungeheure Angst vor schlechten Nachrichten. Sie treffen ihn im Herzen so heftig, daß er in die größte Erregung gerät und sich sehr schwer wieder beruhigen kann, denn er denkt, daß ihm auch haargenau so etwas Schlimmes zustoßen könnte. Aus dem Grund liest er keine Zeitung, hört keine Nachrichten und stoppt andere sofort, wenn sie etwas Schreckliches erzählen wollen. Für ihn ist schon das Geringste schrecklich.

Fasziniert vom Prinzip des Geldes

Wenn der goldene Mittelweg wirklich existiert, dann ist er für Calcium bestimmt. Er möchte eine feste Grundlage schaffen und eine Familie gründen. Hohe Ideale bewegen den Calcium-Menschen, und das höchste, das anzustreben ist, daß der Familie es an nichts fehlen soll, denn ohne Geld kann man ja eine Familie nicht vernünftig ernähren. Also muß er wohlhabend sein. Aber zu Geld kommt man nicht ohne weiteres. Die Basis dafür sind eine gute Ausbildung und Fleiß.

Das Wesen des Geldes hat Calcium immer fasziniert. Schon als Kind hat er beim Kaufmann bezahlen und Geld nachzählen wollen. Wieviel Geld kommt rein? Gibt es einen Zuwachs? Was bleibt letzten Endes übrig, da Zuwachs mit größeren Kosten verbunden sein kann? Daher ist er immer bedacht, Wachstum zuzulassen. Er plant schon jetzt, für seine zukünftige Ausbildung Geld anzulegen. Dies muß aber in sicheren Bahnen geschehen frei von Spekulationen. Eine etwas kleinere, doch sichere Summe über die Jahre gespart zu haben, ist weiser als hochgebauschte Hoffnungen, die dann in sich zusammenfallen. „Wer wagt, gewinnt!" gilt für Waghalsige und ist, ohne eine wirkliche Basis zu haben, mehr als dumm.

Das Rechnen, wieviel Geld er in 20 Jahren haben wird, macht ihm viel Spaß. Die Mathematik ist so schön! Sie ist die Basis der Schöpfung. Doch lauert hier die Gefahr für Calcium. Im Grunde können nur die höchsten Möglichkeiten ausgerechnet werden. Menschen kann man nicht genau berechnen, nur in Wahrscheinlichkeiten. Rechnungen und Pläne sind daher auf Papier wunderbar, aber am Ende sitzt Calcium dennoch die Angst im Nacken, nicht genug zu haben und sogar arm zu werden. In seinen Bemühungen, eine solide Basis zu schaffen, können Jahre und Jahrzehnte vergehen. Der sicherste Ort ist das Zuhause und verleitet Calcium leicht dazu, ein Nesthocker zu sein und nicht von der Familie wegzukommen. Die Lebensgefährtin wird in die Familie aufgenommen, denn eine zweite Wohnung ist mit zusätzlichen Kosten verbunden. Außerdem schmeckt ihm die Hausmannskost seiner Mutter über alles. Daher ist es für Calcium keine angenehme, nur eine Notlösung, in eine reichere Familie einzuheiraten. Was aber an allen Ecken und Enden hilft, jede Menge Geld zu sparen, muß notgedrungen immer entscheidend sein. Man sollte ja auch an das Altwerden denken. Je höher die Ersparnisse, um so ruhiger und gemütlicher kann man das hohe Alter genießen.

Die mütterliche Kochkunst

Ohne einen gesunden, kräftigen Körper keine ausgewogene Funktion des Geistes! Wohlbeleibt, wohlgeleit! Calcium carbonicum liebt die Küche seiner Mutter und läßt sich von ihren sanften, liebevoll duftenden Händen mit ihren Köstlichkeiten füttern. Dicker, cremiger Vanilletrunk aus der besten Kuhmilch, gefolgt von einer weichen, knusprigen, himmlisch riechenden Semmel, selbstgebacken, mit Butter und Mandelmus bestrichen und belegt mit einem Ei – wie wohltuend. Es gibt nichts Besseres als ein schönes ausgiebiges Frühstück nach dem Fasten in der Nacht (deswegen nennen es die Engländer treffend „break-fast") und es hält den ganzen Vormittag die Wonne im Herzen wohlig. Mittags ein köstlicher gemischter Salat, Kartoffelbrei mit Hackbraten und deftigem Gemüse. Ein Stück Rührkuchen mit Äpfeln, umgeben von Limonencreme, rundet das Ganze ab. Am Abend gibt es immer etwas Leichteres, jedoch Kraftspendendes: Grießbrei mit Vanillesoße oder den Rest des Kartoffelbreis mit einem Glas Milch. Der Leib muß aber auch zur Ruhe kommen, sonst geht die Verdauung in die Nacht hinein und drückt so, daß das Calcium-Kind nicht vor 11 Uhr ins Bett kommt!

Wichtige Calcium Symptome

- Fleißige oder geschäftige Menschen mit begrenzter Kraft. Die Schwäche kann nur mit äußerster Willenskraft kurzzeitig überwunden werden, jedoch immer zum Schaden
- Die Schwäche bzw. der Schaden kann nur durch die magnetisierende Kraft der weiblichen Energie behoben werden wie z. B. sanfte Massage, Streicheln, Mutterschoß, warmes duftendes Streichelbad
- In seiner Verzweiflung kann ein Herzensgebet Wunder wirken

- Abneigung gegen außergewöhnliche oder ungeplante Anforderung
- Abneigung gegen Personen, die ihn aus der gewohnten Situation herausreißen
- Schwache Beine, vor allem beim Steigen
- Kann nicht fasten, braucht deftiges Essen
- Kälte zehrt an den Kräften, kann nur in warmen Räumen arbeiten, aber dann wird der Kopf heiß, und die Konzentration läßt deutlich nach. Braucht daher immer wieder kurz kräftige Zufuhr von kühler frischer Luft
- Tiefe Sehnsucht nach dem Sinn des Lebens. Verzweiflung über seine Unfähigkeit und sein Unvermögen
- Liebt seine Familie über alles und will sich nicht von ihr trennen Beziehungen gehen auf Kosten der Familie
- Wird er verlassen, auch im übertragenen Sinn, können verschiedene Ängste überhand nehmen – vor dem Alleinsein, Dunkelheit, Unheil, Unglück, Armut, Krankheit, Verrückt-werden, schwere belastende Arbeiten –, oder es fängt die Suche nach dem verlorenen Paradies an
- Calcium ist ein schweigsamer Mensch, redet nur, wenn es sein muß, keine unnötige Kraftverschwendung
- Verwirrung bei Krankheiten, redet nur noch von belanglosen Dingen
- Immer wieder enttäuscht im Bedürfnis nach Stütze und Trost, weil seine joviale, gleichmütige, kraftvolle Art die Umgebung
- dazu verleitet, ihn zu überschätzen
- Fühlt sich verlassen und schimpft nur noch

Positive Affirmation für Calcium
„Ich lege den ersten soliden Grundstein jetzt an!“

*Die tiefgreifende Wirkung
von Lycopodium, einem der bedeutendsten
Mittel der Arzneimittellehre, kam durch
Hahnemanns potenzierte Aufbereitung zu Tage.
Nachdem Sulfur sich zielgerichtet mit den Dingen
und deren Planung beschäftigt und Calcium das
Gerüst fertigt, setzt Lycopodium das Vorbereitete
nun in die Tat um.*

Lycopodium

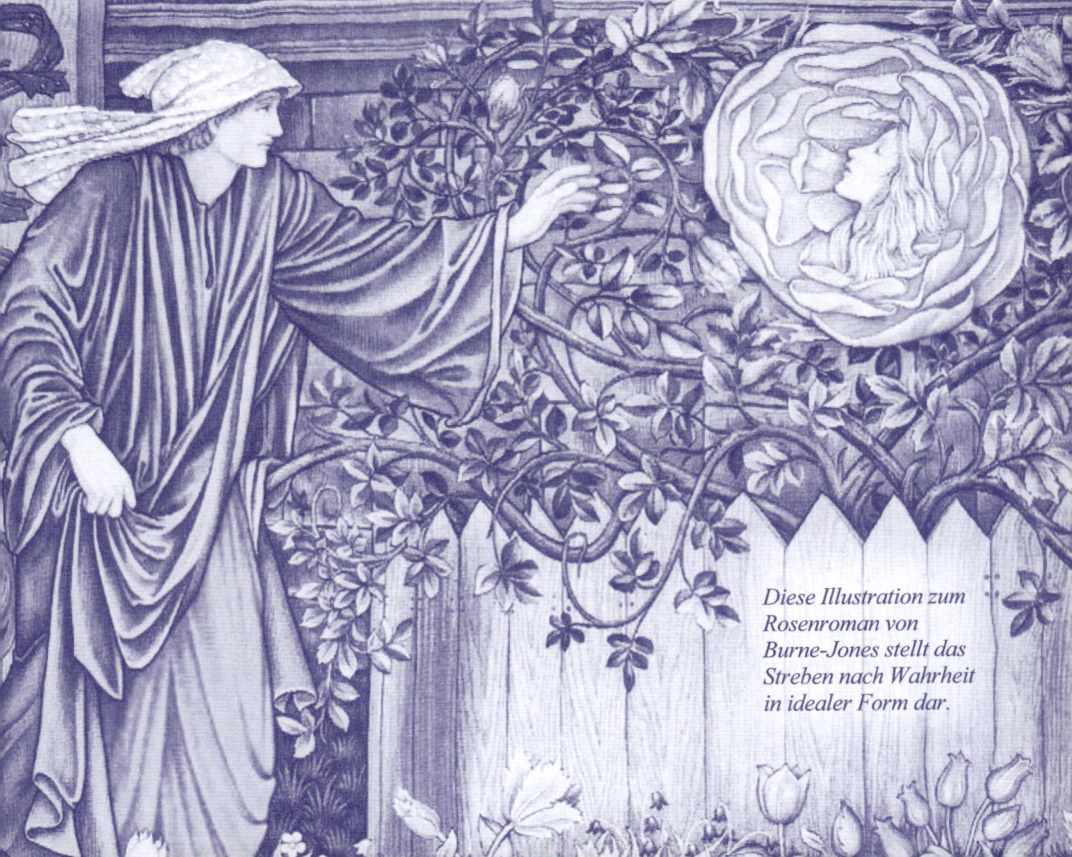

*Diese Illustration zum
Rosenroman von
Burne-Jones stellt das
Streben nach Wahrheit
in idealer Form dar.*

Lycopodium in der erlösten Form

Der glückliche Sohn Gottes Siegmund Lycopodium bekommt Sulfur als Vater und Calcium als Mutter zugeteilt. Und so fließt von Anbeginn die mächtige Kraft seiner Eltern in ihn hinein, die ihm das Gefühl der Größe und Unschlagbarkeit vermittelt. Das Ehepaar Sulfur-Calcium ist wohlhabend in Hinsicht auf das geistige Reich. Die erfolgversprechenden väterlichen Prinzipien sind mit dem sanften, mütterlichen Teil, dem sicheren Zuhause, verehelicht. Im Herzen dieser Ehe entsteht nun ihr größtes Geschenk, der Keim der goldenen Sonne – der Sohn, das Fleisch und Blut des gütigen Vaters Sulfur und der gnadenvollen Mutter Calcium.

Was versprechen die väterlichen Prinzipien in Verbindung mit dem Gefühl der mütterlichen Sicherheit? Ab dem Moment der Zeugung lernt Siegmund die Notwendigkeit, Dinge in der Tiefe zu verstehen, denn auch im Mutterleib ist der Vater immer präsent. Seine Anwesenheit spürt Siegmund stets, ganz gleich, ob er physisch da ist oder nicht. Eine der Lieblingsbeschäftigungen seines Vaters Sulfur ist es, die wirkliche Bedeutung von Begriffen zu erörtern. Die tragende Säule seiner Mutter Calcium erfüllt ihn immerwährend mit dem Gefühl der Geborgenheit, und so erlebt Siegmund von Anfang an die Selbstverständlichkeit des Lebens. Auch wenn Mutter und Vater zwei Individuen mit ihrem eigenen Bereich sind, scheint sie ein gemeinsamer Geist zu bestimmen. Hält der Vater die Tasse, füllt seine Mutter sie mit warmen Gefühlen auf. Hält die Mutter liebevoll die Tasse, füllt sein Vater sie mit Weisheiten auf. Einmal wird die linke Gehirnhälfte und somit der Verstand angeregt, ein anderes Mal die rechte, also die Empathie. Die beiden arbeiten koordiniert zusammen, jeder den anderen respektierend. Sulfur vermittelt Siegmund Lycopodium Vertrauen in die Gesetzmäßigkeiten, wodurch Siegmund das für Menschen schwer anzunehmende Gesetz von Ursache und Wirkung in sein Leben einbauen kann. Sulfur ist ein guter Impulsgeber. Calcium verleiht diesem Impuls ein Gefühl des tiefen Glaubens, die wohlwollende Intention der Prinzipien zu beherzigen, um sein Wesen sicher in diesen Bahnen zu bewegen. Mutter Calcium ist eine talentierte Empfängerin und Energetisiererin. So wird im Sohn Siegmund Lycopodium der Pfad der goldenen Mitte angelegt – in vom Herzen geleiteten Gehorsam –, weise die Gesetzmäßigkeiten je nach den Umständen anpassend, das Wissen für sein eigenes und das Wohl aller umzusetzen.

Liebevoll sagt Mutter Calcium oft zu ihm: „Mein Sohne – meine Sonne". Als Calcium einige Zeit bei den Huichol-Indianern Mexikos verbrachte, lernte sie die Sonne kennen, symbolisiert als der Sohn mit einem Mädchenherzen. Sie dachte sich, auch eine Tochter wäre meine Sonne, aber mit einem Jungenherzen. Beide strahlen die Sonne in ihrem Herzen nach außen in die Welt aus.

Siegmund liebt die Erzählungen über die mutigen Menschen, die für die Freiheit gekämpft haben. An manchen Abenden liest sie ihm sein Vater am Kaminfeuer vor. Dann schwillt sein Herz an, und er empfindet sich wie ein Löwe, der für seine Untertanen stets für Gleichberechtigung sorgt. Wie passend zu seinem Namen Siegmund, „der Schirmherr der Unmündigen!" Siegmund Lycopodium möchte in seinem Tun Gerechtigkeit gegenüber allen ausüben. Andere Abende, im Schoß seiner Mutter, genießt er ihre Erzählungen aus den entferntesten Winkeln der Welt über Tiere und ihre sanftmütigen, jedoch unerschrockenen Bemühungen, um den Frieden zu bewahren. Voller Mitgefühl bewegt sich sein Herz für seine Schwestern und Brüder auf der Welt. Brüderlichkeit, Schwesternschaft ist ein wundervolles Geschenk des Allerhöchsten.

Lycopodium, der Freiheitsdenker

Angespornt von den Bemühungen und dem Vermächtnis großer Dichter, Schriftsteller und Wissenschaftler, festigte sich sein Bestreben nach Freiheit im Denken und Empfinden und verlieh seinem Dasein Sinn. Sein Vater verinnerlichte in ihm das Erbe der größten spirituellen Lehrer in Wort und Tat, bemüht, die Weisheiten in Dichtungen, Schriftstücken und Wissenschaften herauszustellen. Doch predigte Sulfur, alles zu überprüfen, für sich selbst anzupassen und zu integrieren. Daher gab es öfters Diskussionen zwischen Vater und Sohn, da Siegmund ihn keineswegs in seine Individualität eingreifen lassen wollte.

Siegmund: „Die Weisheiten sind, wenn man sie hört, selbstverständlich. Deswegen müßte der Mensch sie logischerweise gleich in sein Leben einbauen. Also sollte jeder Mensch, nachdem unzählig viele Weisheiten in die Welt gesetzt worden sind, längst weise sein und sein Leben gemeistert haben. Das Gegenteil ist jedoch die Tatsache!"

Sulfur: „Weisheiten anhören und weise werden sind zwei völlig unterschiedliche Angelegenheiten. Weisheit ist die Folge von Wissen sachgerecht – auf Prinzipien und Regeln basierend – in das Leben umsetzen. Die Logik arbeitet aus bzw. zeigt nur die einzelnen Schritte auf, welche dann die Klarheit für die Umsetzung schaffen."

Calcium fügte hinzu: „Wobei parallel die weibliche Logik aus dem Empfinden heraus mitwirken sollte."

„Und das wäre?" fragte Siegmund.

„Das bringt uns zum Ursprung des Wortes, das von Logos abstammt", griff Sulfur ein. „Der Logos steht über allem und enthält daher einen außerordentlichen Spielraum, weil alles von ihm abgeleitet werden kann, wenn er in seinem Kern verstanden und eingesetzt wird. Der Logos ist das Vernunftprinzip, das die kosmische Ordnung stets im Auge behält, das gesamte Geschehen zusammenhängend sieht und jede rechtmäßige Aktivität und deren Folgen erfassen kann. Umgekehrt sieht es auch die weitreichenden Konsequenzen der geringsten unrechtmäßigen Aktivität."

„Ist das nicht zuviel verlangt?" hakte Calcium ein. „Es ist doch vernünftiger, ein einfaches Beispiel vom Leben zu bringen, wie ein Fisch im Fluß mit dem Speer erlegt wird."

Siegmunds Augen leuchten, als er sagte: „Ich glaube, ich hab's. Die weibliche Logik des Empfindens zeigt mir, wo der Fisch angeblich ist. Ich sollte dieses vage Angebliche – was die männliche Logik neigt, nicht zu beachten –, immer als Ausgangspunkt nehmen, um den wirklichen Ort des Fisches genau bestimmen zu können."

„Stimmt Siegmund", erwiderte Sulfur. „Aber jedes Mal den genauen Standort des Fisches bestimmen zu können, erfolgt durch die Erfahrung. Der Sohn beobachtet seinen Vater beim Fischfang. In dem

Moment, wo der Speer auf die Wasseroberfläche trifft, wird die Refraktion des Wassers unterbrochen, und er sieht, wie die empfundene Stelle augenblicklich zur wirklichen rückt."

„Für sich allein ist die männliche Logik ja nutzlos", sinnierte Siegmund.

„Damit die Logik nützlich funktionieren kann, muß die Basis stimmig sein. Wenn die Basis nicht stimmt, dann kann jede Absurdität durch Logik als stimmig und plausibel dargestellt werden. Ferner benutzen die meisten Menschen überwiegend eine bestimmte Art von Logik und hören in der Regel auf, die logischen Gedanken weiter zu führen, wenn ihre Meinungen und Überzeugungen nicht bestätigt werden."

So lernte Siegmund, daß es im Leben nur auf die Gesetzmäßigkeiten des Kosmos ankommt. Die Gesetzmäßigkeiten werden von den Grundprinzipien abgeleitet, und durch sie entsteht die logische Folge: Theorie – Bewährung in der Praxis – Anwendung im Leben. Dies wurde für ihn ein ganz selbstverständlicher Vorgang und bildete die Grundlage seines Erfolges.

Die Jahre vergehen, in denen Siegmunds Geist gründlich geschult wird. In langen Diskussionen werden Fragen von verschiedenen Aspekten betrachtet. Entweder wirft Sulfur eine Frage zur Debatte auf oder Siegmund, und so kommt es eines Tages zu einem Gespräch über Ernährung.

Sulfur: „Es gibt die Meinung, morgens solle man nur Obst essen!"

Siegmund: „Nachdem es in der Homöopathie sieben Miasmen (Grundkrankheitsursachen) gibt und jedes seine eigene Ernährungsrichtung hat, ist diese Meinung in Frage zu stellen. Auch die Tri-Dosha-Lehre im Ayurveda oder die Fünf-Elemente der chinesischen Lehre geben uns andere Grundlagen."

Sulfur: „Ein guter Ansatz. Ich habe gehört, daß die Indianer bei der Ernährung sehr viel Wert auf die Sonnen- und Mondphasen legen."

Mutter Calcium, die meistens gutmütig zuhört, wirft jedoch ab und zu eine Bombe in die Diskussion: „Das ist meines Erachtens ein sehr wichtiger Punkt, der viel mehr Beachtung verdient. Aber wieso ist die männliche Sonne auf Deutsch weiblich und umgekehrt der weibliche Mond männlich?"

Sulfur etwas irritiert, da er keine Ahnung hat, wie diese Problematik anzugehen ist, versucht den Fluß zu stoppen: „Das ist ein anderes Thema mit dem Weiblichen und Männlichen und lenkt ab."

Siegmund läßt aber seinen Vater die Anregung seiner Mutter nicht unterdrücken: „Ich dachte, daß bei einer Diskussion gerade solche sogenannten Ablenkungen zum echten Verständnis der Dinge führen, weil sie keine Ablenkungen sind, sondern zum Thema gehören. Ist es nicht unsere Aufgabe, zwischen der wirklichen Ablenkung und der vermeintlichen zu unterscheiden?"

Calcium lächelt ihren Sohn stolz an. Sulfur kämpft, um sich zu beherrschen, und läßt sich dann auf die philosophische Diskussion ein: „Ich glaube, der Mensch möchte gerne den Vater mit dem Herz der Mutter und umgekehrt die Mutter mit dem Herz des Vaters erleben, wie deine Mutter uns so liebevoll vorgibt. Deswegen ist die Sonne weiblich und der Mond männlich."

„Ganz einverstanden bin ich nicht", erwidert Siegmund. „Aber wir werden diesen Punkt zu einem späteren Zeitpunkt aufnehmen. Jetzt möchte ich die Ernährung von verschiedenen Ebenen aus betrachten."

Sulfur: ‚Auch die rein körperliche bzw. physiologische Ebene soll beachtet werden, jedoch die Ernährung energetisch, also von der Gefühls- oder Mentalwelt oder vom höchsten Prinzip anzugehen, macht uns einsichtiger und toleranter. Seelisch gesehen könnten für einen Menschen gewisse Nahrungsmittel zu einem bestimmtem Zeitpunkt für seine Lernprozesse notwendig sein. Die Liebe zu seinem Selbst ist aber allem übergeordnet. Lieben wir uns genug, um uns den bestmöglichen Nutzen aus dem, was wir essen, zu wünschen, dann ist die Liebe das tragende Prinzip bei der Ernährung."

Siegmund: „Ja, die Franzosen und Italiener leben auch gut, trotz Croissants, Weißbrot und Pizza. Aber welchen Platz hat dann die Vollwertkost?"

Seine Mutter Calcium greift ein: „Wenn der Mensch sie nicht verwerten kann, macht sie ihn krank. Genauso wie das vom erbarmungslosen Intellekt erworbene Wissen der heiligen Schriften Menschen geistig schwer krank macht. Dann lieber Weißbrot essen, als hochmütig mit Vollkornbrötchen zu prahlen."

Siegmund: „Wissen ist gefährlich. Am besten in Liebe alles essen, was einem serviert wird, gleich ob Pizza oder eine Vollwertscheibe belegt mit Rohkost." Und in dieser Weise diskutieren sie weiter.

Als Siegmund das Elternhaus verläßt, ist er überzeugt, die Lebensweisheiten, die er von seinen Eltern mitbekommen hat, gemeistert zu haben. Kein Zweifel besteht, seine persönliche Richtung längst entwickelt zu haben. Daß noch viel bevorsteht, was es zu erfahren und zu erleben gibt, und dann erst zu seinem Eigenen wird, ist ihm vielleicht nur in der hintersten Ecke seines Gehirns bewußt. Argumentieren will er mit niemandem mehr. Sicher, er würde sofort in die Stille seines Herzens tauchen, fiele die Umwelt über ihn her. Versuchen, jemanden zu überzeugen. Niemals! Unerwünscht seine Weisheit schenken, sicher nicht. Er würde seinen Brei kochen und die anderen ihren eigenen kochen lassen.

„Ich werde das Feuer der Begeisterung durch meinen unschlagbaren Erfolg anzünden. Sanftmütig, alle respektierend, mir verzeihend, strebe ich stets nach dem Höchsten. Keine Rührseligkeit, sondern herzliches Erbarmen. Gott stehe mir zur Seite, und im Üben erlange ich die Perfektion", sagt er halblaut zu sich selbst beim Verlassen des Hauses.

Herkunft von Lycopodiumpollen – Bärlappstaub und seine Charakterzüge

Bärlapp ist viel älter als die Geschichte der Menschheit und hat alle Zeiten überlebt. Vor etwa 600 Millionen Jahren bildete Lycopodium zusammen mit Farnen und Schachtelhalmen die Urwäl-der. Damals erreichte er noch die gigantische Höhe von gut 40 Metern. Heute ist diese Pflanze von viel bescheidenerer Größe. Da sich sein bis zu höchstens 10 m langer Stengel über den Boden schlängelt,

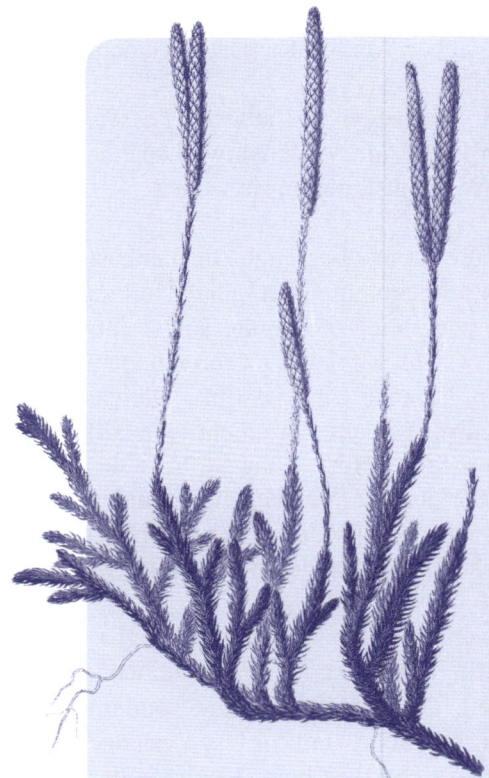

liches Pulver (auch Stiebe-, Streupulver oder Hexen-Mehl genannt), das aus den Sporen des Bärlapp-Kolbenmooses gestampft wird. Es ist vor allem in den Wäldern Rußlands und Finnlands beheimatet, kommt aber auch in Bayern vor.

Die tiefgehende Wirkung des dritten Mittels der Triade Sulfur-Calcium-Lycopodium geriet lange vor Hahnemanns Zeit vollständig in Vergessenheit. Bärlappsporen dienten in der Medizin zum Bestreuen leicht aneinander klebender Pillen oder als Puder zum Trockenhalten von Wunden und Hautfalten. Lycopodium wurde also zu einer Substanz ohne medikamentöse Wirkung reduziert, lediglich geeignet als Trennmittel wie Mehl auf Semmeln.

wird er von den Engländern „ground pine" genannt, die Fichte, die am Boden kriecht. Das ist das Schicksal von Lycopodium: Am Boden kriecht er, falls er gegen die Auswirkung des Sündenfalls nicht tatkräftig etwas unternimmt.

Lycopodium clavatum, Keulen- oder Kolbenbärlapp, prüfte Hahnemann als gelbliches, glatt anfühlendes, staubähn-

Das symbolisiert auch das tragische Endstadium des Lycopodium-Gefallenen: träge, ohne Saft und Kraft, geschunden, reduziert auf unbedeutenden Staub. Auch Hahnemann betrachtete anfänglich die Bärlappsporen als wirkungslos, bis er durch das Potenzieren die Heilkräfte eines der größten homöopathischen Mittel ans Licht brachte. Dieser Widerspruch zwischen angeblicher Neutralität und großer Wirkung klärt sich, wenn man berücksichtigt, daß die Sporen ein hochwirksames ätherisches Öl enthalten, das sich durch das Zusammenstampfen verflüchtigt. Frisches Pulver trocknet man vor der Weiterverarbeitung, da es sonst schwere Symptome auslöst. Hält Lycopodium seinen Geist frisch, indem er gegen die herunterziehenden „Sünden" bewußt Widerstand leistet, behält er seine große Kraft.

Die Sporen werden auch „pflanzlicher Schwefel" genannt, wohl deswegen, weil das Lycopodiumpulver imstande ist, Blitzfeuer zu erzeugen, wenn es mit Flammen in Berührung kommt, wofür es vielerorts von Magiern und Zauberern benutzt wird. Auch seine wasserabstoßende Qualität verwenden sie zum Beeindrucken staunender Menschen: Werden die Hände oder Körperteile damit gepudert, bleiben sie trocken, wenn sie ins Wasser getaucht werden.

So übt der positive Lycopodium-Mensch eine magische Wirkung auf Menschen aus und beeindruckt sie über alle Maßen.

Lycopodium und der Sündenfall

Siegmund übertrumpft Papa Sulfur mit seinen vielen Tricks und dem Wundersamen, denn am Ende hat er immer noch einen Trumpf in der Tasche, der alles übertrifft!

Siegmund Lycopodium tritt ahnungslos und voller Liebe in die Welt. Er wundert sich jedoch, warum ihn kaum jemand beachtet oder ihm sogar mit Herablassung begegnet. Dennoch stellt sich aufgrund seiner Fähigkeiten bald der Erfolg ein. Naiv glaubt er, alle würden sich mit ihm freuen. Daß Menschen neidisch sein würden, wie manche in sein Ohr flüstern, fällt ihm schwer zu glauben. Auf seinem Weg zum Erfolg lernt er viele nette Menschen kennen und einige werden auch zu guten Freunden, die ihm beim Aufbau seines Imperiums sehr behilflich sind. Dieses soll dem Wohl der Menschheit dienen. Sehr hohe Ideale, große Selbstlosigkeit und viel Opferbereitschaft seinerseits stecken dahinter. Dessen ist er sich aber nicht wirklich bewußt, da es für ihn selbstverständlich ist. Unerschöpflich arbeitet er jeden Tag oft bis Mitternacht, 366 Tage im Jahr. Alles macht er gerne und mit Freude, und deswegen ist das Wort „dienen" im herkömmlichen Sinne ein Fremdwort für ihn. Vier Stunden Schlaf reichen ihm vollständig, wonach er frisch und voller Elan an sein Tagespensum geht.

Siegmund nimmt aber nicht wahr, daß ihn die Verachtung, mit der die Menschen ihn betrachten, zutiefst trifft. In ihren Augen ist er nichts anderes als ein Nichts, wird ihm nach und nach schweren Herzens bewußt. Die Menschen ticken anders als er und haben andere Wertschätzungen. Seine geistigen und spirituellen Errungenschaften finden keine Beachtung, weil sie in der kommerziell orientierten Welt keine Bedeutung haben. Sieht doch der weltliche Erfolg keinen Platz für das Göttliche vor. Aber unbewußt empfindet Siegmund schon, wie ungeheuer wichtig es für ihn ist, seine Größe in der Welt zu beweisen. Und so bewegt ihn die Geringschätzung seiner spirituellen Mitgift in die gleiche Schiene, die zur Geringachtung seiner Mitmenschen führt. Im Grunde steckt daher keine Selbstlosigkeit hinter seinem Drang, etwas „Großartiges" in die Welt zu bringen, sondern eine extreme Selbstbezogenheit. Um alle zu übertreffen, benutzt er erbarmungslos das durch den kalten Intellekt erworbene Wissen.

Im Laufe der Zeit dämmert es Siegmund, daß er doch in einer gewissen Weise auf sich selbst bezogen sein könnte. Jedoch seine „großartigen" Dienste an der Menschheit beschwichtigen seine leisen Bedenken. Trost findet er in der Weisheit, daß jeder sein Leben so leben soll, wie es für ihn stimmig ist. Selbstbezogenheit, besonders seine eigene, empfindet er keineswegs als Selbstsucht. „Ist es ja auch nicht", hat ein Freund ihm mal weisgemacht, ehrlicherweise aber hinzugefügt, „dadurch bleibt kein Raum für andere neben dir."

Ganz langsam weicht Siegmund nach und nach von dem strikten Tagesrhythmus ab, wie er ihn von Zuhause gewohnt war. Dort gab es ab

8 Uhr abends keinen Dienst mehr für die Außenwelt. Punkt 10 Uhr war man im Bett. Doch um ein Imperium aufzubauen, bedarf es viel Zeit und guter Beziehungen.

Ausgerechnet sein leicht „verrückter" Freund Nux vomica wird sein Geschäftspartner, aber da taucht ein Problem auf, denn die Genialität des herzlichen Nux entfaltet sich erst spät abends. Wie verhängnisvoll für Lycopodium! Denn von Zuhause hat er gelernt, daß es im Umgang mit anderen Menschen empfehlenswert ist, ihre Natur zu respektieren und auf sie einzugehen.

Siegmund Lycopodium läßt sich durch die inbrünstige Überzeugungskraft von Nux bewegen und überlegt sich, ob er in das spät am Abend geplante „höchstwichtige" Treffen einwilligen soll, bei dem laut Nux sofortige Entscheidungen getroffen werden müssen, sonst ...

Siegmund zögert, aber wie es sein soll, betritt in dem Moment Eva, Nuxs Sekretärin, den Besprechungsraum. Er spürt förmlich, wie ihr anschmiegsamer Körper ihn umwindet und ihn erschauern läßt. *Wie kann das sein? Ich kenne sie ja kaum.*

Noch hat er Bedenken und überlegt, ob er es ablehnen soll, aber Eva betrachtet ihn in einer seltsamen, viel versprechenden Weise mit einem Lächeln auf den Lippen, und sein Herz erweicht. *So eine gütige und herzliche Frau, diese Eva. Sie zu lieben, wäre eine Wonne.*

Das ist alles, was du immer von Frauen willst, sagt eine Stimme in ihm.

Nein, diesmal ist es anders. Ich empfinde echte Liebe für sie.

Du bist spitze beim Sich-etwas-Vormachen und hast keine Ahnung, was Liebe wirklich bedeutet. Welche Frau hast du wirklich jemals an dich rangelassen?

Diese Stimme gefällt ihm überhaupt nicht. Siegmund empfindet sie als störend. Doch er kann nichts gegen sie tun. Empört darüber, will er sich behaupten, indem er *Nein* sagt.

Ein Abend macht doch nichts! flüsterte eine andere süße, schmeichelnde Stimme in sein Ohr. Siegmund schaut Eva an. *Hat sie das gesagt? Nein, das war sie nicht, aber es schien aus ihrer Richtung zu kommen.* Ihr Gesicht ist sehr liebevoll geworden, und Siegmund gibt

voll nach: „In Ordnung. Wir werden uns heute Abend treffen. Sind Sie auch dabei, Eva? Darf ich Sie Eva nennen?"
„Gerne, Siegmund! Wir sehen uns dann."

Sich auf die späten Nächte mit Nux einzulassen, ist der erste richtige Fehler Siegmunds. Die Besprechung geht bis spät in die Nacht und ist nicht nur anstrengend, sondern auch frustrierend, da es kaum möglich ist, mit Nux vomica vernünftig zu reden. Nur die Gegenwart von Eva gibt ihm den Halt, das durchzustehen. Wie wundervoll sie ist und welch ein Trost!
„Darf ich Sie zu einem Drink einladen?" fragt er hinterher, obwohl sich dies mit Eva so seltsam anfühlt, aber die weisen Worte seiner Mutter „sei spontan, flexibel!" bewegen ihn zu diesem Schritt.
Eva betrachtet ihn kurz, dann erwidert sie: „Ein andermal."
„In Ordnung", sagt Siegmund. „War nur ein spontaner Gedanke. So ein schöner Abend, und ich dachte, es wäre eine nette Geste."
„Okay, aber nur ganz kurz", erwidert Eva überraschend. Siegmunds kindliche Unbeholfenheit bewegt sie, obwohl sie weiß, daß er viele Liebesaffären hatte, doch sein Herz niemals schenkte.
Das Beisammensein streckt sich in die Länge. Siegfried ist ein charmanter und unterhaltsamer Gesellschafter. Er hat sich in Eva verliebt und nichts kann ihn mehr von ihr fernhalten. Seine Art ist so überzeugend, daß Eva einfach bei ihm bleibt, und ab dem Moment sind sie eins. Die Ermahnung seines Vaters „sei immer vorbereitet", hat hier nichts zu suchen. Für die Liebe kann man nicht vorbereitet sein!

Die Besprechungen mit Nux haben ihre vorteilhafte Seite, indem sie Siegmund zum gründlichen Nachdenken bringen. Er erkundigt sich über alle ihm unklaren Punkte und sammelt notwendige Informationen. Testversuche würde er machen, die Ergebnisse analysieren und dann mögliche Lösungen zur Debatte stellen. „Denn", hatte sein Vater erklärt, „was du genau überlegt, dann selbst erfahren und erlebt hast, hat Bestand und ist dein Eigenes. Solch eine Grundlage führt zum Erfolg." Diese Weisheit – echtes Wissen wird durch Handeln in Einklang mit den Naturgesetzen erworben – ist für Siegmund von höchster Bedeutung und führt unaufhörlich zu immer größeren Errungenschaften.

Der Keim der Undiszipliniertheit ist aber gesät. Infolge seiner Mißachtung der Disziplin verstößt Siegmund gegen die wichtigste Prak-
tik, die er beherzigt hatte: In der Stille liegt die Kraft und das Wissen.

Die Jahre vergehen. Sein Imperium wächst und leistet große Dienste für das Wohl der Menschheit überall auf der Welt. Seine Freunde
mögen ihn sehr und loben ihn tagtäglich für seine Großartigkeit. Er
bekommt auch viel Anerkennung von der Welt, seine Produkte sind
hochgeschätzt.

Schließlich steigt ihm das zu Kopf und Siegmund verbringt immer
mehr Zeit mit den „lieben" Menschen, um sich in der Bewunderung
seiner Freunde zu sonnen. Das morgendliche Stündchen der Stille ver-
kürzt sich zusehends. Vergebens sind die kurzen Bemühungen, wieder
den früheren Stand zu erlangen. Jedesmal wenn Siegmund es morgens
schafft, länger in der Zeit der Stille zu bleiben, gerät er außer Rand
und Band vor Begeisterung ein toller Hecht zu sein. „What a jolly
good fellow I am", rühmt er sich dann singend. *Doch das kurze und
intensive Innehalten in der Mitte des Tages fällt gänzlich weg. Auch
seine Lebensweise, abends keine aktivierenden Energien aufkommen
zu lassen,* verliert an Bedeutung, und *die abendliche längere Zeit der
Stille und Entspannung* hat keinen Platz mehr in seinem Leben.

Die Dummheit der Menschen wird Siegmund regelmäßig vor Augen geführt. Subtil, unbemerkt wächst der Stolz in ihm, bis seine letzten und tödlichen Fehler, ihn zu Hochmut, Arroganz und Intoleranz
führen. Wenn andere sich ihm widersetzen, versucht er, sie mit Mani-
pulation, versteckt hinter süßklingenden Worten und große Belohnung
versprechenden Augen, auf seine Bahn zu lenken. Das funktioniert
eine Zeitlang hervorragend, bis ihm eines Tages ernsthafter Widerstand begegnet. Seine ganze Logik und alle Prinzipien werden zunich-
te gemacht. Auf einmal verliert er die Beherrschung und versucht, den
Kontrahenten niederzumachen. Er beharrt fortan nur noch auf seinem
Recht, und sein Zorn über Widersprechende hält an. Seine Freunde
und Eva müssen sich die langen Redeschwalle über die Dummheit
solcher Menschen anhören. Der Verfall beginnt und zum ersten Mal
merkt Siegmund zu seiner Bestürzung, daß ihm die Konzentration etwas schwerfällt. Teilweise sind ihm seine lächerlichsten Fehler gar

*Lycopodium
ist letztend-
lich doch
der Mutter
(dem Gefühl)
gehorsamer
und dadurch
leicht von
seiner eiser-
nen Disziplin
abzubringen.*

nicht bewußt. Wenn Eva ihn darauf aufmerksam macht, glaubt er es einfach nicht. Indem alles auf Band aufgenommen wird – wichtig, um sich stets verbessern zu können! –, kann sie ihn von der Richtigkeit ihrer Beobachtung überzeugen. Siegmund schüttelt verständnislos seinen Kopf. *Wie kann das sein? Muß eine einmalige Sache sein.*

Eines Tages fällt Siegmund das passende Wort nicht mehr ein. Da er soviel Wert auf Rhetorik und Genauigkeit legt, ist ihm das nicht nur sehr ärgerlich, sondern auch peinlich. Er kann sein Anliegen zwar noch sehr geschickt mit anderen Worten formulieren, aber es fällt nicht zu seiner Zufriedenheit aus. Manchmal, aber nur bei Vertrauten, versucht er, sich krampfhaft des einzig passenden Wortes zu entsinnen, bis ihm der Schweiß herunterläuft.

„Weißt du", erzählt er Eva eines Abends, „heute ist mir etwas „Blödes" passiert. Ich kann es mir überhaupt nicht erklären. Mir fiel der Name von Erik (einem seiner Freunde) nicht mehr ein, und er stand vor mir. Das war das Peinlichste, was mir jemals in meinem Leben passiert ist." Siegmund, berühmt für sein gutes Gedächtnis, kann sich nicht mehr an den Namen seines Freundes erinnern. Welche Schande!

„Ich glaube, du brauchst Urlaub", sagt Eva.

„Was ist denn das?" fragt Siegmund scherzhaft.

„Daß du dir die Erlaubnis gibst, deine Dienste einzustellen, bis du wieder zu Sinnen kommst", antwortet Eva.

Sie entscheiden sich für einen Urlaub in den Bergen. Siegmund genießt die Ruhe, die Stille, die frische Luft. So wohl hat er sich lange nicht mehr gefühlt. Einfach weg vom ganzen Trubel zu sein, ist so ein unbeschreibliches Gefühl. Die täglichen Wanderungen erfrischen nicht nur seinen Geist, sondern sein Körper fühlt sich in einer wunderbaren Weise durch das heilsame Wirken der Berge regeneriert. *Mit welch einer Unbeschwertheit habe ich damals bei meinen Eltern gelebt,* denkt Siegmund, als er wieder die Vitalität der früheren Zeiten erlebt. Sein Herz mit Freude erfüllt, sein Geist voller Kraft und Elan, kehrt er vom Urlaub zurück, fest entschlossen, sein Verhältnis zu anderen Menschen wieder in Ordnung zu bringen und alles gut zu machen. Aber seltsamerweise verfolgt ihn trotz Erholung ein gewisser

Ärger, der seit dem ersten Wutausbruch hartnäckig bleiben will, bloß etwas abgeschwächt. Er versucht, ihn zu kontrollieren, indem er sich die Stille bewahrt, aber in den ungeeignetsten Momenten überfällt ihn der Ärger wieder, und nur mit großer Kraft kann er sich zurückhalten. Wie froh er ist, wenn der Tag zu Ende geht und die ganze Spannung abfällt. Aber die abendliche Zeit der erholsamen Stille ist unwiederbringlich verflogen. Was für eine Wohltat ist es jetzt, abends mit Freunden zu sitzen und zu plaudern. Ab und zu erlaubt er sich sogar mal einen lieblichen Wein oder ein Weißbier. Das Essen schmeckt ihm besonders gut in der Gesellschaft mit seinen lieben Freunden. Ihre Gutmütigkeit ist Balsam für seine Seele und regt den Appetit an.

„Was möchtest du essen, mein lieber Siegmund?" fragt Nux vomica.

„Ach, ihr Nuxis, Phosphoren und Tuberkuliniker! Ihr könnt immer alles so wunderbar zusammenstellen. Wählt was Schönes für mich aus!"

Einer Crème à la menthe zu Truthahnpastete folgen Austerncremesuppe und Blattsalate mit Kürbis-mousse und feinem Burgunderdressing. Jeder Gang führt zu noch mehr Appetit und Gusto auf den nächsten Gang. Es folgen Blumenkohlpastetchen mit Avocadodip und Weißbier. Jetzt ist Siegmund richtig hungrig auf den Hauptgang: Lammrücken in Calvadossoße, Kartoffelgratin und sautier-

Akuter Symptomenkomplex von Lycopodium

- *Verärgert, gereizt*
- *Will niemanden sehen, jedoch tut ihm die Anwesenheit eines Vertrauten gut*
- *Es ist ihm kalt, vor allem am Oberkörper bzw. Rücken. Trotzdem braucht er unbedingt frische Luft*
- *Warmes tut ihm gut, besonders wenn sein Magen betroffen ist. Ansonsten kann Kaltes auch manchmal guttun*
- *Bei den kleinsten Unpäßlichkeiten ist er arbeitsscheu. Appetit hat er dann keinen, aber manchmal tut ihm Essen gut. Wenn er den ganzen Tag nichts gegessen hat, bewirkt abends eine leichte warme Mahlzeit Wunder*

tes Gemüse. Warme Tarte aux pommes mit fließender Schlagsahne ist ein unbeschreiblicher Abschluß. *Fast zu wenig* ... denkt Siegmund. Und siehe da, Eva ist schon satt und schafft ihr Dessert kaum. Liebevoll schiebt sie ihm ihren halbvollen Teller hin. Mit großer Dankbarkeit nimmt er ihn an. „Ein Capuccino, mein Herr?" fragt der Chef de Cuisine.

„Aber gerne", erwidert Siegmund. An solchen Tagen könnte er die ganze Nacht die Geselligkeit genießen. Nach Mitternacht wird er sogar wieder von frischer Energie erfüllt.

Doch als Siegmund am nächsten Morgen erwacht, spürt er ein Kratzen im Hals, und der Versuch zu sprechen erzeugt nur ein erbärmliches Krächzen. Er fühlt sich seiner Umwelt gegenüber nicht gerade wohlgesonnen, eigentlich recht ärgerlich und feindlich. Sein Hals fängt bald an, ihm furchtbar wehzutun. *Wenn ich nicht so ein großes Kind wäre, könnte ich richtig heulen. Ach! ein Freudscher Ausrutscher,* denkt Siegmund und merkt gar nicht, daß er es auch noch falsch sagt, sollte doch "Versprecher" heißen. Sollte ihn jemand auf den Patzer aufmerksam machen, würde er antworten: „Ich habe mir die schriftstellerische Freiheit genommen."

Unglaublich, daß ihn so eine „dumme" Erkrankung überfällt. Arbeiten geht gar nicht mehr, und sein Büro sieht ihn nicht. Evas Anwesenheit tut ihm so gut, daß er sie gerne die ganze Zeit bei sich hätte. Das muß aber ganz selbstverständlich geschehen. Er wäre zu stolz, sie darum zu bitten. Siegmund überlegt sich, was die Ursache seiner Unpäßlichkeit sein könnte. Lycopodium kann sich nicht eingestehen, krank zu werden! Und es geht durch seinen Kopf: *Am Tag vorher habe ich besonders viel Ärger gehabt. Das Essen war wunderschön, aber dann lag es mir nicht so behaglich im Magen. Außerdem blies ein kalter Wind, als wir nach Hause gingen.*

Es ist ihm kalt. *Etwas Warmes wäre jetzt gut,* denkt er. Die Wärme des Getränks ist sowohl im Hals als auch im Magen wohltuend. Essen würde er nichts, lange nichts. Siegmund nimmt sich vor zu fasten, bis er wieder gesund ist. Das dauert lange, aber er hält es gut durch. Eigentlich ohne Probleme.

Das Imperium gerät ins Wanken

Es gibt immer mehr Ärger in seinem Imperium, und Siegmund braucht häufiger und länger Urlaub. Doch sowohl sein Ärger als auch seine Abwesenheit schaden dem Arbeitsklima. Es fängt an zu bröckeln. Als er einmal vom Urlaub zurückkehrt, wird er mit der Nachricht konfrontiert, daß sich seine Zweigstelle in Australien selbständig gemacht hat. Er nimmt es nach außen ganz ruhig und verständnisvoll auf: „Wir müssen die Konsequenzen mit Gelassenheit tragen, Bilanz ziehen und sehen, was zu retten ist." Ernst wird es, als Eva ihm wegen „einer Kleinigkeit" Widerstand leistet. Er rastet aus und wird fast handgreiflich. Die Beziehung hat schon kleine Brüche erlebt, aber jetzt fängt sie an, richtig zu leiden und ist nicht mehr so herzlich. Er versucht, alles wieder zu glätten, doch trotz aller Entschuldigungen, verfolgt ihn der Schatten des Zorns. Er kann die Freude und Fröhlichkeit nicht mehr finden. Morgens, wenn er aufwacht, spürt er keinen Elan mehr, sondern sogar eine gewisse Abscheu vor dem Leben, besonders vor der Arbeit. Siegmund muß sich zwingen, aufzustehen. An manchen Tagen empfindet er unverständlicherweise Angst vor dem, was am Tag auf ihn wartet, vor dem Ungewissen. Wird er es bewältigen können? Wenn er sich aufraffen kann, verläuft der Tag „normal". Aber die Arbeit macht ihm keinen richtigen Spaß mehr. Es wird ihm geraten, ein abwechslungsreiches Leben zu führen. Um sich mehr Lebensfreude zu verschaffen, besucht er Tanzkurse, probiert vielversprechende spirituelle Trainings, die aber bloß auf der mentalen Ebene verlaufen. Auch die Herzenstechniken bringen nichts. Siegmund empfindet sie als eine Farce und bleibt nie lange dabei. Warum auch? Er kennt das ja im Grunde und merkt gleich, wie unecht alles auf dieser Welt läuft. Alle machen sich nur was vor. Er selber ist ja auch unecht geworden, weiß nur nicht, was er machen soll. Der Weg zurück scheint ihm unmöglich zu sein. Er müßte alles hinter sich lassen, aber wirklich alles. Trotzdem muß das Imperium weitergeführt und der Dienst getan werden. Es scheint keine Lösung zu geben.

Bei den Selbsthilfe-Kursen wird es bald nach anfänglich scheinbarem Erfolg langweilig. Auf einem Seminar lernt er Riekchen kennen. Sein Herz schlägt Purzelbäume, und er fühlt sich wieder jung und voller Elan. Immer wenn sie ihm einen Besuch abstattet, läßt er alles stehen und liegen, um mit ihr zu sein und überhäuft sie mit Geschenken. Er vergißt alles, auch Eva. *Gott sei Dank,* denkt er, *habe ich kein Kind von ihr, eine zusätzliche Verantwortung, furchtbar!*

Schlag auf Schlag gehen seine Zweigstellen verloren, bis ihn eines Tages sein bester Freund aus seinem eigenen Imperium wirft. Völlig vor den Kopf gestoßen, versteht er überhaupt nicht, wie ihm das passieren konnte. Blind vor Kummer sucht er Trost, Menschenliebe, jemanden, dem er seinen ermüdeten Geist in den Schoß legen und seine Seele sich ausweinen kann. Es sieht nur noch das Gesicht von Riekchen in seinem Geist. Sie ist aber nicht mehr zu finden. Kein Freund will ihn mehr sehen. Völlig verzweifelt läuft er, außer sich, herum und – die Gnade des Himmels schenkt ihm eine zweite Chance – in Eva hinein. Trotz der Verletzungen hat sie noch ein Herz für ihn. Voller Selbstmitleid heult er sich nun in ihrem Schoß aus. Erbarmungsvoll und in Liebe führt sie ihn nach und nach wieder zu sich.

Arzneimittelbild von Lycopodium

Verstecktes Gefühl der Unzulänglichkeit

Wie ist nun diese Geschichte in der Sprache der Homöopathie zu verstehen? Lycopodium verkörpert das Sohnprinzip. Während Sulfur sich mit bestimmten Dingen erst einmal eine Weile beschäftigt und plant, wie es am besten gehen kann, fängt Lycopodium einfach an, weil er das Gefühl hat, er könne das schon. Lycopodium vermittelt oft den Eindruck von starkem Selbstbewußtsein, Stabilität und Unabhängigkeit, was ihm anderen gegenüber Respekt einflößt. Keiner ahnt jedoch, was in seinem Inneren vorgeht, daß er das tiefe Gefühl hat, nicht gut genug zu sein. Dieses Grundgefühl ist so versteckt, daß er selbst es nur in vereinzelten Momenten spürt. Die meiste Zeit überspielt er seine tiefsitzende Unsicherheit mit dem imposanten Gehabe: „Ich bin der Größte!" Als Kompensierung seiner Unzulänglichkeit will er also der Beste sein und von anderen als die wichtige Person geachtet werden. Dabei hat er auch hohe, unerreichbare Ideale – der beste Vater bzw.

die beste Mutter zu sein. Er versucht, sie mit Biegen und Brechen umzusetzen, schafft es natürlich nicht. Seine Überheblichkeit und Selbst-
überschätzung können bis zum Größenwahn reichen.

Lycopodium diskutiert gerne und dreht die Sachen so geschickt herum, daß er nicht in die Enge getrieben werden kann. Er ist zu jeder
Diskussion bereit, will angeblich nur zeigen, was die Tatsachen sind.
Doch in Wirklichkeit will er nur sein Recht haben. Wehe, wenn man
die Tatsachen, so wie er sie sieht, ablehnt! Da wird er furchtbar wütend. Dies deutet auf ein verstecktes Gefühl der Unzulänglichkeit hin.

Perfektionismus bis zur Pedanterie

Wenn behauptet wird, Lycopodium sei ein Perfektionist, ist Pedant
vielleicht die bessere Bezeichnung. In diesem Satz finden wir die Pedanterie, versteckt zwar, aber doch (in dieser Weise drückt sich Lycopodium aus). Wer etwas nicht genauso macht, wie er es sich vorgestellt hat, bekommt dies zu spüren. Er ist davon überzeugt, daß nur
er seine Arbeit gut macht, daß keiner sie besser machen könnte. Wenn
man mit Lycopodium arbeitet, muß die Arbeit also absolut perfekt
sein. Wehe, wer auch nur einen Fehler macht! Dann legt er los. Im
Grunde findet Lycopodium immer etwas zu bemängeln. Er ist auch
ein Sklaventreiber: „Das hättest du doch schneller machen können,
bräuchtest nur meine genauen und ganz klaren Anweisungen zu be-
folgen." „Das kann man doch vorher spüren." Loben tut er nur sich
selbst, die anderen selten, denn wann hat jemals einer eine wirklich
gute Arbeit gemacht?

Lycopodium arbeitet sich zu leitenden Positionen hoch, wo er der
Boss sein kann. Boss zu sein, ist nicht Anerkennung genug, die Mitarbeiter müssen ihren Platz unter ihm kennen und achten, ansonsten
wird er ihn ihnen immer wieder harsch zuweisen. Er ist der Boss und
nur er hat das Sagen.

Also der Lycopodium-Arbeitnehmer leidet sehr, wenn er unter so
einem Chef arbeiten muß, der ihm keine freie Hand läßt. Er darf nichts
sagen, und so wird er öfters akut krank, bekommt hartnäckige chronische Leiden, oder sein Dauerärger findet in Schimpfen über „diesen
Idioten" ein Ventil.

Jeden Morgen wacht er grantig auf, und die Welt stimmt überhaupt nicht. Er bekommt schon Bauchweh beim Gedanken, daß er wieder zu diesem „blöden Hund", bei dem er arbeitet, gehen muß. Nachdem er sich aus dem Bett schafft, geht es ihm bald wieder besser und er bekommt sich in den Griff.

Ist Lycopodium ein guter Arbeiter?

Lycopodium ist talentiert und kann schon von Haus aus gute Leistungen erbringen, aber es gibt bestimmte Dinge, die er einfach anders – laut Chef falsch – macht. Es ist jedoch fast unmöglich, ihn davon zu überzeugen. Macht er Fehler, kann er es nicht glauben. Das Lycopodium-Kind bekommt beispielsweise eine Sechs nach der anderen in der Schule und meint: „Ich weiß nicht, wie der Lehrer da korrigiert, er hat etwas gegen mich." Der Lycopodium-Mitarbeiter kann sogar sehr gut sein, deshalb wird er, obwohl es ihm extrem schwer fällt, Fehler einzugestehen, auch nicht rausgeschmissen. Er hat sogar das Talent, jedesmal zeigen zu können, daß er unschuldig ist, was den Chef auf die Palme bringt. Lycopodium vermeidet um jeden Preis, Schwäche zu zeigen, stattdessen kehrt er das Tollste und Beste von sich heraus. Lycopodium ist bestrebt, ein sehr fähiger Mensch zu sein. Wo er es dann nach einiger Zeit nicht mehr durch seine Fähigkeiten schafft, will er den in dem Bereich Fähigen vereinnahmen, zu seinem Besitz machen. Wenn es also mit dem In-den-Vordergrund-Stellen seiner Fähigkeiten nicht mehr klappt, fängt er an, Druck auszuüben; erst subtil, dann immer mehr. Und irgendwann platzt die Bombe. Das führt zum schlimmen Ende von Lycopodium: Er wird von allen verlassen und beschwert sich darüber, wie undankbar die Menschen seien.

Angst vor Neuem und Fremdem

Der Lycopodium-Mensch, der sich zu minderwertig fühlt, geht aus Angst, daß andere ihn festnageln bzw. seine Fehler entdecken könnten, nicht gern unter fremde Menschen.

Lycopodium hat grundsätzlich Angst, nicht gut genug zu sein, bevor er etwas anfängt. Er ist vor wichtigen Angelegenheiten sehr nervös, aber wenn er einmal da steht, dann holt er das Beste aus sich heraus. Lycopodium ist ein zentrales Mittel für Kinder, die nicht mit anderen Kindern spielen bzw. nicht zu anderen Kindern gehen wollen. Spielen ist ja so doof, weil Lycopodium dann mit anderen zusammen sein muß, aber die Angst hat, sich nicht behaupten zu können. So spielt er lieber allein, liest viel und gibt vor, andere Kinder seien ja so langweilig!

Bedürfnis nach unverbindlicher Nähe

Trotzdem braucht Lycopodium immer Menschen um sich herum. Er kann kein Einzelgänger sein. Irgendwo hat er noch ein paar Freunde, mit denen er reden kann. Und wenn es nicht der Fall ist, dann geht er in die Kneipe. Da kennt er niemanden, aber wenigstens sind Menschen um ihn herum. Besonderes wenn er krank ist, kann er überhaupt nicht allein sein: „Bitte, bitte, bleib bei mir!" Alle sollten bei ihm am Bett sitzen und ihm die Hand halten.

Lycopodium verkörpert das Sohnprinzip. Während Sulfur sich mit bestimmten Dingen erst einmal beschäftigt und plant, wie es am besten geht, fängt Lycopodium einfach an.

Lycopodium steht dem Heiraten kritisch gegenüber. Er will doch frei bleiben. Arbeit und Freunde sind alles für ihn. Hat er aber erst einmal seinen Betrieb vergrößert und ist sattelfest im Arbeitsleben, öffnet er sich für eine Beziehung. Verliebt er sich dann, möchte er nur noch mit der Geliebten zusammensein und nicht arbeiten. Schnell ist ihm klar, daß er heiraten will und Kinder bekommen möchte. Irgendwann zehren aber Beruf, Kind und Beziehung an den Kräften und alles wird ihm zuviel. Er hat nicht mal mehr die Kraft, ans Telefon zu gehen, wenn es klingelt. Er fürchtet jede Anforderung. Was ist passiert? Er hatte sich ein Ziel gesetzt, das er unbedingt erreichen wollte. Dabei hat er viel Neues bewältigen müssen, viel Energie dafür gebraucht. Seine Zaghaftigkeit, die er die ganze Zeit überspielt hat, tritt dann auf. Er will sich jetzt auf nichts und niemanden Neues mehr einlassen. Im Leben aber kommen immer neue Zeiten und verlangen neuen passenden Einsatz. Davor verschließt er sich, was jedoch sein Leben immer begrenzter macht und seine Mitmenschen unzufriedener, weil er ihnen immer weniger gibt. Daher ist seine Angst, all das nicht mehr schaffen zu können, eigentlich berechtigt, geschweige denn der geringsten Herausforderung standzuhalten. Er möchte vor der Familie fliehen, die sich angeblich immer mehr an ihn klammert und fordert. Sobald er aber auch kurz von Zuhause weggeht, fehlen ihm Frau und Kinder. Anfänglich kann er sich draußen auftanken und wieder den großen Überlegenen spielen, aber später will Lycopodium überhaupt nichts mehr geben, nur noch haben. Er möchte nur noch von seiner Familie bedient werden. Sie soll bei ihm sein, aber nichts von ihm verlangen. Wenn Lycopodium dann verlassen wird, ist es für ihn ein Rätsel – „Ich habe doch mein Bestes gegeben!" – und seine mit Selbstmitleid erfüllte Trauer ist überwältigend.

Genauso versteht Lycopodium nicht, warum er das Vertrauen anderer verliert: „Ich habe ja alles immer gegeben! Keiner wird es so gut machen können wie ich."

Unbändiger Appetit
Sein Appetit ist gewaltig und steigert sich sogar beim Essen, denn die Sättigung stellt sich nicht ein. So kann er Unmengen verschlingen und hat trotzdem Lust auf mehr. Es kann immer wieder Phasen geben, bei denen der Körper streikt, und er Fastenzeiten einlegen muß. Durch Fasten und später leichte Kost erholt er sich gänzlich und ist heilfroh, langsam wieder in der alten Weise leben zu können. Wenn seine Leber nicht mehr mitmacht, und er sich nicht so gut erholen kann, empfindet Lycopodium dies als ungerecht wie eine Strafe Gottes an seinem treuen Diener. Er hat zwar noch großen Appetit, aber nach den ersten Bissen ist er auf einmal satt. Anfänglich, wenn sich der Zustand noch nicht so festgesetzt hat, ißt er den ganzen Tag kaum und bekommt spät abends einen richtigen Appetit auf alles. Jetzt neigt er dazu, dem Genuß zu verfallen. Hat er ihn nicht verdient, nachdem er den ganzen Tag enthaltsam war und diente? Das späte unmäßige Essen macht ihm wiederum nachts Probleme. Daher versucht er immer, sich bewußt zu ernähren, aber es ist extrem schwer für ihn, dies durchzuhalten.

Nach und nach verträgt Lycopodium vieles nicht mehr: Krustentiere (Austern, Langusten, Krabben), Rohkost, Obst, Vollkorn; auf blähendes Gemüse reagiert er besonders stark. Lycopodium ist der lebendige Beweis dafür, daß etwas bläht: Zwiebeln, Sauerkraut, Kohl, Paprika. Lycopodium braucht mindestens eine warme Mahlzeit am Tag. Mittags ist es für ihn besser, eine Kleinigkeit zu essen, eher einen

Salat, sonst kann er meist nachmittags nicht arbeiten. Da es ihm aber ab 16 Uhr bis spätestens 20 Uhr schlecht geht, bleibt ihm nur der spätere Abend fürs Essen. Mit dem Hunger beginnt das Schlemmen, und er kann sich nicht mehr zurückhalten.

Wirkungsbereich von Lycopodium
Lycopodium ist ein sehr tiefgreifendes Mittel. Es kann schwere Gewebsveränderungen günstig beeinflussen und sogar beseitigen. So wird es vornehmlich eingesetzt bei allen Arten von Erkrankungen von Leber, Herz, Gefäßen, Knochen und Gelenken ebenso bei Gewebsnekrose und Geschwüren. Oft sind die Krankheiten mit Abmagerung verbunden oder schweren Ödemen. Dieses Mittel ist also häufig bei mageren Personen indiziert, deren Muskeln schwach sind, während der Geist gut entwickelt ist.

Lycopodium hat einen besonderen Bezug zur Leber, wenn diese sich aufgeblasen anfühlt und schmerzempfindlich ist und bei Gallensteinen.

Vorsicht beim Verschreiben von höheren Potenzen bei Lycopodium, wenn die Organe schon angegriffen sind, z.B. bei Leberzirrhose und Krebs, denn dann können Potenzen über D 12 sogar tödlich wirken!

Wichtige Lycopodium Symptome

- Vorsichtige, charmante Menschen, die große Überzeugungskraft besitzen
- Sie möchten, daß alle am gleichen Strang ziehen und werden recht böse, wenn einer nicht mitmacht. In der Öffentlichkeit treten sie aber sehr umgänglich und liebenswürdig auf
- Einer Arbeit den letzten Schliff zu geben, fällt ihnen sehr schwer
- Es können Jahre vergehen. Die goldene Chance verstreicht ungenutzt; trotzdem beißen sie sich in die Hoffnung auf Erfolg fest

- Alle Fehlschläge entstehen aus dem Gefühl: „Ach, das ist ja easy, das schaffe ich mit links", und Lycopodium läßt dann wirklich alles links liegen
- Voller Selbstmitleid. Sie geben sich so viel Mühe, und keiner würdigt sie
- Rührselig, wenn sie eine Bestätigung ihrer Güte erhalten, auch wenn sie sich in einem Buch oder Film wiederfinden
- Dank auszusprechen oder anzunehmen fällt ihnen sehr schwer
- Je mehr sie ihre Arbeit vernachlässigen, desto größer wird die
- innere Anspannung und entsprechend die Angst
- Wenn sie sich überfordert fühlen, möchten sie niemanden mehr sehen. Gehen nicht an die Tür, wenn es klingelt, aus Angst, sich einbringen zu müssen; lassen alle Verantwortung fallen
- Andererseits verlangen sie allerhöchste Genauigkeit und Verantwortung von den Untergebenen
- Pedanterie, dulden überhaupt keinen Widerspruch
- Sehr angeberisch und prahlerisch
- Neigen dazu, gegenüber denjenigen tyrannisch zu werden, die von ihnen abhängig sind
- Sie können leichtgläubig, zu großzügig und schnell begeistert sein und gehen, ohne sich zu besinnen, jegliche Verpflichtung ein, beispielsweise eine Ehe
- Wenn das Kind aber seinen Tribut verlangt, fliehen sie vor ihrer Verantwortung
- Sie leben in der ewigen Hoffnung, daß der andere es machen würde
- Das Erwachen aus der Täuschung ist voller Schmerz, und sie werden von Selbstmitleid überrollt

Positive Affirmation für Lycopodium
„Ich bleibe im Frieden meines Herzens!"

*Vor allem extreme Empfindlichkeit
und Reizbarkeit kennzeichnen
Nux-vomica-Menschen.
Sehr ehrgeizig und arbeitsfreudig
lieben sie die Herausforderungen,
mögen es aber nicht und reagieren oft sehr
heftig, wenn ihnen etwas im Wege steht.*

Nux
vomica

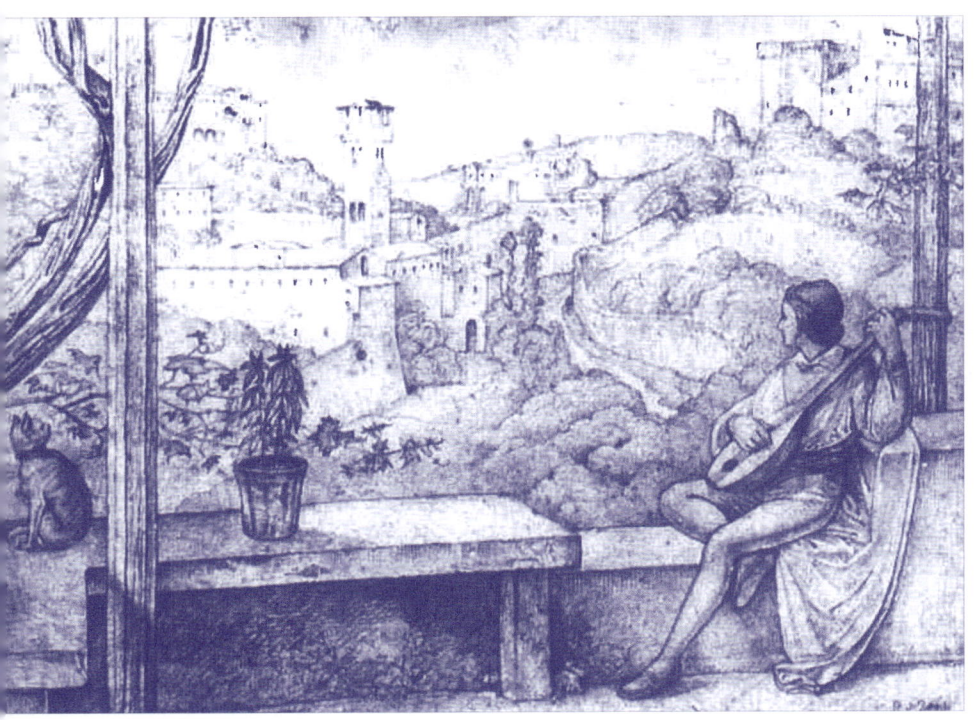

Nux vomica in der erlösten Form

Tim Dreistark Nux vomica lebt in einer abgelegenen Gegend in der Natur, umgeben von herrlichen Bergen, an einem Südhang. Sein Haus ist so gestaltet, daß es von sehr viel Licht und Sonne durchflutet wird und einen klaren Ausblick auf die Natur gestattet. Vor dem Haupteingang finden wir einen liebevoll eingerichteten Garten, einfach in der Gestaltung, aber dennoch kraftvoll in der Ästhetik. Dreistark versteht sein Handwerk und legt viel Wert darauf, daß die praktische Seite des Lebens trotz aller Ästhetik bewahrt bleibt. Spitzfindig gestaltete Ecken können ihren Platz darin haben, aber jeder Teil des Gartens sollte gut erreichbar sein, gepflegt und in Ordnung gehalten werden können. Dies hat er von Papa Nux vomica gelernt, der ein Verfechter der Einfachheit des Lebens war. „Gestalte alles ökonomisch!" war sein schlichter Rat, „Konservierung der Energie ist die höchste Aufforderung des Kosmos. Du wirst nicht so sehr nach deinen großen Taten beurteilt, sondern vielmehr nach der reibungslosen Durchführung des täglichen Allerleis. Alle vollendeten großen Taten bestehen aus endlosen kleinen Taten, die reibungslos ineinander übergehen sollten, so daß alles zu einer einzigen Bewegung wird und das Leben nur reine Freude bereitet."

Das Haus, ein Beispiel für Einfachheit und Praktikabilität, hat eine schlichte überdachte Terrasse, den ganzen Tag von der Sonne gegrüßt und in der kalten Jahreszeit in einen Wintergarten umwandelbar. In einem Halbkreis vor der Terrasse steht ein runder Brunnen, dahinter erstreckt sich der Garten in seiner bescheidenen Art. Aus dem Brunnen ragt ein mächtiger Stab mit drei Federn, die als Fontäne dienen. Unauffällig, aber trotzdem deutlich, wird dadurch die mächtige Melodie der Dreifaltigkeit symbolisiert; ein kräftiger Gesang ist zu hören, wenn Blau, Gold und Rosa ihr Lied singen, das das Herz von Tim fröhlich stimmt.

Dreistark wacht auf, es ist 3 Uhr morgens. Punkt drei Uhr ist er jeden Morgen wach. Kurz die Kräfte mit ein paar tiefen Atemzügen sammelnd macht er einen Salto vom Bett. Entschlußkraft strömt durch ihn, als er zum hinteren Balkon läuft und wie ein Hecht in den Teich springt. Überschäumend vor Vitalität steigt er aus dem Wasser und rubbelt sich die Haut mit dem Badetuch trocken, bis sie fast glüht.

Anschließend beginnt er in gleichmäßigem Tempo seinen Waldlauf. Nach etwa einer dreiviertel Stunde erhöht er das Tempo stetig, bis es am Ende des einstündigen Laufs zu einem Sprint wird. Den Waldlauf beendet, schwimmt er einige Runden in seinem Teich, bevor er mit der Morgengymnastik anfängt. Damit hat er seinen Körper für den Tag ertüchtigt. Nach der Körperpflege legt er sich auf den Balkon zur tiefen Entspannung, wobei er an manchen Tagen im Jahr von der Morgensonne mit einem Lächeln begrüßt wird. Diese Tage sind besonders beliebt, jedoch entdeckt er immer etwas Wunderschönes, sollte es am noch dunklen Himmel sein oder an einem schon hellen. Sein Herz ist mit Dankbarkeit für die Großzügigkeit des Lebens erfüllt.

Nach einem leichten Frühstück, bestehend meistens aus Obst und einigen Tassen warmer Getränke, beginnt seine Arbeit. Als technisch-ökologischer Umweltberater ist sein Aufgabenbereich vielfältig. Voll konzentriert erledigt er den größten Teil des Tagespensums vormittags. Ab etwa 6 Uhr morgens arbeitet er ohne Pause. Gegen 11 Uhr gibt es das zweite Frühstück. Vor jeder Einnahme von Nahrung führt Tim eine kurze Entspannung des Geistes durch und erst dann widmet er sich den Speisen. Diese Pause ist nicht lang und dient dem Flüssigkeitsbedarf des Körpers. Je nach getaner Arbeit, ob körperlich oder geistig, wird entweder Festeres gegessen oder wieder Obst. Jetzt kommt der Kleinkram dran und wird mit Sorgfalt durchgearbeitet. Erst wenn er mit seiner Arbeit zufrieden ist und sichergehen kann, daß nichts übersehen wurde, gönnt er sich die Mittagspause.

Die Mittagspause ist ausgiebig und die einzige, die von der Uhrzeit variiert, und zwar zwischen 1 und 3 Uhr. Das Mittagessen besteht aus Salat mit Nüssen und dazu etwas Leichtes, Nahrhaftes. Alles bereitet er selbst zu. Beim Essen gibt es sein Lieblingsgetränk: Wasser! Selten an einem ganz heißen Tag ein kleiner alkoholfreier Cocktail. Zufrieden setzt er sich auf die Terrasse und tankt Natur und Sonne auf. Sein Herz singt die Melodie des Tages. Nach einer Weile holt er die Gitarre und spielt kraftvolle, herzerfrischende Lieder. Sein Bariton hallt durch die Wälder und erfüllt die Naturgeister mit Freude. Sein letztes Lied, eine Harmonie aus Kraft und Geschicklichkeit, endet mit einem Crescendo, und Dreistark Nux vomica wendet sich voller Tatkraft den letzten Verpflichtungen des Tages zu. Diese Arbeit liegt meistens außerhalb des Hauses und erlaubt seinem Körper, wieder Bewegung zu bekommen.

Zwischen 18 und 19 Uhr ist er mit allen Tagesgeschäften fertig. Eine kleine Schwimmrunde im Teich gefolgt von einem kurzem Waldspaziergang. Eine Suppe, oder wenn er später Mittag gegessen hat, genügt ihm ein Tee als Abendmahl. Der restliche Abend kann auf unterschiedliche Weise verlaufen: Musik und Gesang, entspannte Unterhaltung mit Freunden, Lesen u. ä. Er ist sehr flexibel, und seine Zubettgehzeit liegt zwischen 21 und 23 Uhr, selten später als Mitternacht. Das Aufstehen bleibt immer um 3 Uhr morgens, im Ausnahmefall um 4 Uhr. Bevor er ins Bett geht, macht er seine viertelstündige Abendkontemplation. Vor seinem Bett begibt er sich dann mit einem kurzen Herzensgebet in die Hände seines Schöpfers, bettet sich behaglich und schläft selig bis zum nächsten Morgen.

Herkunft von Nux vomica und seine Charakterzüge

Nux vomica wird aus den Samen des Baumes Strychnos Nux vomica, heimisch an der Coromandel-Küste Indiens (Südostküste bis zum Krishna Fluß), hergestellt. Die Frucht ist eine Beere, etwa so groß wie eine kleine Orange, die auch von Vögeln verzehrt wird. Sie enthält 1215 Samen (auf Deutsch Krähenaugen genannt) in der Größe von einem Pfennig; diese sind asch-grün-grau, leuchtend, rund, flach und leicht in der Mitte gedellt wie Knöpfe. Außerdem fühlen sie sich seidig an. Sie haben die Konsistenz von Horn und sind extrem bitter durch das Vorhandensein von Strychnin und Brucea. Die zusätzlichen Säuren verleihen ihnen einen scharfen Geschmack. Ihr Verzehr ruft Übelkeit hervor und reizt stark zum Brechen. Deswegen auch der Name Brechnuß. Vielfach wurde beobachtet, daß Nux vomica höchst giftig für Raubtiere ist, vor allem für diejenigen, die eine zähe, eiserne Vitalität haben wie Wölfe, Füchse, Raben usw. Hingegen hatte die dreifache

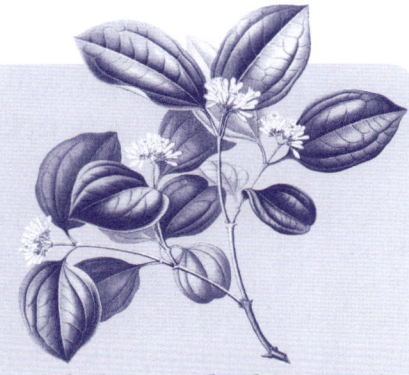

Menge des Giftes, die einen Hund fast umbrachte, keinerlei Auswirkungen auf eine Ziege.

Nux vomica scheint zu töten, indem die Vitalfunktionen derart erhöht werden, daß die dadurch hervorgerufene Verspannung den Organismus in seiner Lebensfähigkeit gefährlich einschränkt. Die moderne Welt erzeugt für die aktiven Menschen extreme Bedingungen. Käme zur Überaktivität ein Gift in irgendeiner Form hinzu, könnte seine unbeugsame Vitalkraft Körper und Geist so reizen und strapazieren, daß es ohne ein Ablassen der gestauten Energien zu einem Zusammenbruch kommen würde.

Deswegen ist Nux vomica das wichtigste Mittel gegen alle Stoffe und Gifte, die reizen. Die Gifte der Ungeduld, der Reizbarkeit und des Ärgers können dazu gezählt werden, denn auch sie lösen oft starke Symptome aus. Zu Ärger neigt aber leider ein Nux-vomica-Mensch, wenn er bei seinen Aktivitäten das geringste Hindernis spürt.

Eine bekannte Tatsache ist, daß Alkohol in kleinen Mengen (oder homöopathisch potenziert) das Gegenmittel von Nux vomica bzw. einer Strychnin-Vergiftung ist. Umgekehrt ist Nux vomica das Gegengift für die akuten Folgen von Alkohol und anderen Drogen. In gleicher Weise ist Ammoniak das Gegengift für eine Nux vomica-Vergiftung.

Nux vomica ist in der Homöopathie das größte Poly-chrest, d. h., sein Anwendungsbereich umfaßt eine Vielzahl von Beschwerden und erstreckt sich deshalb auf fast jede Krankheit. Daraus entsteht aber die Gefahr der routinemäßigen Anwendung dieses Mittels, vor allem nach Streßsituationen und Medikamentenmißbrauch. In diesen Fällen ist Nux vomica jedoch angezeigt, wenn der Patient tatsächlich überempfindlich geworden ist und typische Nux-Symptome aufweist.

105

Wie Nux vomica in die verrückte Welt
verstrickt wurde

Eines Tages wird Dreistark Nux vomica vom Gesandten des Königs von Astoria aufgesucht. Er empfängt ihn herzlich und fragt, wie er zu dieser Ehre komme. Der König wolle seinen Palast und dessen Umgebung modernisieren. „Sie wurden uns als geeignet genannt, da Sie Ihre Umgebung verschönert haben und trotzdem die Natur verschonten." Tim bringt dem Gesandten Tee, aus den erlesensten Kräutern gebraut und gesüßt mit einem Sirup aus verschiedenen Gewürzen, dazu einige Köstlichkeiten.

„Sie könnten vorzüglich als Koch für unsere Hoheit fungieren", begeistert sich der Königsgesandte.

„Es gehört zum Leben", erwidert Tim bescheiden.

Die nächsten Stunden hört Dreistark ruhig zu, welche Wünsche der König zu haben beliebt, und stellt nur Fragen, wenn etwas der Erläuterung bedarf. Sein Herz fühlt spontan mit dem König, und am Ende entscheidet er sich, dem König diesen Gefallen zu tun.

„Welche Freiheiten habe ich?" fragt Nux vomica. „Sie werden das Projekt leiten und alle Freiheiten genießen", sagt der Gesandte.

Tim, der zutiefst ehrlich ist – und daher auf gewisse Weise naiv – glaubt dem Königsgesandten aufs Wort.

In der nächsten Szene sehen wir Nux vomica in der Hauptstadt von Astoria, wo sich der Palast des Königs befindet. Er macht einen Rundgang durch die Stadt und den Palast und sieht mit einem Blick, was alles gemacht werden sollte. Er nimmt sein Zeichenblatt und zeichnet seine Verschönerungs- bzw. Verbesserungspläne in allen Details auf. Danach rechnet er die Menge der Roh- und Fertigstoffe aus und die Zeit, die er brauchen würde für die Fertigstellung. Damit geht er zum Gesandten des Königs.

„Sehr schön, Herr Dreistark Nux vomica, aber es gibt noch das eine oder andere zu besprechen, und einiges davon muß Vorrang haben!"

„Was meinen Sie damit?" fragt Dreistark.

„Der König möchte, daß der alte Zustand des Palastes auf Bildern verewigt wird, bevor die Renovierungsarbeiten anfangen."

„Das sollte eigentlich kein Problem sein", erwidert Tim Dreistark, „wir können doch in einem halben Tag alles fotografieren".

„Nun, so einfach ist es nicht. Unsere Hoheit hätte es gern auf Leinwand von seinen Hofmalern. Machen wir es so, Herr Dreistark Nux vomica, wir treffen uns morgen mit allen ehrenwerten Herren um 11 Uhr und besprechen diese Angelegenheit."

„Warum so spät? Ach, macht nichts!" entgegnet Tim, als er den Gesandten die Augenbrauen hochziehen sieht.

Widerstand macht ihn sehr ärgerlich

Mit dem Gefühl, nichts zu tun zu haben, geht Nux vomica aus der Stadt zu einem nahegelegenen Wald und spielt auf seiner Gitarre lustige Lieder, um seinen Geist zu erhellen. Zum ersten Mal im Leben sitzt er am Abend ziemlich frustriert in seinem Zimmer. Er spürt das Verlangen, etwas zu tun, weiß aber nicht was. Auf jeden Fall ist ihm der Gedanke, ins Bett zu gehen, momentan sehr fremd. Mit Willenskraft legt er sich schlafen, aber der heißersehnte Schlaf will ihn nicht übermannen.

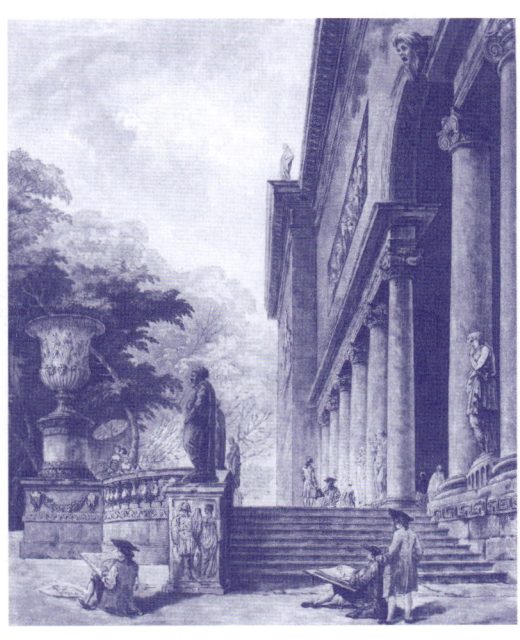

Endlich ist so weit. Es ist aber nicht der traumlose, erholsame Schlaf, sondern eine Nacht voller Träume von dringenden Maßnahmen. Wie üblich erwacht er um 3 Uhr, und der erste Impuls aufzustehen wird von einstürmenden Gedanken überrollt. Er bleibt liegen, schläft nach einer Weile wieder ein, geht in den nächsten Stunden immer wieder im Traum seine Pläne durch und findet sie lückenlos. Er überprüft sie mehrfach und ist mit allem zufrieden. Auf einmal wacht er auf. Die Sonne scheint. Entsetzt liegt er da und spürt immer noch keinen Drang aufzustehen. Sein Kopf fühlt sich dumpf an. Er kann nicht verstehen, wieso er wieder eingeschlafen ist – er war doch gerade eben noch wach! Er zwingt sich, das Bett zu verlassen. Sein Kopf will aber nicht wach werden.

Auch der Körper fühlt sich dumpf an. Ärger steigt in ihm hoch, und er weiß nicht, was er mit ihm machen soll – so hat er ihn noch nie erlebt! Er geht unter die eiskalte Dusche, bis die Wärme durch ihn hindurchfließt. Lachend springt er heraus, merkt aber nicht, daß der Ärger nicht verflogen ist, sondern daß er ihn lediglich unterdrückt hat.

Sein morgendliches Training ist auch geplatzt, da die späte Uhrzeit ihn nicht mehr dazu animiert. Er geht einfach spazieren, um die Zeit bis 11 Uhr zu überbrücken. Dann schlendert er ins Besprechungszimmer des Palastes von Astoria, setzt sich hin und wartet. Die Uhr tickt weiter, und der Zeiger steht schon nach 11 Uhr. Außer dem Herrn Malermeister Arsen, der einige Zeit vorher gehetzt hereingestürzt kam, ist noch keiner da. Zwanzig nach elf. Drei Plätze sind noch nicht besetzt. Dreistark spürt etwas Neues in sich aufsteigen: Ungeduld. Alle sitzen da und plaudern, als wäre nichts Wichtiges zu besprechen, und merken gar nicht, wie die Zeit verstreicht. Um fünf vor zwölf kommt ein Diener herein und verkündet:

„Herr Elektromeister möchte sich entschuldigen, er kann heute nicht kommen." *Verdammt nochmal,* sagt Tim zu sich, *was für eine verrückte Welt!*

Der Königsgesandte steht nun auf, begrüßt alle und präsentiert Dreistark Nux vomica als Projektleiter. Dann werden die anderen Handwerker vorgestellt: „Herr Baumeister, Herr Fußbodenverleger, der Herr Zimmermann wird vertreten durch seine rechte Hand ..."

Nux vomica unterbricht: „Verstehe ich richtig, daß der wirkliche Meister nicht anwesend ist?" Vor Erstaunen vergißt Tim seine Manieren und spricht ohne Anrede.

„Nicht ganz, Herr Dreistark Nux vomica, er ist seine rechte Hand und kann für ihn reden. Machen Sie sich keine Sorgen."

Nun, wenn das was wird!, denkt sich Nux vomica entsetzt.

Der Königsgesandte bittet Nux vomica, seine Pläne vorzustellen. Tim fängt mit den wichtigsten Punkten an und erklärt, wie man alle

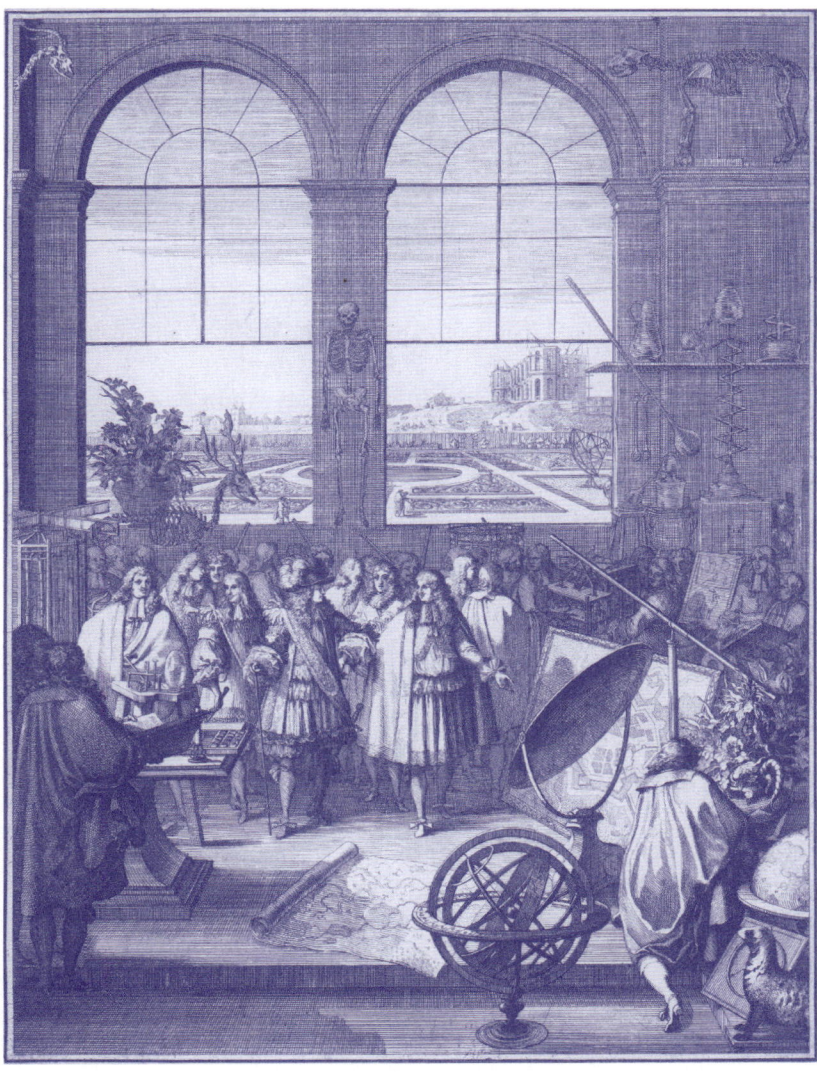

Veränderungen praktikabel lösen kann, wie die Lichtverhältnisse zu verbessern und die Raumenergien zu harmonisieren sind. Als er dabei ist, die Gestaltung eines Raumes darzustellen, unterbricht ihn der Maurer:

„Unmöglich", ruft dieser, „wir können die Wand hier nicht durch-
brechen!"

„Wieso nicht?"

„Dahinter befindet sich doch das Badezimmer!"

Nux vomica: „Das weiß ich, aber das sind zwei getrennte Sachver-
halte."

Der Maurermeister: „Wissen Sie, wie wertvoll das Badezimmer
ist?"

Nux vomica: „Nein, darum geht es jetzt auch nicht."

Der Maurermeister: „Sie können es nicht einfach außer acht lassen!"

Nux vomica: „Ich lasse es nicht außer acht. Wenn wir es von einer
anderen Warte aus betrachten, dann ist es möglich."

Der Maurermeister: „Kommt nicht in Frage!"

Nux vomica: „Ach, du meine Güte! Es gibt ja nur noch Hindernisse hier!" So gehen die Diskussionen endlos weiter. Irgendwann gibt
es süße Erfrischungen. *Pfui!*, denkt Nux vomica. Und als anschließend Naschereien serviert werden, kann sich Nux vomica vor Staunen
kaum zurückhalten, laut *unglaublich!* auszurufen. An jeder Ecke wird
er blockiert. Auch, was zum Essen angeboten wird, geht ihm gegen
den Strich! Ihm unbekannte Impulse tauchen plötzlich auf. Er könnte
manche der Herren glatt umbringen! Um 19 Uhr wird die weitere Besprechung auf den nächsten Tag verlegt.

Immer stärkere Reize in immer größeren Mengen
Nachdem alle gegangen sind, nimmt der Königsgesandte Nux vomica
sanft am Arm und bittet ihn mitzukommen. Sie gehen einen langen
Gang entlang und am Ende eine Wendeltreppe hoch. An einem wunderschön gelegenen Appartement klopft er an die Tür. Es dauert einen
kurzen Moment. Die Tür geht auf, und es tritt Tims Traumfrau aus
dem Zimmer heraus. Nur – er weiß es noch nicht!

„Das ist unsere Computerexpertin, Jana Hochangesehene."

„Angenehm", murmelt Nux vomica, fast unverständlich, nicht wissend, ob er ihre Hand küssen oder ihr die Hand geben soll. Sie lächelt
ihn an und ergreift seine halb ausgestreckte Hand.

„Gehen wir", sagt der Königsgesandte.

Am Hause des Gesandten angelangt, erklärt er Nux vomica, daß Jana ihm behilflich sein wird, alles auf dem Computer zu planen und zu gestalten. Weiterhin sei sie für Raumdekor, Innenarchitektur und die technische Einrichtung zuständig.

„Eine Erfrischung!" meint Jana und reicht Tim ein Glas mit gelber Flüssigkeit. Ein wohltuender, streng-herber Geruch steigt in seine Nase. Er nippt am Glas – leicht bitter, süß-sauer.

Schmeckt gut, denkt er und nimmt ein paar große Schlucke. Von unten wallt eine angenehme Energie in seinen Kopf und belebt jede Zelle seines Gehirns. Alle Tagesfrustrationen und der Ärger sind wie weggeblasen. Er empfindet wieder Freude und Zufriedenheit.

„Was war denn das?" fragt er begeistert.

„Olexir", antwortet Jana schmunzelnd.

„Habt ihr mehr davon?"

„Zuviel sollte man davon nicht trinken. Es ist ein bele-

> ### Akuter Symptomenkomplex von Nux vomica
> - *Es friert ihn ganz erbärmlich*
> - *Kopf und Gesicht sind heiß*
> - *Im warmen Raum fühlt er sich schlechter, vor allem beim Schnupfen*
> - *Draußen geht es besser*
> - *Durst, aber keine Lust, etwas zu trinken, da er Warmes nicht mag und Kaltes ihm nicht guttut*
> - *Kein Appetit, alles schmeckt fade*
> - *Morgens ist alles schlimmer*
> - *Deprimiert*

bendes und entspannendes Getränk. Auch geringe Mengen über das Maß berauschen. Zu jedem Gang gibt es ein passendes Getränk."

Mit jedem Getränk wird Tims Hunger größer, als öffne sich der Magen unendlich. Der Bärlauchsuppe mit Pistazien-Nockerln folgt bunter Salat mit cremigem, pikantem Radicchio-Dressing. Zur Suppe gibt es reines Wasser. Zum Salat einen lieblichen Wein. Es folgen verschiedene Gerichte mit unglaublichen Soßen, bis sich Nux vomica nach der Champagnertorte mit Goldrutencreme zufrieden zurücklehnt. Man plaudert angeregt bis spät in die Nacht. Mehrere Tassen Kava (einer Art Mokka), gekocht mit Anissamen, werden dabei genossen.

Tim, wohlig müde, schläft bis 6 Uhr durch und erwacht mitten aus einem wunderschönen Traum.

Die Wochen vergehen voller Freude mit viel Arbeit, aber auch mit einigem Ärger. Nux vomica freut sich auf die Abende mit Jana. Die Entspannung und das unbedarfte Zusammensein mit der schönen Jana ist eine ungewohnte Wohltat. Nach einem arbeitsreichen Tag ist die Entspannung durch ihre bloße Gegenwart Balsam für seine Seele. Die üppigen und exquisiten Gerichte begeistern ihn immer mehr, bis er ohne das Essen, Trinken und Plaudern bis spät in die Nacht hinein fast nicht mehr leben kann.

Das Mittagessen, das früher seine Hauptmahlzeit war, fällt immer magerer aus, zumal es ihn jetzt müde macht. Um die Strapazen des Tages zu bewältigen – die Mitarbeiter sind echt nervtötend – benötigt Tim etliche belebende Getränke, die ihn auf Trab halten. Seine Trainingszeit wird zunehmend knapper. Das morgendliche Wachwerden mit der kalten Dusche wird zur Notwendigkeit und löst unwillkürlich lautes Pusten aus. Die freudig belebende Qualität des kalten Wassers ist ihm fremd geworden.

Kleinerer und größerer Ärger gehören nun zu seinem Alltag, aber er vergißt sie schnell. Bis ihm eines Tages ein Krach mit dem Maurermeister, der sich immer noch seinen Ideen entgegenstellt, restlos unbeugsam werden läßt, und er alles richtig penibel und dogmatisch durchsetzt. Der Ärger sitzt fest in seiner Leber. Am Abend schmeckt ihm nichts mehr richtig. Er versucht durch stärkeren Reiz und größere Essensmengen, den Genuß wieder herbeizuzaubern, aber nichts hilft. Später brummt auch noch sein Kopf, und er hat Verlangen nach einem Spaziergang. Die kalte Luft tut ihm zwar gut, aber er spürt einen leichten Kälteschauer im Kreuz.

Als er diesmal um 3 Uhr aufwacht, ist ein Nasenloch ganz zu und er hat Halsschmerzen. Er kann kaum noch durch die Nase atmen. Der Schlaf will nicht mehr zurückkommen, und es ist ihm elend. Gegen Morgen schläft er endlich wieder ein, aber plötzlich wacht er geplagt von Übelkeit auf. Er läuft ins Badezimmer, um sich zu übergeben, aber es kommt nichts.

Oh, Gott, wenn das Zeug nur rauskommen würde, wäre es ein Segen!

Sein Kopf ist ganz benommen, und er empfindet eine sehr unangenehme Hitze im Gesicht. Merkwürdigerweise friert es ihn, so daß er
die morgendliche Dusche nicht mehr durchführen kann, höchsten das
Gesicht erfrischen, aber trotz der besten Bemühung geht es nur mit
lauwarmem Wasser. Kaltes Wasser ist überhaupt nicht mehr möglich.
Mit Müh und Not verrichtet er seine Morgentoilette. Warmer Pfef-
ferminztee lindert die Schmerzen im Hals und beruhigt etwas seinen
Magen, aber sonst nichts. Es ist deprimierend. Dazu muß er immer
wieder heftig niesen, wobei die Nase so vehement fließt, daß er kaum
zu einem Taschentuch greifen kann. Als er aus dem Haus in die frische Luft geht, spürt er gleich eine Erleichterung. Die Nase fließt nicht
mehr, und der Kopf fühlt sich leichter an. Am Tag ist ihm nicht nach
Reden und Kontakt zumute. Am Abend fühlt er sich schon wohler,
aber er hat keinen Hunger. Nur eine leichte Suppe behagt ihm.

Lernen, sich dem Fluß der Dinge anzupassen
Nux vomica ist verzweifelt. Er erinnert sich an die unbeschwerte und
schöne Zeit von früher und sehnt sich danach zurück. Aber er kann die
neu gefundenen Freuden nicht einfach aufgeben, obwohl sie mit soviel Leid verbunden sind. Es ist wie eine Sucht. Wenn ihm erst einmal
etwas schmeckt, dann wächst der Appetit, und er kann nicht genug
davon bekommen. Wenn Jana ihn einmal streichelt, dann wächst in
ihm der Wunsch, nur noch gestreichelt zu werden. Er ist ihr „Nüxchen" geworden und er hat sie so sehr lieb. In seinem Ärger indessen
vergißt er alles Schöne und Angenehme, und – wenn sein Zorn nicht
gleich verschwindet – dann fühlt er sich auch von Jana entfremdet und
sucht überall verzweifelt nach dem verlorenen Glück in allen möglichen Reizen, bis es ihm schlecht wird.

   Nachdem die Arbeit am Palast von Astoria beendet ist, fragt er Jana,
ob sie nicht mit ihm zurück in seine Welt gehen wolle.

   „Mein liebes Nüxchen, ist es nicht viel schöner hier? Du weißt,
daß du dort nie wieder glücklich sein kannst. Deine Aufgabe geht hier
weiter. Bleib bei mir."

   Er schaut sie lieb an und nickt ihr zu, aber sein Herz ist schwer.
In seiner Verzweiflung geht er in den Wald und nach Monaten des

Schweigens singt er nun wieder mit Leib und Seele seine kräftige Herzensmelodie.

Als er still auf einem Baumstumpf sitzt, hört er auf einmal eine Stimme tief in sich. *„Genau das ist es, Herr Dreistark Nux vomica! Die Einfachheit kommt aus tiefstem Herzen und ist nicht durch ein Dogma zu erzwingen. Jeglicher Glaubenssatz macht Sie bloß eng. "*

Von diesem Tage an wurde es zu seinem Motto:
„Ich will mich allen Gegebenheiten mit Leib und Seele anpassen! "

Das Arzneimittelbild von Nux vomica

Bei Nux vomica ist Überempfindlichkeit der Oberbegriff. Nux vomica reagiert mit äußerster Reizbarkeit auf alles, was ihm im Wege steht. Schon das Kleinste macht ihn wütend. Aber genauso schnell, wie der Ärger gekommen ist, legt er sich auch wieder. Seine Wutausbrüche tun ihm nicht leid, eher die Konsequenzen, wenn es zu Gerichtsprozessen oder Ähnlichem kommt.

Nux vomica kann nichts in Ruhe machen. Er möchte gute Arbeit leisten, aber auch schnell. So muß er unbedingt schnellere Methoden herausfinden oder sich eine effektivere Arbeitstechnik zulegen. Meistens sind es Geschäftsleute, die „viele Eisen gleichzeitig im Feuer" haben. Es gibt für Nux keine Entschuldigung, wenn etwas nicht sofort erledigt oder falsch gemacht wird. Nux vomica ist also in der Regel kein angenehmer Chef, denn er ist sehr impulsiv, und alles hat optimal und schnell, ohne Wenn und Aber zu funktionieren. Um dieses Tempo den ganzen Tag durchhalten zu können, braucht er Stimulanzien: viel Kaffee, Zigaretten, Schnaps ... Und zur Entspannung Bier, Eßgelage, Tranquilizer, Melatonin ...

Nux vomica ist ständig in Hetze, plant zeitlich knapp:

„In fünf Minuten muß ich losfahren. Was kann noch bis dahin erledigt werden?" Er schreibt schnell noch einen Brief oder erteilt Befehle. Schnappt im Vorbeigehen nach seiner Jacke und kann den Kleiderhaken mitreißen. Springt ins Auto, und dann steht jemand im Weg ... In seiner Wut reagiert er völlig überzogen und würde am liebsten den anderen überfahren!

Nux vomica braucht keine richtigen Pausen, sondern eher viele kleinere Ruhephasen, in denen er sich kurz und tief entspannen kann. Mittags hat er keine Zeit zum Essen. Er kann nicht in Ruhe essen, solange er sein Arbeitspensum nicht erledigt hat. Und das Mittagessen – das hat er schon erprobt – macht ihn nicht nur müde, sondern kann ihm den ganzen Tag verderben. Stattdessen entwickelt er neue Techniken, um sich zwischendurch schnell zu entspannen. Fehlt ihm die Möglichkeit, kurz auszuruhen, wird er abgespannt und traurig. Seine pulsierende Vitalität und Lust am Arbeiten schwinden. Es kommen auch Melancholie und sogar Selbstmordideen hinzu.

Erst am Abend geht es ihm besser, jedoch nicht gleich nach Beendigung des Arbeitstages. Er braucht erst seine Ruhe und am liebsten Essengehen. Zur Entspannung viel Bier oder Wein trinken. Am besten schmeckt ihm Fleisch mit Soße. Kein anderer homöopathischer Typ aus der Arzneimittellehre hat diese ausgeprägte Vorliebe für gute Saucen. Am nächsten Morgen wacht Nux vomica mit einem Kater wegen zuviel Alkohol auf, hat aber das Problem, auch bei Übelkeit nicht erbrechen zu können. Erst abends geht es ihm wieder besser. Ob er schon wieder richtig Appetit bekommt, hängt von der Schwere seiner Sünden ab.

Meistens schläft er abends gut ein (der Alkohol hat seine Nerven schön beruhigt; so empfindet Nux die betäubende Wirkung von Alkohol), wacht aber oft nachts auf und macht sich Gedanken über alles, was er am nächsten Tag zu tun hat und plant sogar die genauen Abläufe. Er braucht eigentlich nach 3, 4 Uhr keinen Schlaf mehr, aber denkt sich: Du mußt so viel arbeiten, dann mußt du auch genug Schlaf bekommen. Daraufhin schläft er wieder ein und wacht ganz gerädert auf. Jetzt braucht er eine heiße Dusche und viel Kaffee! Wenn er jedoch noch genügend Vitalkraft besitzt, liebt er es, kalt zu duschen.

Wichtige
Nux vomica Symptome

- Hitzige, eifrige Menschen, die sehr nett und charmant sein können
- Gute Organisatoren, die Dinge zur höchsten Stufe der sofortigen und perfekten Erledigung bringen
- Widerstand und Hindernisse werden nicht geduldet, sondern mit einer Handbewegung aus dem Weg gefegt
- Ist das Hindernis hartnäckig, kann das Böseste aus ihnen hervorbrechen, es sei denn, sie geben sich flexibel und der Stimmung hin, ohne unbedingt ihren „lückenlosen" Plan durchführen zu wollen
- Die vielen Anforderungen des Tages überrollen sie, vor allem wenn sie ihr Vorhaben gefährdet sehen, und dann vergessen sie ihre guten Vorsätze
- In der Eile, rechtzeitig fertig zu werden, werden wichtige Kleinigkeiten fallengelassen. Diese holen sie aber bald ein und bereiten dann viel Ärger
- Um alles wieder auf die Reihe zu bekommen, vernachlässigen sie ihre körperlichen und seelischen Bedürfnisse und arbeiten unaufhörlich, besonders abends bis spät in die Nacht, wo sie wieder unerschöpfliche Kraft und Elan spüren
- Dagegen halten sie nur mit Mühe und Not den Nachmittag durch, schaffen es in der Regel aber nur mit Kaffee, Tee oder anderen Reizmitteln
- Morgens fühlen sie sich elend und brauchen wieder Kaffee, um wach zu werden. Sie frieren jetzt chronisch und vertragen die kalte Dusche nicht mehr
- Frauen, die ihre sanften, weiblichen Gefühle in dieser harten, erbarmungslosen, schnellen Welt nicht leben können, aber all

ihre Kräfte für ihre Ziele einsetzen, weil sie auch etwas erreichen wollen
- Da die meisten Widerstände oft im eigenen Heim empfunden werden, können diese Menschen zuhause gnadenlos werden, aber in ihrer Firma herzliche, führende Kapazitäten sein
- Ohne die einfühlsame Melodie ihres Herzens werden sie zu eiskalten Machtmenschen

Positive Affirmation für Nux vomica
„Ich füge mich allen Gegebenheiten des Lebens!"

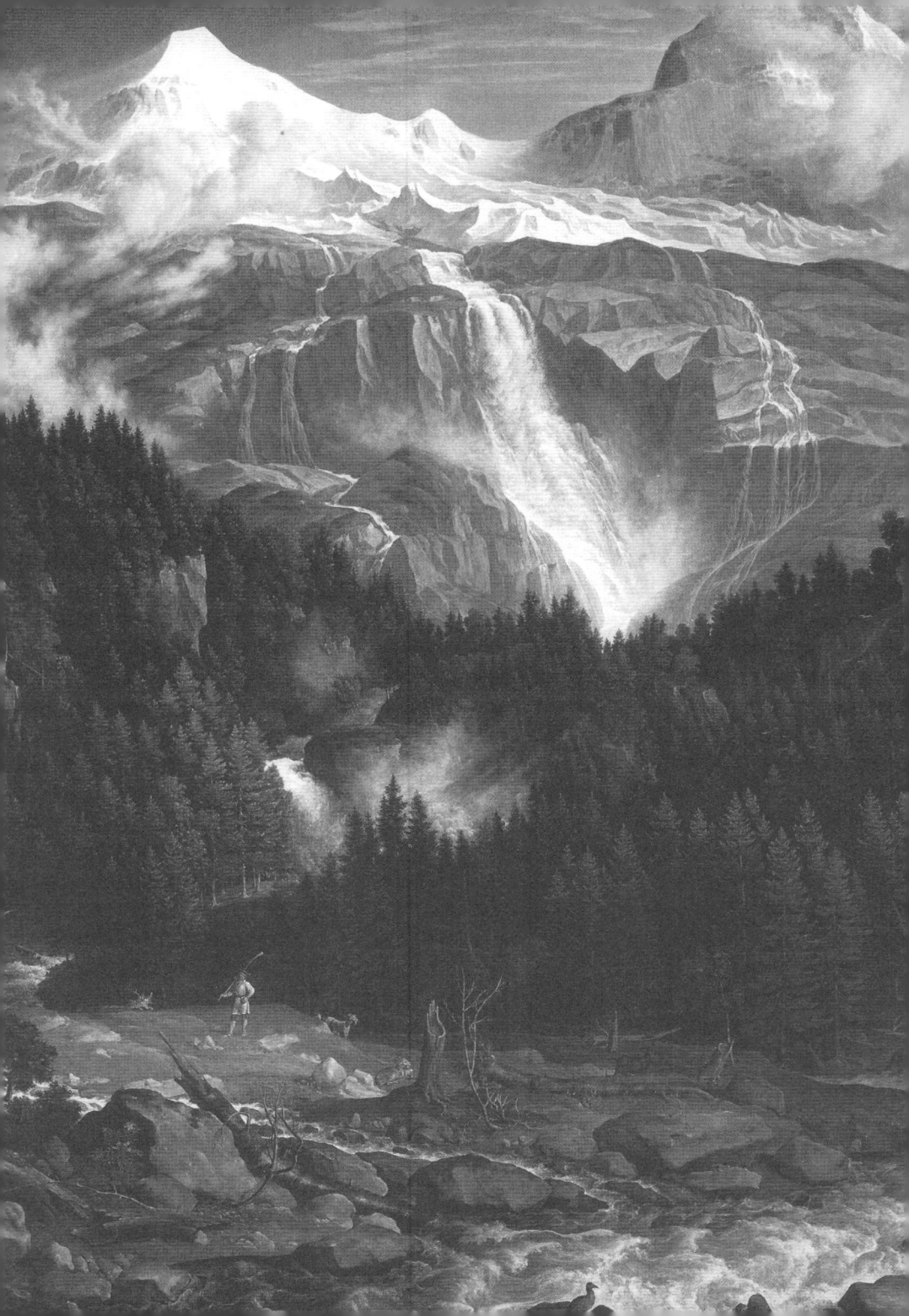

Das homöopathische Mittel Aconit
kommt vor allem in der Schockbehandlung
und bei plötzlichen Erkrankungen zum Einsatz.
Welch starke urwüchsige Naturverbundenheit
mit dem Eisenhut in Verbindung gebracht
werden kann, ist bislang
noch unbekannt.
So kann Aconit dort helfen, wo wir uns
schon sehr weit von der Natur entfernt haben
und uns sehnlichst bewußt wird, daß wir
eigentlich gerne zu ihr zurückfinden möchten.
In der Geschichte wird
der große, athletische, sanguinische Aconit
mit engelsanftem Temperament,
begnadet mit höchstmöglichem Gleichmut
und Sorglosigkeit, voller Abenteuerlust –
aufgewirbelt vom turbulenten Staub der
Menschheit – dargestellt.

Aconit

Aconit in der erlösten Form

Aconit und seine Frau Aconita leben auf einer hochgelegenen Alm. Obwohl Aconita schon mehrfache Mutter ist, ist sie doch noch sehr mädchenhaft. Nachdem sie ihre morgendlichen Pflichten im Haus gemütlich, aber zügig durchgeführt hat, nimmt sie ihre drei Kinder, das kleinste in einem Tragetuch und das nächstgrößere an die Hand, und begibt sich auf ihren Weg zur Alm. Beim Hinausgehen gibt sie Aconit einen herzerwärmenden Kuß und verläßt beschwingt das Haus. Voller Freude begrüßt sie draußen den erfrischenden Wind und dankt den Elementen für die Kraft, die sie ihr spenden.

Sie liebt die Luft und den Regen, den Sturm und das Gewitter, den Schnee und die Sonne in ihren elementarsten Formen. Je mehr die Naturelemente wehen und toben, prasseln und strahlen, um so mehr Achtung und Verehrung spürt sie für sie, und um so mehr Kraft und Stärke kann sie sammeln. Weht der Wind stärker, öffnet sich ihr Herz weiter, und die lebensspendende Energie der anderen Naturelemente scheint verstärkt auf sie zu wirken. So leuchtet die Sonne liebenswürdiger und barmherziger. Und sie verspürt die angenehme Wärme und das erquickende Licht wahrhaftig in jeder Gehirnzelle.

Auch die rauschenden Gebirgsbäche sind in ihrer rohen Naturgewalt eine Wohltat für die Augen. Mit festem Schritt schlägt Aconita den Pfad zur nächst höhergelegenen Alm ein, wohin im Frühling ihre Schafe zum Weiden kommen. Es ist 7 Uhr morgens, um 11 Uhr muß sie zurück sein, um das Mittagessen zuzubereiten. Der Weg windet sich durch Wiesen und Wälder. „Oh, wie schön!" ruft Aconita aus. Die drei kleinen Aconitchen bewundern mit ihrer Mutter die Krokusse auf der Wiese. „Singe uns ein Lied, du kleiner Vogel!" trällert Aconita einem Vogel zu. Vögel haben einen festen Platz im Herzen von Aconita und erwidern ihren Gruß mit einem beflügelnden Konzert. „Komm, wir sind gleich da", ruft Aconita ihrem Ältesten zu und läuft den letzten Kilometer den Berg hoch. Oben angekommen, bewundert sie die liebliche Alm, bis die ersten Schafe zu ihr kommen, um gestreichelt und liebkost zu werden. Kniend, ihre Arme um ein zahmes Schäflein gelegt, fragt sie nach seinem Wohl und dem Wohl der anderen Schafe.

Das Schäflein murmelt etwas, aber Aconita schüttelt ihren Kopf: Sie verstehe es nicht. Etwas lauter mäht es, Aconita solle selber nach dem Wohl der anderen fragen. Aconita lächelt, gibt ihm einen ausgiebigen Kuß und wendet sich den anderen Schafen zu: „Ihr seht ja prächtig aus! Es müßte euch doch gut gehen oder?" und schaut sie liebevoll mit leicht geneigtem Kopf an. Die Begrüßung läuft immer anders. Manchmal redet sie mit jedem einzelnen Schaf. Ein andermal nur mit einigen über alles. Und so birgt jeder Tag seine eigene Überraschung in sich.

Nachdem sie alles erledigt hat und es Zeit ist, zurückzukehren, springt sie noch schnell unter den kraftvoll herunterprasselnden Wasserfall und läßt dieses wunderbare Geschenk der Natur über sich ergießen. Jubelnd voller Freude, sich gegen die Kraft des Wasserfalls stemmen zu müssen, wirbelt sie wieder heraus. Körper und Geist prickeln wie ein zartes Rosa. Sie kann sich kaum auf dem Boden halten und begibt sich tanzenden Schrittes mit den Kindern auf den Weg zurück nach Hause. Dort angekommen, legt sie ihr schlafendes Baby ins Bett, und die beiden anderen dürfen spielen. Mittagessen gibt es um 12 Uhr: eine dicksämige Suppe oder einen Eintopf aus vielen Kräutern, Wurzelgemüse, manchmal etwas Fleisch und dazu ihr selbstgebackenes Brot aus Weizen, Roggen, Kräutern und Gewürzen. Almkäse in verschiedenen Variationen, teils reich an Kräutern, und Butter stehen stets zum Essen bereit.

Der Nachmittag vergeht in Windeseile mit den verschiedenen anfallenden Aufgaben. Trotzdem findet Aconita bei jedem Wetter Zeit für sich und gönnt sich bei schönem Wetter ein kurzes Voll-Sonnenbad. Für das Abendessen wird meist nicht sehr viel Aufwand gemacht, außer es kommen Gäste. Normalerweise werden die Reste vom Mittag verwendet. Nachher singen sie viele fröhliche Lieder, und dann ist es schon an der Zeit, die Kinder ins Bett zu bringen. Gute-Nacht-Geschichten von Thor und Valhalla und Helden, die für Gerechtigkeit kämpften, sind die Lieblinge der Kinder. Ein kurzes Gebet, die Kinder in die Hände Gottes gegeben, und dann werden die Lichter ausgeschaltet.

Das abendliche Beisammensein des Ehepaars Aconita und Aconit ist wirklich ihre Zeit zum Erholen. Sie lieben sich innig, aber das merkt man eher an der warmen Atmosphäre, die in ihrem Zuhause herrscht. Gegen 22 Uhr machen sie sich in ihrer gemütlichen, aber trotzdem zügigen Art fertig für die Nacht, um wieder um 4 Uhr morgens den nächsten Tag zu beginnen. Aconita quirlt vor Vitalität, und knapp sechs Stunden Schlaf reichen ihr aus. Auch weniger hat keine Auswirkungen auf ihre Lebenslust, außer vielleicht, daß sie noch lebendiger wirkt.

Unendliche Energie und Lebensfreude

Aconit ist ausgesprochen kräftig gebaut, groß und wirkt gigantisch. Seine sehnigen Muskeln, gut gepolstert mit festem, elastischem Fettgewebe, verleihen ein Gefühl von Vorsicht, *er reißt dich vom Boden wie eine Puppe und wirft dich unendlich weit.* Was Aconit niemals tun würde, außer wenn seine Familie bedroht wäre. Sein Gesicht ist rund, aber das Relief der Knochen deutlich sichtbar. Seine blauen Augen drücken eine mächtige Stärke aus. Aconit ist mit der Natur so sehr verbunden und im Einklang, daß er mit ihr eins zu sein scheint. Er wirkt fast wie ein beweglicher Berg, der in sich ruht und Gemütlichkeit ausstrahlt.

Bevor die Sonne aufgeht, ist er schon unterwegs auf den Feldern und im Wald. Als die ersten goldenen Strahlen sein Herz zum Dankesgesang aufrufen, weitet sich seine Wahrnehmung, und er sieht seine schöne Aconita im Haus. Aconit verbindet sein Herz mit ihrem und der Gesang ihres Liebesliedes an die Engel tönt im Gleichklang der Harfe in seinen Ohren. Seine tiefe Baritonstimme erhebt sich mit einem Freudesgruß an die Wald- und Wiesengeister. Aconita hört seine Melodie, nimmt sie in sich auf. Zwei Herzen wiegen in Harmonie zusammen.

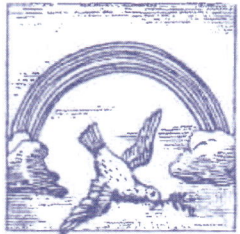

Eines nach dem anderen wachen die Kinder mit einem Lächeln auf, fallen der Mutter um den Hals und überschütten sie mit Küssen. Dann laufen sie lachend hinaus, um sich für den Tag fertig zu machen, und spritzen draußen mit dem eiskalten Wasser um sich. Sie scheinen wie aus Felsstein gehauen zu sein, so robust sind sie. Eher würde ein Stück Felsen herausbrechen, als daß den kleinen Aconitchen etwas passiert. Wenn sie hinfallen, ist es ein Sich-in-der-Luft-Drehen wie aus der kühnsten Shaolinkampfkunst, und die Fels-Aconitchen kommen mit vergnügtem Lachen gleich wieder auf die Beine. Prallt eines beim Spielen gegen die Hauswand, spürt man die Erschütterung bis zum zweiten Stock hinauf. Mit einem Lächeln ermahnt sie Mama Aconita, das Haus nicht zu beschädigen. Die Schwester Aconitina ist unzertrennlich von ihrem kleinen Bruder und spielt teilweise so heftig mit ihm, daß einem Angst und Bange werden könnte. Doch hat Aconita unendliches Vertrauen in ihre Kinder. Aconitina kann ihren Bruder Aconitin in die Arme nehmen und sich mit ihm so schnell um sich selbst drehen, daß einem schon vom Zuschauen schwindlig wird, oder sie schaukelt mit ihm so schwungvoll, daß er erst auf der einen Seite in die Luft hochschwingt, um wieder sanft in ihre Arme zurückzufallen und dann auf der anderen Seite. Aconitins freudige Töne erfüllen das Haus, und ein Lächeln macht sich auf seinem Gesicht breit.

Draußen springen die Kinder über Fels und Stein, klettern auf Bäume und rasen mit halsbrecherischer Geschwindigkeit steile Pfade hinunter. Aconit, in den Bergwäldern mit der Arbeit beschäftigt, hält ein Auge auf sie, und sein Herz lacht mit ihren. Werden sie zu übermütig, steht er ihnen sofort zur Seite – ein Fels der Autorität, der sie führt, bis sie wieder in Sicherheit sind. Ehrgeiz mit Wagemut und Mut mit Vorsicht sind die Anweisungen, die er seinen Kindern vermittelt.

Drei von Aconits Schafen gehen verloren. Mit dem geistigen Auge auf sie gerichtet, folgt er ihrer Spur. Sein Herz mit ihnen verbunden, schickt er ihnen Liebe und Trost. So finden sich die Schafe und er wieder zusammen. Die Aconit-Familie lebt in und von der Natur mit ihren Schafen, und schlachten eins erst, wenn es sich bereit erklärt, gehen zu wollen. Daher enthält der Speiseplan nur gelegentlich Fleisch, vor allem in der kalten Jahreszeit.

Abends zu besonderen Zeiten sieht man Aconita beim Herstellen von Kräuterextrakten. Einen hat sie speziell für die Winterzeit zubereitet, in der durch den Fleischverzehr vermehrt Abfallprodukte im Körper eingelagert werden. Er besteht aus neun Kräutern: dem Knabenkraut,

Vögel
haben einen festen
Platz im Herzen
von Aconita

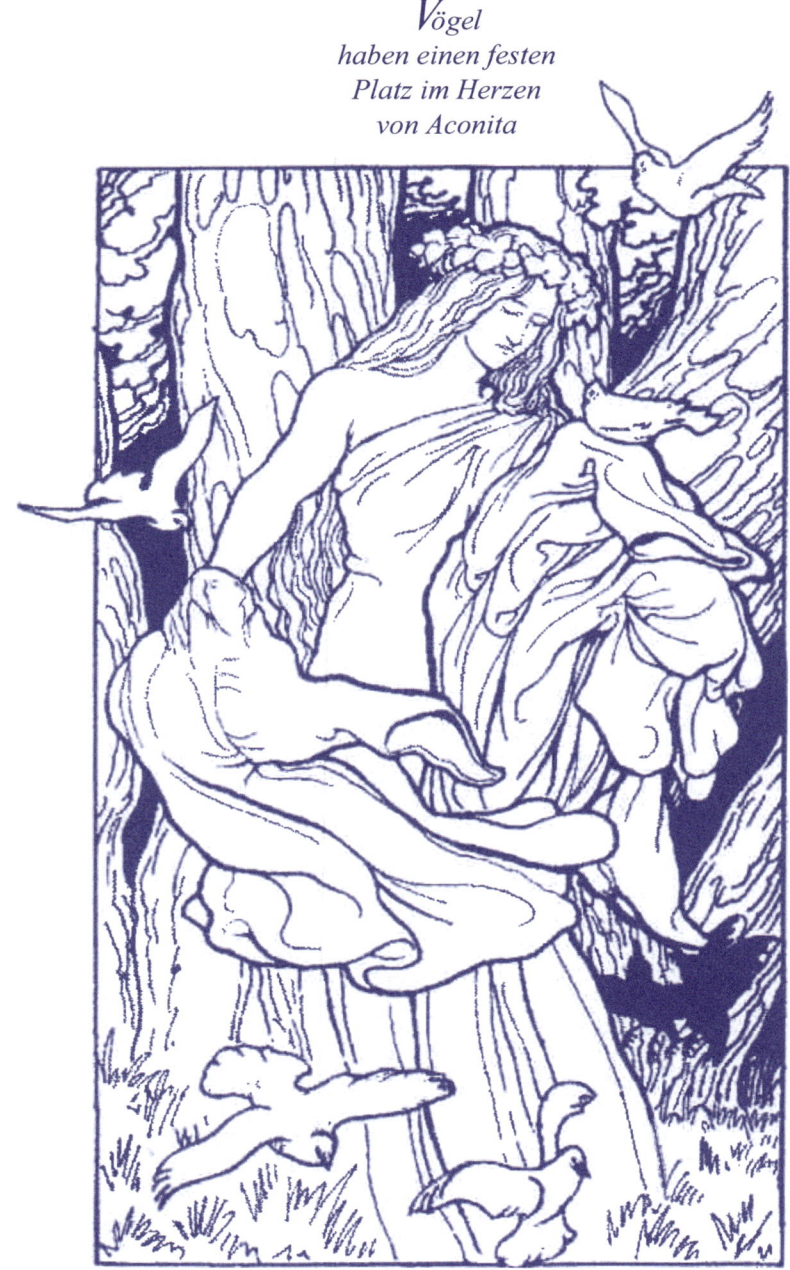

der Horst- und Polstersegge, dem Alpen-Säuerling, dem Berg-Haus-
wurz, dem Alpen-Süßklee, dem gelben und dem stengellosen Enzian
und der Zwerg-Schafgarbe.

Um die letzten Schlacken des Winters zu beseitigen, schabt Aconit im
Frühjahr das Innere der heilkräftigen Wurzeln des Blauen Eisenhuts
und des Wolfs-Eisenhuts heraus, zerkleinert es und läßt es in einer
Schale mit frischem Gebirgswasser drei Tage in der Sonne stehen,
bevor er das Heilwasser in kleine Gefäße abfüllt. Morgens durchflutet
der Blaue Eisenhut Geist und Seele mit Kraft und Klarheit. Abends
spendet der Wolfs-Eisenhut einen tiefen, seligen Schlaf.

Herkunft von Aconitum napellus und seine Charakterzüge

Aconitum napellus, der Blaue Eisenhut aus der Familie der Hahnenfußgewächse, wächst in den Alpen bis über 2000 m und kann bis zu 1½ Meter groß werden. Auch als Gartenblume ist die Pflanze beliebt. Die blauvioletten Blüten dicht an dicht blühend sehen so anmutig und erhaben aus, daß man gleich von ihnen verzaubert ist. Gleichzeitig ist ihre klare Botschaft, Abstand zu halten, für jeden erkennbar. Die Blätter, wie leuchtende Hoheitszeichen, bedecken den kräftigen Stengel. Der Wurzelstock ähnelt einem Rübchen. Daher entstand auch der Name „napellus" die Verkleinerungsform von „napus", die Rübe. Die jungen Blüten des Eisenhuts sind widerstandsfähig und gegen jeden Sturm geschützt, weshalb sie staublos sind, was der Pflanze auch den passenden Volksnamen „Sturmhut" eingebracht hat.

Ältere Blüten hingegen stäuben bei plötzlichem Windstoß. Genauso wird beim Aconit-Menschen „Staub hochgewirbelt", wenn er recht unsanft und plötzlich gegen einen Felsen prallt (durch Schreck/Schock) oder wenn ein kalter Sturm weht.

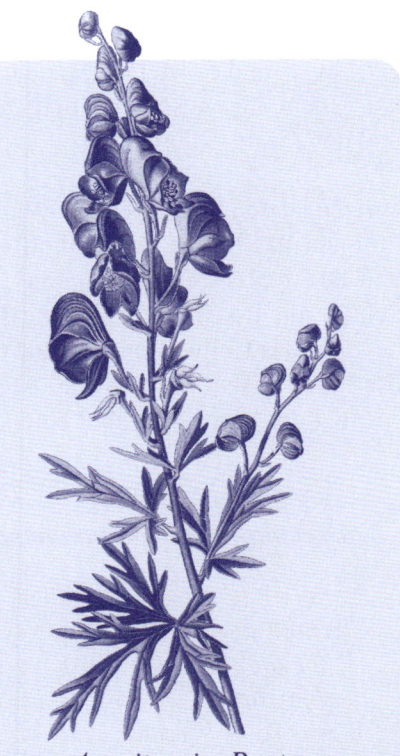

Der Name Aconit stammt aus dem Griechischen und bedeutet Stein, Fels. Dies veranschaulicht seine Fähigkeit, wie ein Fels in der Brandung zu stehen. Eine andere Deutung leitet sich von dem griechischen Wort „akonitos" ab (a = nicht; koniein = anstrengen, Staub aufwirbeln). Dies weist auf das Aktivsein von Aconit ohne Anstrengung hin.

Wer an der Wurzel kaut, spürt bald einen scharf-brennenden Geschmack. Es prickelt auf der Zungenspitze, und dann wird alles in und um den Mund herum taub. Gleichzeitig setzt starker Speichelfluß ein. Prickeln mit Neuralgien ist ein deutliches Symptom für Aconit. In der Antike war Aconit als starkes Gift gefürchtet und es war auch im Mittelalter in so mancher „Hexensalbe" zu finden. Der Sage nach ist Aconit aus dem Geifer des Höllenhundes Kerberos entstanden, als dieser am Hügel *von Aconitos in Pontos von Herakles aus der Unterwelt heraufgeschleppt wurde (Ovid). Wie Nux vomica hat Aconit eine stark toxische Wirkung auf Raubtiere, wohingegen Pferde, Schafe und Ziegen Aconit ohne weiteres fressen können.*

Wie der sorglose und abenteuerlustige Aconit vom Staub der Welt aufgewirbelt wurde

Eines Tages im tiefsten Winter kommt der Heimatlose Treues Herz zur Aconit-Familie, völlig ausgehungert, vor Kälte ganz blau und grün geworden. Aconitas Herz schmilzt vor Mitleid, und sie pflegt ihn mit deftiger Fleischbrühe und Löwenzahnwurzeln, Knödeln aus rauhem Berglöwenzahn verfeinert mit Blättern des Herbst-Löwenzahns. Wenn die Aconit-Familie im Winter Fleisch ißt, spendet ihr es zwar Kraft, aber ohne sich zusätzlich Entgiftung, wie z. B. mit einem Schneebad, zu verschaffen und ohne den Kräutersegen der neun Kräuterelixiere fehlt ihr der wirkliche Elan.

Treues Herz, angesteckt von der Natürverbundenheit der Aconit-Familie, erholt sich schnell, wächst und gedeiht und erarbeitet sich mit ihrer Hilfe eine beneidenswerte Gesundheit. Sein Herz ist voller Dankbarkeit und fühlt fast schmerzvolles Mitleid für all seine Schwestern und Brüder, die diese große Gnade, die er erleben durfte, nicht kennen. Er bittet Aconita um Mithilfe, ein Zentrum für die Wiedererlangung der Urkraft der Natur zu gründen. Daraufhin erschallt das ganze Haus von ihrem fröhlichen Lachen. Als sie aber merkt, daß es sein Ernst ist, verspricht sie, ihrem Herzgemahl sein Anliegen zu unterbreiten. Aconit, erstaunt über diesen ungewöhnlichen Wunsch, sagt zu Treuem Herz, er selbst müsse erst einmal mit dem Berggeist darüber reden und ihn um Rat bitten. Als er am nächsten Abend nach Hause kommt, bemerkt Aconita etwas in seinem Wesen, was ihre Seele für kurze Zeit betrübt. Aconit erzählt: „Eine derartige Einrichtung zur Gesunderhaltung wäre ein großer Dienst für die Menschheit, sagte mir der Berggeist, aber auch eine nicht ungefährliche Prüfung."

Treues Herz erklärt sich bereit, die Organisation für das Projekt zu übernehmen. Es vergehen Wochen für die Vorbereitung, Gästezimmer werden gebaut und eingerichtet und vieles mehr, das sich erst dann zeigt, nachdem man unwiderruflich im Geschehen drin ist. Der Alltag wird auch für die Aconit-Familie teilweise anstrengend. Das unbeschwerte Leben fällt dem Projekt langsam aber sicher zum Opfer. Alle helfen, wo sie nur können. Eine Herkules-Aufgabe wird verrichtet. Binnen drei Monaten sind alle Aufgaben erledigt. Soviel Schweiß ist noch nie geflossen. Das Gesundheitszentrum heißt „Leben mit der wundersamen Urkraft der Natur". Die Gäste sollen der Aconit-Familie mithelfen bei den täglichen Aufgaben am Hof und im Wald. Es sind aber auch Tagesausflüge, Bergwanderungen und Abenteuerliches wie die Wasserfälle herunterspringen geplant. Im tiefsten Winter werden

sie auf der Suche nach Schafen sein und dabei in Schneehöhlen übernachten. Kräutersammeln im Sommer und zu Elixieren verarbeiten
wird ebenfalls angeboten. Alles ist sinnvoll verbunden mit dem Tag-
werk der Aconit-Familie.

Am Anfang läuft alles gut und wie geplant. Aber nach und nach
kommen auch hochnäsige, leichtlebige und genußsüchtige Menschen.
„Was für eine Drecksarbeit!" empört sich einer im Stall und schockiert
Aconita derart, daß die kleine Aconitina sich in die Faust beißen muß,
um nicht zu heulen. Beim Kräutersammeln schneidet sich ein anderer
in den Finger und schreit vor Entsetzen: „Oh, du dumme Pflanze!"
Das Herz von Aconita weint, und sie umarmt in ihrer Liebe die Pflanze. „Ach! Hören Sie doch auf mit dem Melodrama." Als der Gast nicht
aufhört zu schimpfen, spürt Aconita zum ersten Mal Zorn, aber auch
Angst vor dieser Emotion. Ganz kühl sagt sie: „Sie wissen nicht, was
Sie sagen. Ich verbiete Ihnen, mit meinen geliebten Pflanzen so umzugehen." Es gibt einen kurzen Kampf mit Blicken, worauf sich der
gegen die Natur Verstoßende abwendet. Am nächsten Morgen verläßt
der Gast den Hof.

Krank vor Schreck

Eines Tages wird eine Bergtour unternommen, wobei auch einige „ge-
fährliche" Berge erklommen werden sollen. Leider sind in der Gruppe
Gäste vom Schlage der schwachen Medorrhiniker – es bequem haben
wollen – und Tuberkuliniker – eigensinnig, quengeln ständig und sind
unzufrieden. „Es ist so heiß!" stöhnt ein Sykotiker.*

Warum bin ich nicht zu Hause geblieben?" murmelt, für alle deutlich hörbar, ein anderer Gast. „Ich habe Durst, ich habe Durst", schreit
das mitgetragene Kind. „Hunger", schreit der Nächste, „ich will nicht
mehr." Aconit ist sehr bekümmert, bis er versteht, daß diese Menschen
zügellos und selbstsüchtig sind. Er empfindet für einen kurzen Moment
eine gewisse Verachtung, die sich verflüchtigt, sobald er kräftig voran-
schreitet. Unbemerkt ist er nicht mehr hundertprozentig aufmerksam.

---

* *Die Begriffe Medorrhiniker, Tuberkuliniker und Sykotiker werden den verschiedensten Miasmen zugeordnet. Die sieben Miasmen sind in meinem Buch „Die Miasmen – Aufbruch ins Bewußtsein" beschrieben.*

Spät am Nachmittag, als alle etwas angestrengt sind, sieht er, wie sich ein Kind in Gefahr begibt. Mit einem Sprung ist er beim Kind, es stürzt, und schon hat Aconit es in seinen Armen geborgen. Aber er rutscht aus, und, das Kind schützend, fällt er mit einem dumpfen Schlag auf den Felsen. In den 30 Jahren seines Lebens ist ihm so was noch nie passiert. Er liegt ein paar Sekunden im Schock da, dann steht er mit einem Ruck auf, schüttelt seinen Kopf, um die Dumpfheit und Verwirrung abzuwehren. Anschließend geht alles weiter wie immer, aber er ist ganz still geworden. Zuhause um Mitternacht herum fängt Aconit an, im Schlaf zu stöhnen und sich unruhig hin und herzuwerfen. Aconita wacht auf, geht zu ihm und legt ihre kühle Hand auf seine heiße und trockene Stirn. Er glüht und ist nicht richtig anwesend. Ein großer Durst entwickelt sich, und er trinkt einen Krug kaltes Brunnenwasser in einem Zuge aus. Als er sich aufsetzt, wird sein rotes Gesicht ganz blaß, und Aconita muß ihn festhalten. Das Fieber und die Unruhe steigen.

Auf einmal schreit Aconit: „Oh, großer Gott, ich sterbe!" Aconita hält seine Hand, und Tränen fließen über ihre Wangen. Sie betet. Tief versunken im Gebet befindet sie sich auf ihren geliebten Wiesen, und der Geist des Eisenhutes steht vor ihr: „Fürchtet Euch nicht, gebt Eurem Herzgemahl etwas von meiner Essenz. Seid ge-

Akuter Symptomenkomplex von Aconit

- *Folgen außergewöhnlichen Schocks für Geist und Körper*
- *Rasch eintretende hochentzündliche Zustände, meist einhergehend mit starkem Fieber*
- *Lebensbedrohliche Zustände, zumindest empfindet der Kranke es so und meint, er müsse sterben*
- *Große Unruhe begleitet die Erkrankung, meist mit viel Stöhnen*
- *Beim Hochsitzen ohnmächtige Schwäche und Blässe*
- *Meist großer Durst auf große Mengen kalten Wassers*
- *Fieberhafte Erkrankungen ohne Schweiß. Reichlicher Schweiß bedeutet, die Krise ist vorbei*

faßt. Es kommen noch weitere Prüfungen auf Euch zu, aber Ihr seid beschützt!"

Nach einem Schluck vom Blauen-Eisenhut-Elixier schwitzt Aconit stark und fällt in einen tiefen Schlaf. Am nächsten Morgen wacht er mit der Sonne auf, die sein Gesicht liebkost, und er fühlt sich wieder von der alten Kraft durchflutet.

Strenge Tage kommen und gehen. Aconit und Aconita, aber auch die kleinen Aconitchen, bemühen sich selbstlos bis zur Selbstaufgabe.

Einmal fällt beim Wintertraining ein Gruppenmitglied in eine Felsspalte und verletzt sich. Aconit übergibt Treues Herz die Führung, lädt sich den Verletzten auf den Rücken, um ihn vor dem kalten Wind von vorne zu schützen, und trägt ihn nach Hause. Dieser Mann hatte sich Aconits Anweisungen widersetzt. Seine Verletzung beeindruckt Aconit tief. Den ganzen Weg nach Hause lassen Aconit diese Eindrücke nicht los, und er beeilt sich mehr als nötig. Der kalte Wind bläst sehr unangenehm, was ihm sonst nichts ausmacht, aber am nächsten Morgen wacht er mit atemraubenden Schmerzen in der linken Brustseite auf. Sie kommen in Wellen mit einem Prickeln und Taubheitsgefühl und schießen in den linken Arm hinein. Die Schmerzen scheinen immer schlimmer zu werden, und auf einmal brüllt der sonst beherrschte Aconit vor Schmerzen. Wieder kommt ihm der Eisenhut-Geist zu Hilfe und ermahnt ihn, seine Fassung zu behalten. Am nächsten Tag geht es Aconit schon viel besser.

Schock und Wut lassen ihn resignieren

Es ist ein Sommertag. Eine Gesellschaft lädt die Aconit-Familie zum Sommerfest ein. Viele Gesänge und Tänze stehen auf der Tagesordnung. Zum Abendessen wird ausgiebig am offenen Feuer Bier ausgeschenkt. Der bittere, herbe Geschmack ist Aconit sehr angenehm und läßt sein Herz ungewöhnlich, aber irgendwie angenehm stark pumpen. Er ißt mit großer Begeisterung das eingelegte Gemüse und den Sauerbraten und trinkt große Mengen Enzianelixier, gesüßt mit Löwenzahnhonig. Am späten Abend spürt Aconit ein dumpfes Gefühl im Kopf, eine unbekannte Benommenheit. Er fällt in einen unruhigen Schlaf und hat das Gefühl, in der Luft zu schweben. Plötzlich fällt er aus großer Höhe weit hinunter und landet in den Armen des Berggeistes. Dieser lächelt ihn an und sagt: „Du sollst keinen anderen Geist trinken als meinen. Der menschliche Geist ist Gift." Als Aconit ihn unverständlich anguckt, erklärt er: „Bier enthält Alkohol und Enziangeist beträchtlich viel, ein hinterlistiges Gift." Das heilsame Wirken des Berggeistes breitet wieder Freude in Aconit aus, und am nächsten Morgen wacht er lachend auf.

Am späten Vormittag schaut er nach seinen Gästen, die aber fast alle noch schlafen. Im ganzen Haus macht sich ein unangenehmer Geruch breit, er sieht überall Zigarettenkippen auf dem Fußboden liegen. Schockiert merkt er, wie die Wut in ihm hochsteigt, aber diese Gefühle lösen eine überwältigende Resignation in ihm aus. Er verläßt das Haus mit dem Gefühl, von einem Schlag auf den Kopf getroffen worden zu sein. Er weiß nicht, ob er jemals wieder zurück zum Gästehaus will. Alles ist ihm zu viel, und er hält es nicht mehr aus.

Dann kommt die Erinnerung an den Berggeist. Freude hat er doch gespürt. Also können ihm die Umstände nicht seine Freude nehmen. Es reicht ihm nun mit dieser Selbstsucht und der destruktiven Lebensart. Fest entschlossen will er dieses Projekt aus seinem Leben schaffen und ruft Treues Herz zu sich, um ihn über seinen Entschluß zu verständigen. Nach einem längeren Gespräch beschließen sie, das Zentrum weiterzuführen, jedoch nur unter einfachen Regeln und Gesichtspunkten. Und so läuft heute das Aconit-Zentrum unter dem Motto: „Hilf dem mit offenem Herzen auf die eigenen Beine zu kommen, wenn er es sich sehnlichst wünscht. Wenn nicht, dann laß ihn in Gleichmut gehen. Einem Klugen zu helfen ist besser, als sich mit hundert Dummen herumzuärgern!"

Das Arzneimittelbild von Aconit

Aconit-Menschen sind kräftig gebaute Personen von lebhaftem und fröhlichem Charakter. Sie haben meistens eine sanguinische Konstitution, die sich durch Blutandrang aller Art, besonders da, wo Kälte die Ursache ist, manifestiert. Aconit besitzt unendlich viel Energie und Lebensfreude. Leben bedeutet für ihn Landleben und Verbundenheit mit der Natur. Seine Seele geht in der Welt der Pflanzen und Tiere auf. Er kann spüren, sogar hören, wie die Bäume miteinander sprechen. In allem sieht er das Leben, und wenn dies verloren geht, bekommt er Angst.

Aconit ist optimistisch und macht sich keine Sorgen. Er sieht nichts, weshalb man sich Sorgen machen könnte ..., bis der Tag kommt, an dem etwas passiert, was er nicht kennt z.B. ein zu heftiger Schlag oder ein Sturz, und das löst bei ihm einen Schock oder Schreck aus. Er wird plötzlich und heftig krank, bekommt sehr hohes Fieber und gerät ganz außer sich. Hinzu kommt ein so starkes Herzklopfen, daß er meint, er müsse sterben. Man sieht ihm buchstäblich die Todesangst im Gesicht an. Niemand kann ihm helfen und keine Worte können ihm vom Gegenteil überzeugen.

Wichtige Aconit Symptome

- Liebevolle, herzliche Menschen, die durch negative Gefühle wie Entrüstung, Empörung, Zorn, aber auch Eile sehr schnell betrübt oder sich dumpf im Kopf fühlen
- Schock oder Schreck durch eine Situation, die für den Betreffenden lebensbedrohlich ist, auch in emotionaler Hinsicht
- „Schlimme" (außergewöhnliche) Situationen werden nicht ertragen. Kleine Kinder schreien vor Angst, wenn sie zum ersten Mal den Weihnachtsmann im Kaufhaus sehen, oder beim Anblick eines Unfalls
- Ängstlich oder von Angst geprägt nach einem Schreck
- Die Befürchtungen, Angst vor schlimmen Dingen, werden durch kalte Getränke und Bewegung besser
- Schwangere fürchten sich vor der Entbindung, wenn die Herzensbindung zwischen ihr und dem Partner nicht mehr so eng ist. Sie haben das Gefühl, die Geburt könnte ihren Tod bedeuten
- Morgens normalerweise geistig sehr aktiv, aber abwechselnd mit Benommenheit, vor allem durch Zigarettenrauch, im warmen Raum und nach Alkohol
- Benommenheit, Verwirrung machen das Denken über ein Thema unmöglich. Draußen ist es besser
- Vergeßlich durch aufwühlende Emotionen
- Fleißig, ausdauernd, aber herunterziehende Gefühle und Angst entmutigen schnell
- Ehrgeizig, wagemutig, aber doch vorsichtig
- Sehr empfindlich, verträgt keine Witze, vor allem nicht in der Pubertät
- Sehr feinfühlig und empfänglich, braucht immer eine liebevolle Begleitung, verliert sonst das Vertrauen in die innere Stimme

Positive Affirmationen für Aconit
„Ich bleibe ab jetzt im Schutz der Natur!"
„Ich bin der Fels in der Brandung!"

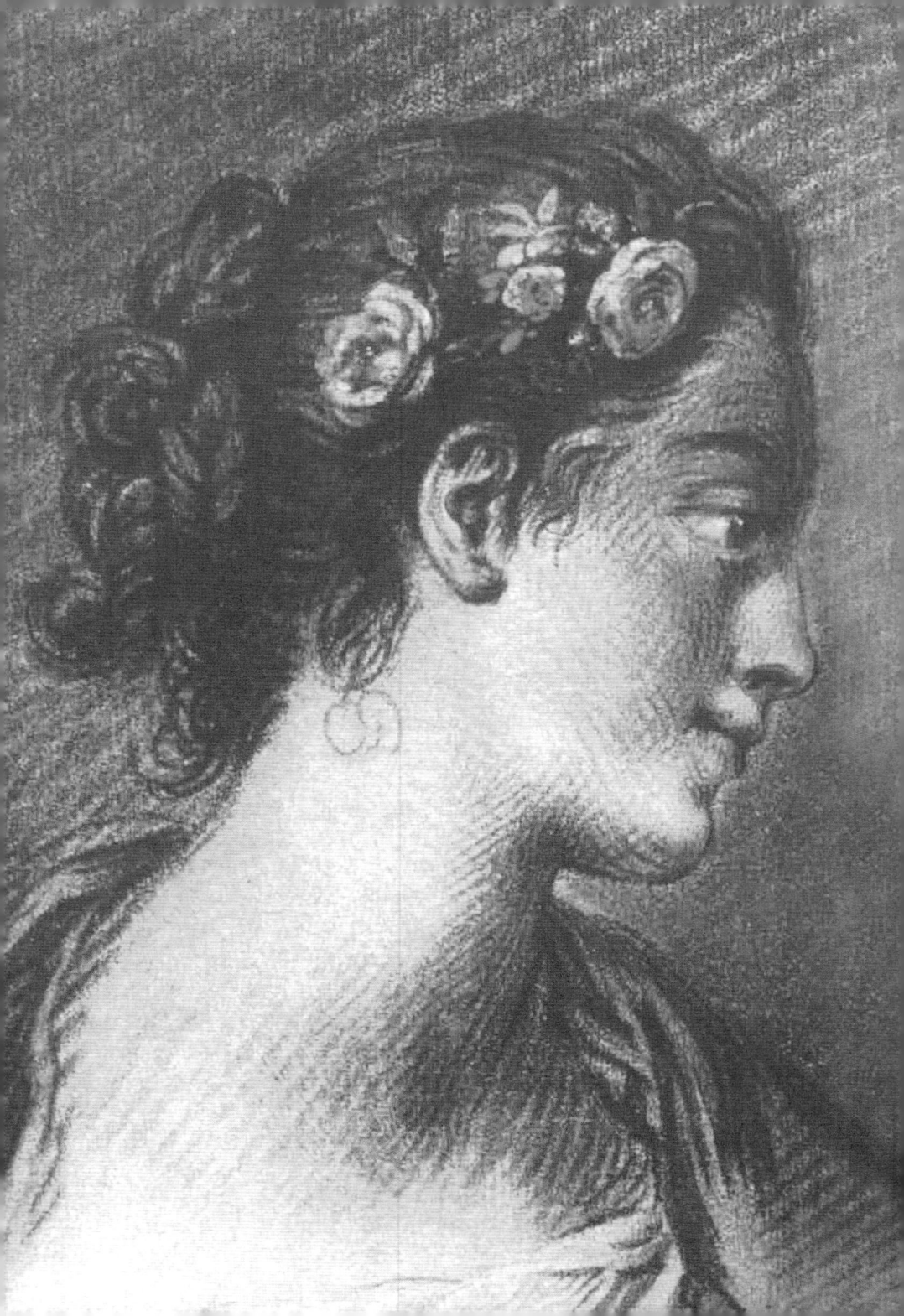

Hier werden wir Zeugen
der zu Herzen gehenden Liebesgeschichte
von Belladonna und Belcarlo,
die beide in ihrer Eigenart einen jeweils
anderen Aspekt des homöopathischen Mittels
Belladonna darstellen,
wie auch schon die Eltern
der kleinen Belladonna es taten.

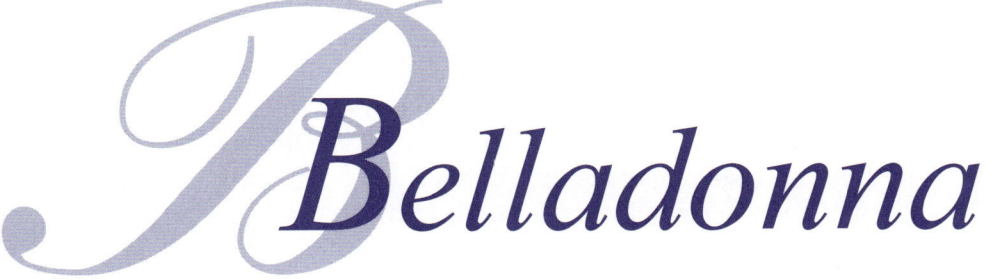

Belladonna

Wie die kleine Belladonna die erlöste Form erlangte!

Als das edle, wunderschöne Kind Amelia Belladonna vier Jahre alt war, starb ihr Vater an Säuferwahn. Kurze Zeit darauf lief ihre Mutter mit einem Hofgrafen auf und davon. Sie war eine hochbegabte Frau, aber die demütigenden und entbehrungsreichen Jahre mit ihrem anfänglich innig geliebten Mann hatten sie sehr mitgenommen. Die kleine Belladonna war ein wunderschönes Kind mit großen leuchtenden Augen und hoher Stirn – ein wahrhafter Engel. Das cherubinische Gesicht mit einem Hauch Apfelröte rief im Herzen edle Gefühle der Entzückung und Fürsorge wach. Jedoch waren ihre Chancen der Entfaltung in dieser familiären Umgebung gering.

Ganz alleine stand sie nun in der Welt, als ihr Opa, mit Namen Bene Spiritus, kam, um sie abzuholen. Nach außen hin unerschrocken und standhaft schlug ihr kleines Kinderherz voller Angst und Bangen. Opa Bene Spiritus nahm sie in seine Arme, und sie schmiegte sich an seine Brust. „Armes Wesen", dachte Bene Spiritus und führte sie zu sich in ihr neues Heim. Sein Haus von stattlichem Bau, ein wahres Palais, befand sich in einer großen, prächtigen, gartenähnlichen Parkanlage.

Amelias Wohnbereich war ein turmähnlicher Erker von großzügigen Dimensionen. Augenblicklich verliebte sie sich in ihr harmonisches Zimmer und sprang voll juchzender Freude auf ihr Bett, drückte das große Kopfkissen an sich und tanzte wild und ausgelassen herum. Die Wände waren wie von Michelangelo bemalt, und vor einer wunderschönen Wandmalerei von der heiligen Dreieinigkeit blieb sie stehen und schaute sie mit großen Kinderaugen an, bis der Opa sie an den Schultern nahm und ihr die Bedeutung erläuterte.

Am Mittagstisch wollte die Kleine gleich ein Stück Brot nehmen, aber Bene Spiritus ermahnte sie, daß sie erst Gott lobpreisen und danken sollte. Amelia gab daraufhin irgendein ungereimtes, unverständliches Gemurmel in rasender Geschwindigkeit von sich und schob das ganze Stück Brot in ihren Mund. Als sie eine weitere Handvoll Brot packen wollte, hielt Bene Spiritus sanft, aber bestimmt ihre Hand fest.

„Jetzt werden wir ein richtiges Gebet sprechen", sagte er. Auf einmal wurden Belladonnas Augen ganz klein, unbändige Furcht war in ihnen zu sehen. Sie sprang auf und biß ihren Opa in die Hand. Da er ihre Hand nicht gleich losließ, spuckte sie ihn an, riß sich los und rannte wie ein gejagtes Tier durch das Haus. Gerade als sie aus dem Fenster hinausspringen wollte, konnte er sie packen und festhalten. Sie kämpfte wie eine Wilde, bis sie auf einmal sein lächelndes, väterliches Gesicht wahrnahm, und ihre ganze Furcht verschwand.

Opa Bene Spiritus beschloß, am nächsten Tag mit ihrer Erziehung zu beginnen, die aus ihr die „schöne Dame" machen sollte, die sie in Wirklichkeit war. Als erstes lernte sie, sich korrekt und eindrucksvoll auszudrücken, was man im herkömmlichen Sinn „sich richtig artikulieren" nennt. Für Amelia bedeutete es, die ganze Schönheit ihres Wesens, ihre tiefen Empfindungen mit sanfter, aber unbeugsamer Intensität äußern zu können. So lernte sie, sich im Reden, Singen, Musizieren, Tanzen, Gehen, ja beinahe in jedem Bereich des Lebens auszudrücken. Jede Geste wurde einstudiert und geschult, und bald brachte Amelia Belladonna es zu einer kontrollierten Auswahl an Worten, denen sie mit der richtigen Hand- und Körperbewegung die entscheidende Bedeutung gab.

Die Jahre vergingen, und sie wuchs zu einer würdevollen Dame heran. Zu Hause sammelte sie in jeder erhabenen Gesellschaft von klein auf viele Erfahrungen und verinnerlichte deren Lektionen. Im Umgang mit anderen Menschen hatte sie eine äußerst angenehme Art und Weise, wobei ihr eisernes Rückgrat nicht im mindesten zu bemerken war. Die Kultur jedes Landes war ihr vertraut. Ungeachtet dessen, ob sie sich in der Toskana, der Bretagne, im Habsburgerland oder bei den Nachbarn in Herzogowina befand, stets war sie die graziöse Florentinerin, Bretagnerin, Habsburgerin oder Herzogowinerin. Eine hochinteressante und bewegende Zukunft lag vor ihr. Wer weiß, welche Stufen sie erklommen hätte, wäre da nicht der charmante Belcarlo der Botticelli-Familie gewesen! Aber der Kreis dreht sich, und alte Schatten holen auch eine Belladonna ein.

Herkunft von Belladonna und ihre Charakterzüge

Atropa Belladonna, die Toll-kirsche, auch Irrbeere oder Wutbeere genannt, findet man überall in Europa, Kleinasien und Nordafrika. Sie bevor-zugt trockenere Stellen oder Gegenden. Deswegen ist sie eher an einem leichten Berg-hang als auf einer Wiese oder in einer Mulde zu finden.

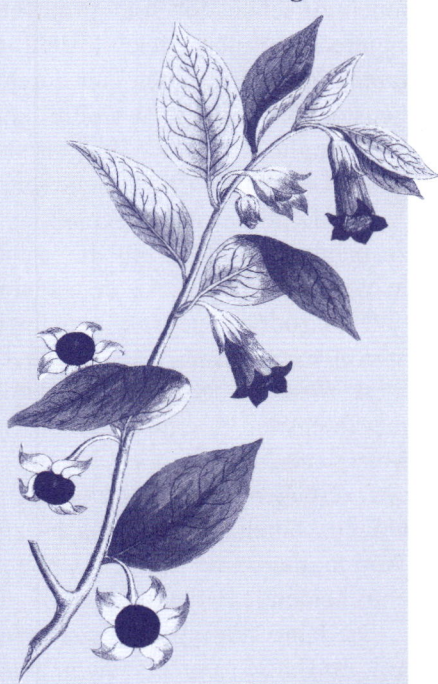

Es sind die glänzend schwarzen Beeren dieser 80 cm bis 1,50 m großen Pflanze mit rötlich-braunem Stengel, die besonders giftig sind. Sie ähneln sehr dunklen Kirschen in der Form und der leichten Süße, obwohl ihr übler Ge-schmack den Genuß verdirbt.

Wie die Namen schon aus-drücken, kann der Belladon-na-Mensch rasend wütend werden, wenn seine innere Aktivität gehemmt wird. Die Belladonna-Kinder sind sehr aktiv und können im leichten Krankheitsfall nicht zur Ruhe gebracht werden. Erst bei Temperaturen um die 40° C oder darüber suchen sie das Bett auf, vorher sind sie beim besten Willen nicht zum Hinle-gen zu bewegen. Jedoch bleibt auch dann die Gehirnaktivität krankhaft erhöht.

Kinder reagieren in beson-derer Weise auf das Gift. Die lange Reihe der Vergiftungs-symptome zeigt auf ihrem Hö-hepunkt eine äußerst heftige Gehirnreizung, bedingt durch den starken Blutandrang zum Kopf. Studien haben gezeigt, je geringer die Gehirnaktivität eines Individuums ist, um so weniger Wirkung hat das Gift auf das Gehirn selbst. Dies bestätigt sich in der Homöopathie. Das Mittel Belladonna paßt für Menschen mit regem Geist, die ihre Fähigkeiten hoch geschult haben. Die Alten haben sie „solanum manicum furiosum letale" genannt. Auf Englisch heißt sie „deadly nightshade" (tödlicher Nachtschatten). Der Mißbrauch oder die Vernach-lässigung der geistigen Fähigkeiten eines Menschen mit einer Belladonna-Konstitution, führt zu wütender Manie und Krämpfen und letzten Endes zum frühzeitigen Tod. Atropa Belladonna, „Tochter" der Göttin Atropos, bestimmt ihr Schicksal unerbittlich. Wenn das Los geworfen ist, wird der Lebensfaden unabänderlich hineingewoben. Auch wenn das Leben ihn abreißt, geht Belladonna ihren Weg, ohne sich einmal umzudrehen.

Wie Belcarlo Amelia zum Verhängnis wurde

Es war, als ob die ganze Vergangenheit ihrer Eltern zur Gegenwart wurde. Der heißgeliebte Belcarlo stürmte sich wie ein Wirbelwind in Amelias Leben. Wochen des verliebten Zusammenseins in Paris, Barcelona, Virginia vergingen in Lichtgeschwindigkeit. Das gegenseitige Kennenlernen ihrer Freunde und Bekannten brachte viel Herzenswärme in ihr Leben. Es fing an, als sie in der Traumwelt „Everybody is singing down in Havanna" waren. Amelia spürte ein seltsames Gefühl von Zuneigung zu dieser kubanischen Stadt, das sich wie ein angenehmes Prickeln in ihrem ganzen Körper anfühlte. Tag für Tag wuchs dieses Gefühl, und sie spürte eine zunehmende Zärtlichkeit für ihren Bello.

Die Traumwelt verlor jedoch allmählich ihren Reiz, und stattdessen schlich sich eine große Sehnsucht nach ihrem Gutshof und der Heimat in ihr Herz ein. Eines Tages gingen sie in ein Palmenrestaurant, in dem der Abend mit Flamenco belebt wurde. Sie tanzte zwei Tänze mit Bello und wurde sofort hochrot im Gesicht. Ein paar Schlückchen von ihrem „espumoso d' arzahar"– ein besonderer Sekt aus Marokko – entspannten sie augenblicklich. Sie setzten sich hin, und sie probierte von ihrer „sopa de crema d'esperrago" – Spargelsuppe, die sie so gerne gemeinsam genossen hatten. Auf einmal wurde Belladonna blaß und sie spürte einen Ekel vor diesem erlesenen Gemüsegericht. Als ihre „ensalade di guacamole" kam, wurde ihr schon allein von dem Gedanken an Avocado aus der feinen Küche schlecht. Nun entschloß sie sich, ihrem Caro Marido Bello den „schönen Umstand" mitzuteilen, und äußerte ihren tiefen Wunsch, nach Hause zurückzukehren. Sie wollte ihr Kind mit all der Liebe, die sie von ihrem gütigen Opa Bene Spiritus bekommen hatte, überschütten und ihm das Glück eines Heimes voller Schönheit und Harmonie schenken.

Belcarlo jedoch hatte ihre zarten Andeutungen nicht wahrgenommen und war immer noch dabei, die nächste Köstlichkeit zu bestellen: „Camarero, una botella de Vermouth, por favor!" Entschlossen und

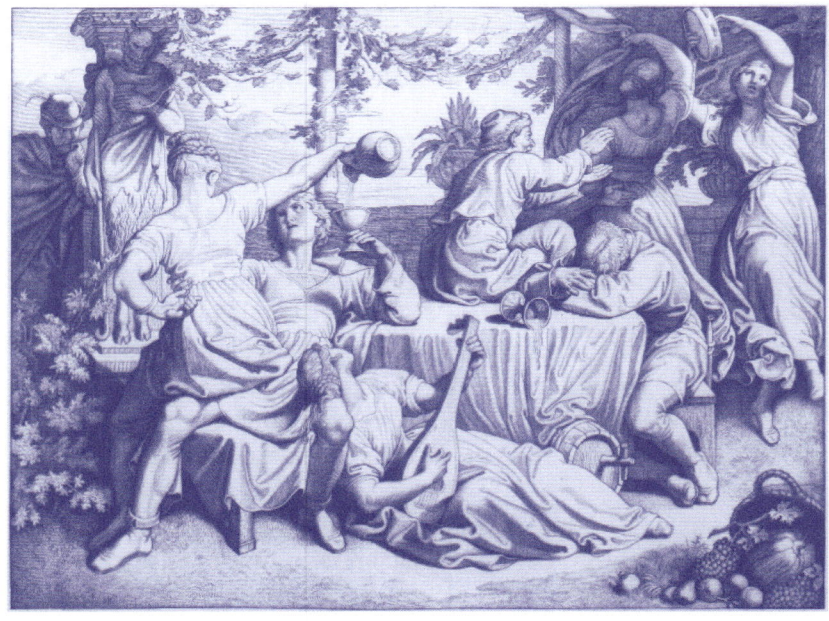

fest sprach sie nun mit ihm. Als er sie fassungslos ansah, brach Belladonna den Abend ab und bestand darauf, auf ihr Zimmer zu gehen.

„Bist du verrückt? Meinst du etwa, daß ich das schöne Leben wegen deines Kindes aufgeben werde?" fragte er sie entsetzt.

„Es ist nicht alleine mein Kind, sondern unser Kind, und wir fahren morgen nach Hause", erwiderte Belladonna.

Und so geschah es. Jedoch war Belcarlo nicht zu bändigen. Sein innerer Kern, noch nicht ausgereift, wollte keineswegs die Welt des Zauberglanzes und der hinreißenden Aktivitäten aufgeben. Belladonna brauchte jetzt die Ruhe und Festigkeit ihres Zuhauses, die Schönheit und die Behaglichkeit ihres Gartens, die Fürsorge und die Zärtlichkeit ihres Mannes. Sie spielte viel Musik und sang liebevolle Lieder für ihr Kind in ihrem Bauch. Aber das langweilte den Bello. Er vermißte das aktive Leben in der Außenwelt, die bezaubernde Innenwelt war ihm zu fremd. Als Belladonna gar nicht mehr bereit war, zu allen möglichen Festen und Einladungen zu gehen, entfremdete er sich zunehmend von ihr und ging alleine seinen Vergnügungen nach. Höhnisch grinsend beleidigte er sie immer häufiger, bemerkte es gar nicht und prahlte mit seinen tollen Leistungen.

Zum Teil löste er Zorn in ihr aus, aber meist eher Traurigkeit durch seine fehlende Zärtlichkeit.

Als sie eines Tages in Gedanken versunken im Park spazierenging, blies ein kühler Wind. Traurig schlenderte sie stundenlang, ungenügend geschützt in der Kälte umher. Schon am frühen Abend merkte sie die starken Schmerzen in ihrem Hals. Ihr Kopf wurde ganz heiß, und sie fiel in einen ruhelosen Schlaf. In ihrem Traum herrschte Krieg, und sie wurde von Riesen verfolgt. Schreiend und zuckend warf sie sich im Schlaf umher.

Am nächsten Morgen hatte sie einen ganz dicken Hals und konnte nicht mehr schlucken. Auch ein paar Tropfen Wasser zu schlucken, verursachte solch qualvolle Schmerzen, daß sie den Versuch gleich wieder fallenließ. Sie hatte sowieso keinen großen Durst, aber die Kehle war so trocken, hochentzündet und brannte dermaßen, daß sie meinte, ein paar Schlückchen kaltes Wasser würden ihr guttun. Sie fühlte sich fiebrig, und obwohl der Kopf brannte, waren die Füße eher kalt.

Im Laufe des Tages trocknete der Körper immer mehr aus, da das Trinken ja fast unmöglich war. Das Bedürfnis nach Flüssigkeit wurde so groß, daß sie versuchte, auf einmal einen großen Schluck zu trinken. Ihre Kehle krampfte sich derart stark zusammen, daß die ganze Flüssigkeit durch die Nase hoch geschleudert wurde. Völlig erschöpft legte sie ein Tuch mit heißem Mehlquarkbrei auf Brust und Hals und versuchte abzuschalten. Einige Stunden später wachte sie auf. Der Schmerz schien besser zu sein, und sie nahm ein tiefes Verlangen nach Limonade wahr. Sie ging in die Küche, preßte eine ganze Zitrone

> **Akuter Symptomenkomplex von Belladonna**
> - *Plötzliche, heftige Erkrankungen durch Kälteeinwirkung (auch Hitze), vor allem am Kopf*
> - *Ausgeprägte Gehirnreizung bedingt Alpträume bis zu rasendem Delirium*
> - *Mund und Rachen sind sehr trocken und brennen, aber meist hat der Patient kaum Durst, wenn überhaupt, dann auf kleine Mengen*
> - *Der Kopf ist heiß, oft rot, die Füße kalt.*
> - *Der Schmerz ist unerträglich, geringste Erschütterung, sogar Berührung verschlimmern besonders*
> - *Warme (heiße), feuchte Anwendungen tun gut*
> - *Frische Limonade mit Sirup ist ein heilsames Getränk für Belladonna*

aus, verdünnte den Saft mit einem halben Liter Wasser und gab etwas Himbeersirup dazu. Selig schlürfte sie immer wieder von der kühlen, erfrischenden Limonade. Bis zum Abend hin hatte sie um die zwei Liter getrunken. Am nächsten Morgen wachte sie gesund auf.

Belladonna lernt, auf die eigenen Fundamente zu vertrauen

Sie sah Belcarlo immer weniger, bis er ganz verschwand. Das werdende Kind aber war ihr das Wichtigste, und dafür setzte sie sich mutig ein. „Meinem Kind gebe ich das beste Zuhause, zu dem ich imstande

bin, und bewahre es vor all diesem Unheil!" war ihr fester Entschluß.
Sie bereitete sich auf die Geburt vor, indem sie viel tanzte, Spaziergänge machte sowie durch Gebete und Gesang. Die letzten Wochen
ernährte sie sich fast nur noch von Gemüse und Obst.

Im sanften Licht von bunten Kerzen um sich herum und rhythmi-
scher, dynamischer Musik brachte sie ihr Kind ganz alleine zu Hause in einer Badewanne voll sprudelnd warmem Wasser zur Welt. Mit
Tränen in den Augen und überwältigt vor Freude, empfing sie ihre
Tochter und schmiegte sie an ihre Brust.

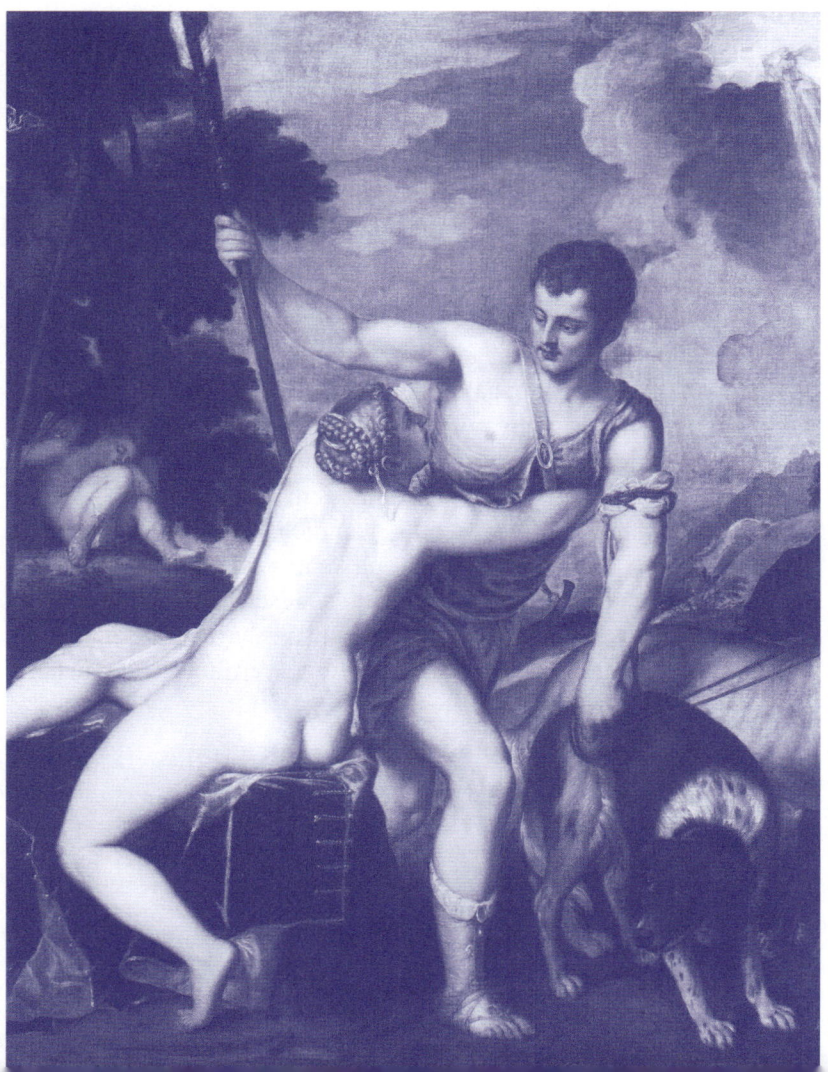

Die Zeit verging, und im Laufe der folgenden paar Jahre hatte Belcarlo das ganze Vermögen verschwendet. Dies war für Belladonna ein harter Schlag, und mit schwerem Herzen kämpfte sie, um bei Sinnen zu bleiben, ihren Verstand nicht zu verlieren. In einem dieser Momente tappte ihre Tochter herein und gab ihr einen warmen Kuß. Sofort erlangte Belladonna ihre Fassung wieder und dachte bei sich: „Ach, du mein Herz! Für dich und für uns werde ich alles tun."

Sie machte eine Art Kindergartenschule auf mit dem Schwerpunkt auf Musik und Tanz. Ihr großes Wissen und Können kamen ihr zugute. Auch konnte sie die Anregungen alter und moderner Erziehungsrichtungen gut miteinander verknüpfen und in das Konzept einbauen.

Aus eigener Kraft war sie nun fähig, ein zwar bescheidenes, aber gutes Leben zu führen. Eines Tages wurde sie von Bellini, ihrer Tochter, gefragt: „Wer ist eigentlich mein Papa?"

Tränen standen in Belladonnas Augen. „Den wirst du auch kennenlernen und zwar bald", erwiderte sie mit Bestimmtheit, nachdem sie kurz in sich hineingehorcht hatte.

Sie machte Belcarlo ausfindig und begab sich zu ihm: „Deine Tochter hat nun ein bestimmtes Alter erreicht und braucht in dieser Phase ganz besonders ihren Vater, und deswegen nehme ich dich jetzt mit nach Hause!" sagte sie ihm ganz ruhig. Gegen die entschlossene Kraft, die von Belladonna ausging, war es unmöglich, Widerstand zu leisten. „Du kannst lernen, mich aufrichtig zu lieben, wenn du gewillt bist. Aber zumindest unserer kleinen Bellini schenkst du von nun an all deine Liebe. Ich hege keinen Groll gegen dich, aber es ist an der Zeit, daß wir alle den Willen aufbringen, uns näherzukommen. Dies muß im täglichen, gegenseitigen Respektieren geschehen. Komm, mein lieber Bello, gehen wir nach Hause." Und so schaffte es Belladonna, selbstsicher auf ihre eigenen Fundamente zu vertrauen, und sicherte dadurch das Glück ihrer Familie.

Das Arzneimittelbild von Belladonna

Im erlösten Zustand ist Belladonna ein sehr in sich ruhender Mensch. Immer fröhlich und freundlich strahlt er zu jedem Harmonie und Ruhe aus. Sein Gesicht, rund und ohne Kanten, und seine kräftigen Gesichtsfarben vermitteln Weichheit und Lebendigkeit. Stark und gut gebaut, mit hoher Stirn und großem Kopf sieht er darüberhinaus sehr gesund aus.

Belladonna hat einen starken Bezug zur Hirnaktivität und Intelligenz, die sich vor allem in den besonders leuchtenden Augen bemerkbar macht. Die Belladonna-Kinder sind frühreif und geistig sehr wach, lernen schnell und reden ganz vernünftig. Sie sind äußerst lebhaft – richtige Energiebündel, die nicht viel Schlaf brauchen.

Die Grundkomponente von Belladonna ist der Ausgleich. Belladonna-Menschen haben im gesunden Zustand die Fähigkeit, alle Störungen, die von außen kommen – und es sind sehr viele! – auszugleichen. Sie wissen mit ihnen umzugehen, ohne daß ihr ständiges Ausgleichen bemerkt wird. Wenn jemand beispielsweise verärgert ist, fragen sie sich: „Was ist das Problem?" ohne selbst ärgerlich zu werden. Alles funktioniert in Harmonie, und sie fühlen sich als Teil des Ganzen.

Dieses ständig ausgleichende Gemüt bedarf einer hohen Aktivität. Sie sind viel unterwegs, in der Natur und in den Bergen – die sie bewußt genießen, weil sie sich dort so harmonisch und zur Einheit gehörig fühlen. In Gesellschaft gehen sie auf jeden zu, freundlich, strahlend, kontaktfreudig. Sie sind deshalb immer so aktiv, weil sie ständig bemüht sind, mit dem, was entsteht, umzugehen. Eine große Neugier treibt sie, alles bewußt am eigenen Leib zu spüren, und sie haben große Angst, etwas zu verpassen: Es gibt ja soviel zu erleben!

Belladonna-Menschen haben also eine sehr angenehme Persönlichkeit – bis eine extreme Störung, die sie nicht auszugleichen vermögen, eintritt und sie ihr Gleichgewicht verlieren. Sie werden dann übermäßig reizbar und unausgeglichen und sind nicht mehr auszuhalten. Das Angenehme, das sie so umgänglich machte, schlägt nun ins Gegenteil um. Man erkennt sie nicht wieder.

Die Hyperaktivität läßt ihr Gehirn nicht zur Ruhe kommen, sie schlafen zwar, wälzen sich aber hin und her und wachen immer wieder auf. Wenn der Zustand sich weiter verschlechtert, steigert sich der Erregungszustand: Sie bekommen sehr hohes Fieber (41° C) und Halluzinationen, sehen schwarze Tiere, insbesondere Hunde, Dämonen, Giganten, Riesen, die auf sie losgehen und sie bedrohen. Eine unkontrollierte Angst, die sie aus dem Bett springen läßt, überwältigt sie. Sie empfinden einen unbändigen Zorn über den Verlust der Harmonie, toben, beißen andere, weil diese sie von der Einheit abhalten, ja sie wollen sogar aus dem Fenster springen. Ihre Augen sind jetzt noch größer geworden und ihr Gesicht ist purpurrot. Je stärker die Einengung von außen kommt, desto heftiger werden die Symptome.

Die körperlichen Symptome zeigen die gleiche Überaktivität wie das Gemüt. Sie entstehen alle durch die Überfunktion der Organe und sind durch Brennen, Entzündung, Röte, Krämpfe, Delirium gekennzeichnet. Der kranke Belladonna-Mensch kann keinen Lärm, kein Licht, keine Gesellschaft ertragen. Alles, was wir vom positiven Zustand her kennen, ist nun umgekehrt. Jetzt möchte er ohne Störung, ganz allein zu Hause sein. Woanders zu sein, ist ihm zu ungewiß, fremdartig, im Krankenhaus weiß man ja nicht, welche Störungen auftreten könnten. Wir können uns jetzt richtig vorstellen, wie die Schmerzen bei Belladonna wie ein elektrischer Schlag einschießen. In diesem Zustand ist Berührung und vor allem Erschütterung am schlimmsten. Die Kopfschmerzen sind so stark, wie wenn der Kopf zerplatzen würde. Die geringste Augenbewegung reicht, um den Kopfschmerz zu verschlimmern.

Wichtige Belladonna Symptome

- Menschen, die einen Sinn für das Leben haben und sehr positiv gegen jede Gegenströmung ankämpfen
- Sie glauben nicht an Kranksein und versuchen unter allen Umständen weiterhin aktiv zu bleiben
- Sie haben nur Vertrauen in sich und glauben, andere bewegen zu müssen, weil keiner etwas von alleine tut
- Sie haben eine sehr sanfte, angenehme, überzeugende Art. Kommt aber das Gegenüber dem Sinn ihres Lebens nicht nach, können sie rasend wütend werden
- Eine tiefsitzende Angst sitzt in ihnen, daß ihre Lebenseinstellung von anderen zerstört werden könnte
- Aus diesem Grund besteht eine Furcht, oft unbewußt, vor tiefer Annäherung und Berührung, eingesperrt und außer Gefecht gesetzt zu werden
- Gefühle der Bedrohung und Angst überschatten ihre Hoffnungen
- Sie laufen Gefahr durch Übermut und zu Lustigsein anderen zu nahe zu treten
- Sie können beleidigend sein und schimpfen, ohne es selbst zu merken
- Sexuell sind sie sehr fordernd. Für manche kann Sex zum einzigen Vergnügen im Leben werden. Das ganze Leben dreht sich dann um Sex
- Ist der Geschlechtstrieb zu stark, vergessen sie alle Verantwortungen
- Tief innen sind sie stets mit ihrem Zuhause verbunden. Manchmal haben sie das Gefühl, daß alles Zuhause in Flammen auf gegangen ist, auch im übertragenen Sinne brennt es. Deshalb möchten sie nach Hause
- Enthaltsam leben, das bedeutet auch getrennt sein vom „Leben", und ohne Partner zu sein, macht ihnen das Herz schwer
- Musik und Tanz bringen den Frohsinn ins Leben zurück

Positive Affirmation für Belladonna
„Ich bin meine eigene Quelle!"

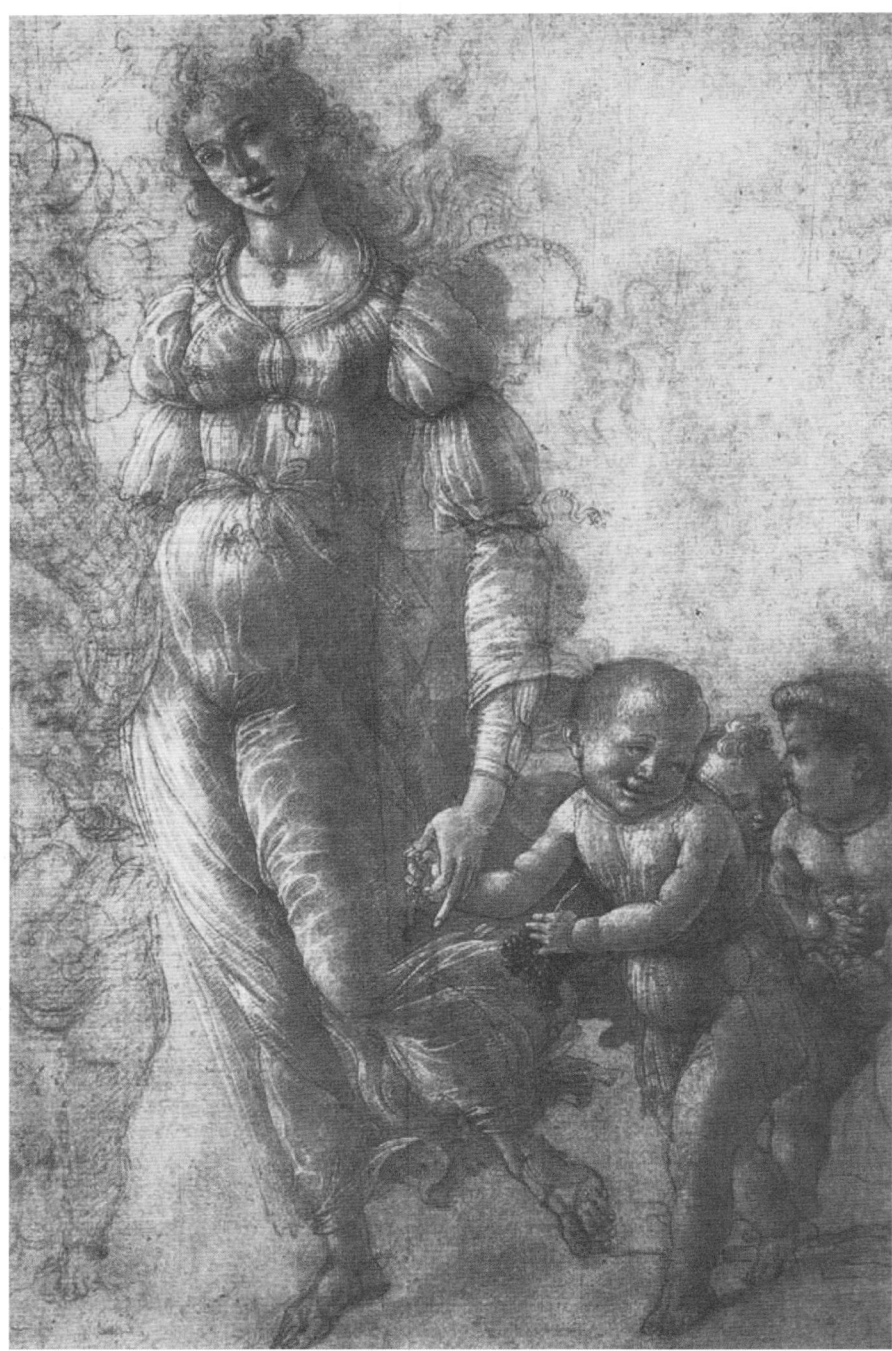

Pulsatilla ist häufig angezeigt bei Menschen,
die durch ihr sanftes Wesen
in der rauhen Wirklichkeit zu viel einstecken
und dadurch ihr wahres Potential des Mitgefühls
nicht recht entwickeln können.

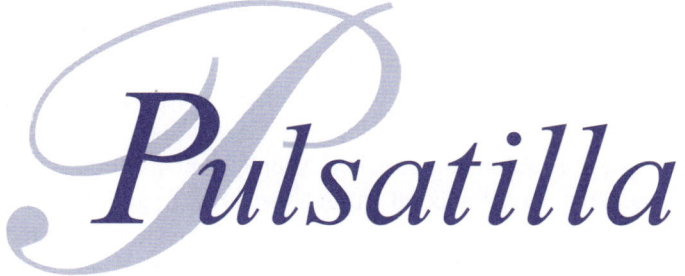

Pulsatilla

Pulsatillas Einweihung und ihre Erziehung zur Erreichnung des erlösten Zustandes

Als Anemone drei Jahre alt war, brachte der würdige Vater Pulsatillon seine Tochter zu einer Einsiedelei der Bruderschaft. Groß war die Freude der Brüder, den aufrichtigen, sanftmütigen und mildherzigen Anemonenmeister wieder zu sehen. „Ich bringe dir meine Tochter", sagte er zu Bruder Nemonis, dem Klausen-Abt, „damit sie in die Geheimnisse der Anemonenschwesternschaft eingeweiht wird." Dessen Augen füllten sich mit freudigem Licht, als ob sie sagen wollten: „Bruder, für diese Ehre werde ich dir ewig dankbar sein." Zu Pulsatillon sagte er: „Ich werde sie bis zum 12. Lebensjahr bei uns behalten und dann in die Hände unserer Schwester Soranemone im Nachbardorf geben." Anemones Einweihung begann schon am gleichen Abend. Zuerst wurde sie in Rosenwasser gebadet. Anschließend wurden ihre langen, goldblonden Locken mit duftenden Kräuterölen gekämmt und hochgesteckt, ihr Körper mit 24 Vergiß-mein-nicht-Ölen einmassiert. Jedes enthielt eine Note der 24er Notenskala. Dermaßen vorbereitet wurde die wunderschöne Anemonen-Prinzessin in gold-violettem Gewand in den Hof getragen. Der Vollmond schaute mild auf sie herunter, und sie erlebte in ihrem Herzen das Licht der drei Sphären. Eine Liebe für die Natur durchflutete sie, und Tränen der Dankbarkeit liefen über ihre goldigen Wangen.

Am nächsten Tag fing ihre Ausbildung an. Bei Wind und Regen, Sturm und Gewitter, Sonne und Mond wurde fortan der kleinen Anemone das Empfinden für die dreifaltige Flamme in ihrem Herzen nähergebracht, und ihre Liebe für die Natur wuchs unaufhörlich.

Pulsatillon verweilte noch eine Zeitlang in der Franemonia-Klause, um den Abschied für seine Tochter so schmerzlos wie möglich zu gestalten.

Am Tag seiner Rückreise verabschiedete sich ihr Vater mit den Worten: „Ich segne dich, meine liebste Anemone. Mögen die Engel dir die Kraft geben, jeden Sturm, jede Gewalt mit höchster Anmut abwehren zu können." Er umarmte sie noch einmal herzlich und verließ sie dann. Die einsame Anemone lag in ihrem Bett. Langsam versiegten die Tränen, und sie sah kurz darauf eine Reihe von kleinen Wesen auf ihrem Bett tanzen, die sie an die Hand nahmen und küßten.

So verbrachte sie in der Einsiedelei neun Jahre harter Schulung. Jeden Abend jedoch kamen die kleinen Wesen an ihr Bett und erfreuten ihr Kinderherz.

Als sie wie versprochen zu den Schwestern in das Nachbardorf kam, war sie zu einem zierlichen, graziösen, aber kräftigen Mädchen herangewachsen. Hier wurden ihre Fähigkeiten und die Liebe zur Natur weitere neun Jahre geschult, und sie lernte, sich in Tanz, Gesang und Malerei auszudrücken.

Die Herkunft von Pulsatilla

Es gibt eine ganze Reihe verschiedener Pulsatilla-Pflanzen, von der Alpen-, Schwefel- und Frühlingsanemone bis zur Stern-, gewöhnlichen Wiesen- und Kuhschelle bzw. Kü(h)chenschelle. Unsere kleine Anemone ist eine Wiesenküchenschelle oder Pulsatilla pratensis (lateinisch: pratum = Wiese), da sie die Wiesen bevorzugt, um sich dort anzusiedeln. Sie heißt auch Fahne im Wind oder treffender „Wind flower" auf Englisch. Ihr Spielchen mit dem Wind muß man gesehen haben. Auch beim stärksten Sturm beugt sie sich jedem Windstoß geschmeidig und würdevoll.

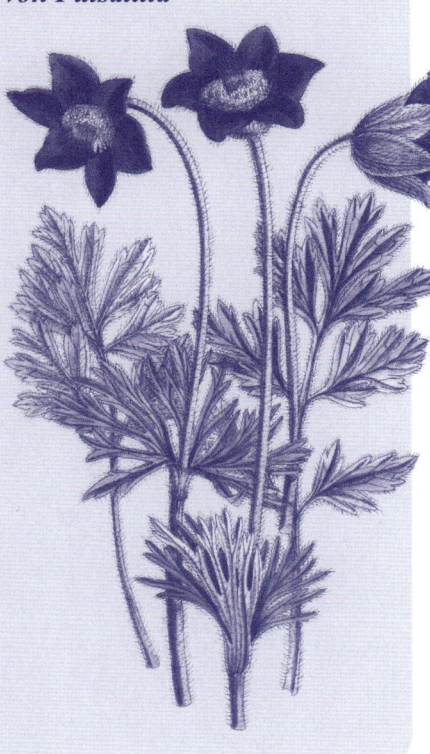

Federt unversehrt zurück, gleich wieder bereit, mit dem nächsten mitzuschwingen. Jede einzige Blüte, jedes einzige Haar behält vollends ihre ursprüngliche Schönheit. Dies zeigt uns die mächtige Charaktereigenschaft von Pulsatilla: In ihrer liebenswürdigen Milde, Sanftheit und unendlichen Barmherzigkeit, ist sie bereit, sich allen Gewalten der Welt auszusetzen.

Das bescheidene Mägdlein Anemone pratensis steht, vom Winde verweht und allen trostspendend, gerne auf sonnigen, sandigen Almen. Das Luftelement, der Atem (Odem), trägt seine geliebte Tochter Anemone kraftvoll. Daher wird ein Pulsatilla-Mensch ohne die Zufuhr von frischer Luft und Wind todkrank. Kalte (kühle), erfrischende Luft vermag ihn aus dem tiefsten seelischen oder körperlichen Abgrund zu erlösen. Sie heißt auch Pulsatilla nigricans, weil die hell-lila Blüten so dunkel-violett werden können, daß sie wie schwarz aussehen. Unseres Wissens ist noch nicht geklärt, ob es sich wirklich um eine Unterart handelt. Es ist ungefähr zu vergleichen mit ganz dunklen und hellen Himbeeren. Pulsatilla nigricans ist selbst an den dunkelsten Standorten zu finden, im Gegensatz zu Pulsatilla pratensis. Darin steckt auch noch ein Wesenszug von Pulsatilla: Sie weist den am tiefsten Gefallenen unerschrocken den Weg in die Freiheit. Im Englischen heißt Pulsatilla auch „Pasqueflower", vom Französischen „paques" = Ostern. Auch wenn eine noch so große Herausforderung sie fast am Boden zerdrückt, steht sie am Ende wieder gerade und kräftig da. Eine ähnlich subtile Bedeutung ist in ihrer alten französischen Bezeichnung „passefleur" versteckt: Sie übertrifft sich selbst, wenn es um die Sache geht.

Pulsatilla kehrt in die trügerische Welt zurück

Mit 21 Jahren verließ Anemone das hochgelegene Gebirgsdorf und kehrte zurück zu den Almen ihres Vaters am Fuße der Berge. Sie übernahm den Hof, den ihr Vater zurückgelassen hatte, und wo die Kühe auf der saftigen Wiese weideten. Gebirgsbäche murmelten ihr Lied durch das Land und brachten den Segen der Berge zu Mensch und Tier. Die Sopranstimme Anemones vermischte sich mit dem Gesang der Vögel, der Luft und des Wassers und erfüllte die Gegend. Bald erfuhr sie jedoch über die Nachbarsleute von ihrem kleinen Bruder Pulsatillus, der, schutzlos durch die fehlenden Eltern, in die falschen Hände einer zweifelhaften Organisation geraten war. Auf der Stelle beschloß sie, ihn zu suchen, schnallte sich ihren Gürtel um, legte die Führung des Hofes in die Hände ihrer treuen Helfer und machte sich auf den Weg.

„Diesen Wohltätigkeitsschwindlern werde ich eine Lektion erteilen!" sagte Anemone zu sich selbst.

Der Nachrichtendienst dieser Organisation leitete die Meldung schnell weiter, daß die Schwester von Pulsatillus auf dem Weg zu ihnen sei. Es folgte eine Krisensitzung der sieben Mächtigen dieses Geheimbundes, um zu planen, wie sie Anemone am besten außer Gefecht setzen könnten.

„Sie ist gefährlich", sagte das alte Oberhaupt. „Wir dürfen sie nicht unterschätzen. Eigentlich ist sie unbesiegbar. Nur der Tod kann sie außer Gefecht setzen. Wir werden aber unseren Grundsatz, niemals zu töten, auch beim schwersten Schlag gegen uns nicht aufgeben. Wir brauchen nur gute Ideen!"

„Ich schlage vor", sagte der Pragmatiker unter ihnen, „wir sollten ihr erstmal ihren Bruder freigeben. Aber dann verwickeln wir sie in eine Angelegenheit, die sie nicht im entferntesten mit uns in Verbindung bringt."

„Sind nicht selbst die Größten dem Eros zum Opfer gefallen?" fragte der dritte.

„Möchten Sie vielleicht selber den Adonis spielen, mein verehrter Bruder?" lächelte ein anderer.

„Ich finde die Idee gar nicht so schlecht", sagte der nächste, „es muß bloß so inszeniert werden, als ob alles rein zufällig geschehe."

Der sechste fügte hinzu: „Unser Adonis sollte aber lieber ahnungslos in die Affäre hineinkommen. Sie ist zu feinfühlig und würde einen Betrug sofort durchschauen."

„Ich werde alles wie gewünscht in die Wege leiten", sagte der siebte.

Pratonius sah wie ein griechischer Gott aus. Seine Größe erhob ihn etwas über den Durchschnitt seiner Kameraden, der Teint hell-bronzen, die Locken leuchtend-golden, sein Körper geschmeidig weich glänzend.

Als er an dem schicksalshaften Tag aus dem Haus ging, kam ihm ein Mann im weißen Gewand entgegen und flüsterte ihm zu: „Heute ist es soweit." Bevor Pratonius reagieren konnte, war der Mann schon im Getümmel verschwunden.

Ein paar Schritte später hörte er die Worte: „Liebe ist das Höchste!" Als er sich umdrehte, flüsterte wieder jemand: „Ihr Begnadeter!" Pratonius, völlig verwirrt, machte sich schnell auf zu seinen Pferden auf der Wiese und rief seinen Achtzehn-Faust-Araber zu sich. Voller Freude umarmte und liebkoste er ihn mit seinem Kopf. Auf einmal spürte er ein Prickeln an seinem Rücken. Als er sich umdrehte, konnte er seinen Augen nicht trauen. Es stand ein Gnom vor ihm und fragte: „Oh, guter Mann, warum bist du nur so schwer von Begriff?"

„Was soll ich begreifen, wenn ich gar nicht weiß, worum es geht?" erwiderte Pratonius sanft.

„Der Himmel hat deinen Herzensruf, den Großen dienlich sein zu dürfen, gehört. Ein armes Pulsatilla-Mädchen sucht ihren verlorenen Bruder. Sie heißt Anemone. Du sollst ihr ihren Bruder wiederbringen", sagte der Gnom.

„Und wie soll ich ihn finden, geschweige denn sie?" fragte Pratonius aufgebracht.

Gleich wieder besänftigt, hörte er die rätselhaften Worte des Gnoms: „Wenn der Mond über den Hügel des Tauben-Adlers streift, wird es in der Mulde heiß."

„Machen Sie keine Scherze!" liebevoll klopfte Pratonius dem Gnom auf die Schulter.

„Ernster war ich noch nie. Gehe zum Gasthaus Morgenstern im Nachbarort Sonnentau und suche dir eine Herberge. Weitere Anweisungen wirst du dort erhalten." Dann verschwand der Gnom. Merkwürdig, dachte Pratonius und wollte alles wie einen schönen Traum abschütteln, aber dann dachte er an die Not von Pulsatilla. Entschlossen lenkte er sein Pferd gen Sonnentau. In seinem Zimmer legte er sich aufs Bett, um die rätselhaften Ereignisse der letzten Stunden auf sich wirken zu lassen. Sein umherschweifender Blick fiel plötzlich auf eine Mauerspalte, aus der etwas Weißes hervorlugte. Er berührte es und zog einen Briefumschlag heraus. Darin stand nur: „Geh heute Abend um 9 Uhr den Pfad hinter dem Gasthof hoch."

Pratonius nahm ein frühes und leichtes Abendmahl zu sich: eine mit Rohkost belegte Baguettescheibe zu einem in Butter gebratenen Fisch. Eine Holunderlimonade rundete das Mahl ab. Er fühlte sich nun gestärkt und machte sich im Dunkeln auf den Pfad.

Inzwischen war Anemone auf der Suche nach ihrem verlorenen Bruder durch Wiesen und Wälder auf einen schmalen Pfad gelangt. An einer Biegung prallte sie unverhofft mit einer männlichen Gestalt zusammen. Die beiden kämpften verzweifelt miteinander, bis der Mann plötzlich die Weichheit seines Gegners spürte. Als er genauer hinschaute, merkte Pratonius, daß er mit einer wunderschönen Frau gekämpft hatte, vor deren Schönheit er wie gefesselt innehielt.

Wieder bei Sinnen ließ er Anemone los, half ihr auf die Beine und entschuldigte sich vielmals für sein unfeines Benehmen.

Da die Zeit drängte, steuerten Anemone und Pratonius zügig auf den Hügel zu. Auf dem Gipfel angekommen, schien vor ihnen wie aus dem Nichts der Wald in Flammen aufzugehen. Sie rannten nun noch schneller. Als sie zum Rand der Mulde kamen, sahen sie, wie zwei Männer Pulsatillus ins Feuer zerren wollten. Mit einem Sprung war Pratonius bei ihnen. Groß und stark wie er war, warf er einen der Männer mit Leichtigkeit, aber mit aller Wucht, ins Gebüsch. Den anderen hielt er fest. Seine Überlegenheit war so groß, daß die beiden Taugenichtse nur den Wunsch hatten, weit wegzurennen. Das taten sie auch, als Pratonius sie entließ. So war die Verschwörung der Organisation fehlgeschlagen.

Anemone drückte ihren Bruder fest an sich, küßte ihn immer wieder und weinte und lachte. Voller Dankbarkeit wandte sie sich an Pratonius und gab ihm ihre Hand. Sich leicht verbeugend küßte er ihre Hand. Auf dem Rückweg zum Dorf erzählten sich Pratonius und Anemone die Begebenheit in aller Ausführlichkeit und mußten dabei viel lachen. Welch wunderbare Fügung war ihnen widerfahren, und sie verspürten eine tiefe Zuneigung füreinander!

Nach ein paar Tagen auf dem Anwesen Anemones verabschiedete sich Pratonius – seine Pflichten riefen ihn. In Wirklichkeit, immer mehr von Anemone bezaubert, fühlte er sich aber so unbeholfen, daß er zurück zu seinem Hof ritt. Anemone nahm nun die Führung des Hofes wieder auf und mit Hilfe der geliebten Naturelemente brachte sie noch mehr Freude und Harmonie in den Hof. Die Tage verflossen, und die beiden Geschwister empfanden das reinste Glück. Abends jedoch, wenn Anemone bei untergehender Sonne zum Hof zurückritt, überfiel sie eine tiefe Traurigkeit, als ob ihr etwas Wesentliches fehlte. Diese Traurigkeit verging wieder in der Verrichtung der abendlichen Pflichten, aber ganz verließ sie sie des Abends nicht mehr.

Auch der Schlaf wollte nicht mehr so leicht kommen, so angespannt war sie und ihre Gedanken schweiften immer wieder zu Pratonius. Nur wenn draußen Regen, Wind oder Sturm peitschten, schlief sie ruhig und entspannt ein. Nachts träumte sie von wunderschönen Landschaften voller Feen und Zwerge. Oft kam Pratonius in diesen Träumen auf seinem Araberhengst vorbeigeritten. Sie tanzten, hatten sich lieb und schwebten hoch zu den Sternen empor. Morgens weinte sie im Bett, als sie merkte, daß alles bloß ein Traum war.

Eines Morgens, als sie von einem Traum aufwachte, in dem sie mit Pratonius vermählt wurde, konnte sie sich nicht zurückhalten, laut vor sich hin zu lachen. Beim Frühstück brach sie zum Erstaunen des Bruders immer wieder in Lachen aus. Auf den Feldern setzte sie sich in die leichte Brise, rief den Windgeist und bat ihn, ihre Botschaft der Liebe zu Pratonius zu bringen. Sie wünschte, ihn wiederzusehen. Abends war sie ganz mit sich selbst beschäftigt und hörte nicht zu, als Pulsatillus ihr wieder einmal von seiner Zeit in der heuchlerischen Organisation erzählen wollte. Anemone hatte sonst immer großes Interesse gezeigt und über Wege und Möglichkeiten nachgedacht, den dort Gefangenen zu helfen, jedoch nichts getan. Der große Geist war zu sehr verliebt, um sich ernsthaft um andere Sorgen zu machen. An diesem Abend hörte sie noch halbherziger zu und nickte abwesend zur Enttäuschung von Pulsatillus.

Anemone folgt ihrem Liebesimpuls

Am nächsten Morgen stieg sie auf ihr Pferd und verabschiedete sich von ihrem Bruder. Sie hatte die Botschaft erhalten, daß Pratonius auf dem Weg zu ihr sei, und wollte ihm entgegenreiten. Pulsatillus rief ihr nach: „Meine hochgeschätzte und geliebte Schwester, vergiß deine Schwestern und Brüder nicht! Achtzehn Jahre lang bist du für diese Aufgabe vorbereitet worden."

Anemone drehte sich um. Mit leuchtendem Gesicht rief sie überschwenglich: „Ich trage sie doch alle im Herzen, liebster Bruder!" und ritt weg in die Ferne. Nach einer Weile sah Anemone Pratonius auf sie zureiten. Ihr Kindergesicht strahlte, und in vollem Galopp preschte sie auf ihn zu. Tränen flossen wie ein Bach über ihr Gesicht, und lachend warf sie sich um seinen Hals. Pratonius tanzte einige Runden mit ihr und setzte sie sanft und liebevoll auf dem Boden ab. Dann machten sie sich auf den Weg zur Familie von Pratonius. Anemone war im siebten Himmel und redete unaufhörlich. Sie hatten einander so viel zu erzählen.

Bei Pratonius Zuhause waren alle so lieb zu ihr. Die Schwestern und seine Tanten nahmen sich ihrer an, bürsteten ihre Haare, schnitten und lackierten ihre Nägel, kleideten sie in die schönsten Gewänder und schmückten sie abschließend mit Blumen. Manchmal dachte Anemone mit Wehmut an die Zeit in der Einsiedelei zurück. Was waren das für harte Zeiten gewesen, karge Zeiten. Wozu das Ganze? Verlorene Zeit. Das Leben war jetzt so schön!

Das Liebespaar unternahm große Wanderungen durch ihre geliebten Wiesen und Wälder, und die Sonne lächelte auf sie hernieder. Die kühle Brise wehte ihre süße Melodie für ihren Liebling Anemone. Vögel setzten sich auf ihre Schultern und zwitscherten ihr Botschaften von alten Freunden zu. Schließlich war sie doch froh über die Jahre, in denen sie diese Freundschaften gewonnen und gepflegt hatte. Mittags verzehrten sie die köstlich belegten Brote, die mit so viel Liebe von den Schwestern zubereitet wurden. Lockeres, helles Brot mit einer cremigen Kräuterpastete verfeinert, begleitet von gebratenem Schafskäse mit einem Hauch Himbeeressig. Frisches Bachwasser tranken sie reichlich und schlenderten Arm in Arm durch die Gegend. Anemone streichelte und küßte ihren Pratonius wieder und wieder, so glücklich war sie.

Abends wenn sie nach Hause kehrten, erwartete sie immer eine Festmahlzeit. Heute gab es als Vorspeise dicke Scheiben Auberginen, langsam in Olivenöl knusprig gebraten, innen so weich und saftig, daß Anemones Geschmacksknospen sich bis zu ihrem Herz öffneten. Die Liebe floß und ihr Glück kannte keine Grenzen. Dazu gab es einen Sorbet aus den feinsten Granatäpfeln, abgerundet durch das Aroma von Flieder und Orangenschalen. Frisches Brot, heiß aus dem Ofen, triefte von geschmolzener Butter. Beim Reinbeißen quoll die Butter herunter, und Anemone schleckte sich genußvoll die Finger ab. Kichererbsen, geschmort mit Lammhack in Tomaten und Salbei, vervollkommneten die Mahlzeit, dazu ein himmlisch duftendes rosa-oranges Couscous. Das Dessert jedoch war die Krönung: ein besonderer Tortenteig mit gemahlenen Nüssen und dicht mit verschiedenen Früchten belegt, schonend im Ofen gebacken. Mit geschlagener Sahne wurde die Obsttorte heiß verzehrt. Jeder Biß erfüllte Anemone mit immer seligeren Glücksgefühlen, so daß sie Pratonius ewig hätte umarmen und küssen können.

Danach neckten sie sich und lachten wie Kinder bis spät in die Nacht. Noch ganz aufgewühlt lag sie in Pratonius Armen und flüsterte mit ihm fast die ganze Nacht hindurch.

Neid kommt auf

Eines Tages sollte auch Anemone versuchen, eine der Köstlichkeiten zu kochen. Aber es wollte ihr nicht recht gelingen, obwohl alle sie so liebevoll anschauten. Sie versicherten ihr, daß es nichts ausmache, alles sei nur Spaß. Anemone lächelte etwas verlegen, und auf einmal spürte sie Neid in sich aufsteigen. Wie geschickt sie alle sind, und sie selbst konnte nichts zustande bringen! Ein paar Tage später sah sie eine glückliche Mutter, die ihr Kind mit großer Hingabe fütterte. Eine unbändige Eifersucht packte sie. Sie wollte all die Liebe für sich haben. An jenem Abend schmeckte das Essen nicht mehr so herrlich. Um den Geschmack dennoch zu erleben, aß sie immer mehr, spürte aber keine Sättigung.

Das Herumtollen nach dem Essen war immer so fröhlich gewesen, aber nun spürte sie eine unerklärliche Abneigung gegen diese „unwichtigen Dinge", wie es ihr jetzt vorkam. In dieser Nacht wollte sie zum ersten Mal früh schlafen gehen. Doch der ersehnte Schlaf kam nicht, stattdessen wurde ihr übel. Die Übelkeit stieg unbändig hoch, und sie spürte eine unbekannte Angst. In ihrer Not ging sie an die frische Luft und rief die erfrischende Brise zu Hilfe. Diese kam und streichelte sie sanft, bis sie sich wieder wohler fühlte. Am nächsten Morgen war sie nicht mehr so fröhlich wie sonst und hatte keinen Appetit. Alle möglichen Emotionen suchten sie abwechselnd heim, so daß sie bald traurig, dann wieder lachend und durch die kleinsten Störungen gereizt war. Ab dieser Zeit fiel es ihr schwer, die Emotionen im Zaum zu halten. Sie war leicht Opfer der wechselhaften Gefühle.

An einem außergewöhnlich heißen Tag spielte sie

> ### Akuter Symptomenkomplex von Pulsatilla
>
> - *Folgen von starken Emotionen wie Kränkung, Kummer, aber auch übermäßige Freude*
> - *Naßwerden, vor allem der Füße, und gleichzeitiger Genuß von reichhaltigem Essen bringen Beschwerden mit sich*
> - *Der Körper wird so heiß, daß er sich regelrecht wie ein Ofen anfühlt*
> - *Trockener Mund mit schlechtem Geschmack und Durstlosigkeit*
> - *Der Durst kommt später im Lauf der Krankheit auf kleine Mengen Kaltes und Erfrischendes*
> - *Das Gesicht soll immer wieder abgekühlt werden, und Pulsatilla braucht immer frische Luft*
> - *Trotz heißem Körper will sie zugedeckt sein*
> - *Der Appetit bleibt über längere Zeit aus. Später in der Genesung hat sie Verlangen nach erfrischendem Süß-Säuerlichem (z. B. süß-saurem Obst)*
> - *Es ist ihr oft zum Weinen zumute*

ausgiebig im Wasser und spürte wieder wachsende Freude in sich. Abends genoß sie überglücklich und überschwenglich das Mahl im Übermaß. Am nächsten Morgen wachte sie mit einem üblen Druck im Kopf auf, ihr Körper brannte, und sie hatte einen pappig-bitteren Geschmack im Mund. Der Mund wurde immer trockener, doch sie verspürte keinen Durst oder Appetit. Pratonius kam und hielt ihre Hand, aber sie lag nur völlig apathisch da. Zunächst wollte sie alle Fenster geöffnet haben, doch der Kopfdruck stieg indessen weiter. Sie verlangte einen kalten Waschlappen und legte ihn auf ihr Gesicht. Wurde er ihr zu warm, sollte er im eiskalten Wasser ausgewrungen und gleich wieder aufs Gesicht gelegt werden. Sie selbst hatte keine Kraft und Lust mehr, ihre geliebten Freunde draußen in der Natur um Hilfe zu rufen. Gegen Nachmittag war der Kopfschmerz fast nicht mehr auszuhalten. Sie hätte laut heulen können, aber dazu war sie nun zu schwach. Sie spürte jetzt Durst und wollte eiskaltes Wasser trinken, jedoch nippte sie immer nur schlückchenweise davon. Als ihr aber ein kalter Zitronen-Kräuter-Trunk gereicht wurde, konnte sie sogar größere Schlucke zu sich nehmen und fühlte sich anschließend wohler.

Spät am Abend ging es ihr doch wieder schlechter, und nun kam auch Fieber hinzu, das unaufhörlich stieg. Jetzt half ihr nichts mehr, und sie weinte unwillkürlich vor sich hin. Irgendwann, völlig entmutigt und erschöpft, betete sie stundenlang und fiel dann in einen tiefen erholsamen Schlaf. Bald war sie wieder gesund, ganz die Alte, und vergaß die Krankheit. Aber immer wieder wurde sie von neuem Unwohlsein heimgesucht, und wiederum halfen ihr die Naturfreunde oder das Beten.

Erfüllung durch ein hingebungsvolles Leben finden

Als sie eines Tages ein krankes Kind pflegen wollte, spürte sie ein sorgenvolles Unbehagen in sich, verbunden mit großer Traurigkeit. Tiefes Selbstmitleid erfüllte sie und sie mußte weinen. Ihr großer Trost war Pratonius, der aber langsam nicht mehr verstand, was mit seiner Anemone vor sich ging. Sie holte sich Zuspruch und Liebe, wo sie nur konnte. Dabei hatte sie gute, schlechte und mittelmäßige Zeiten. Dies unterlag aber nicht mehr ihrer Kontrolle, denn sie kamen und gingen, wie sie wollten. Nur die langen sorglosen Ausflüge und das innige Zusammensein mit Pratonius brachten ihr tiefe Seelenruhe.

Es kam die Zeit, als ruhige Momente Unbehagen mit sich brachten. In ihr nagte das Gefühl, wichtige Pflichten müßten getan werden. Aber welche? Sie versuchte, krampfhaft an dem Glück, das sie gefunden hatte, festzuhalten. Wie sollte sie aber gleichzeitig ihre Selbstsucht leben und die großen Pflichten erfüllen?

Die trügerische Welt hat den Verstand auch dieses Engels genommen. In der Nacht nach einem besonders tollen Fest kam der Feuerengel im Traum zu ihr. Auf einmal verwandelte er sich in einen strengen, unliebsamen Drachen. Anemone drohte er mit schlimmen Folgen und befahl: „Anemone, hier nimm dein Kind und pflege es!" Anemone nahm es und erschrak. Es sah so häßlich aus. Sie könnte so etwas Hassenswertes nicht lieben. Man kann nur etwas Schönes, Liebes liebhaben. Sie wachte auf, sich vollends verlassen und einsam fühlend. Der ganze Körper fühlte sich glühendheiß an, und ihr war zum Jammern zumute.

In sich versunken ging sie nach draußen auf den Pfad über die Wiese und ließ die kühle Brise ihr heißes Gesicht streicheln. Auf einmal sah sie ihren Bruder vor sich stehen. Die Liebe und Mitgefühl in seinen Augen löste solch ein Gefühl in ihr aus, daß sie nur noch unkontrolliert weinen konnte und so hielt sie ihn lange Minuten fest. Er wischte ihr die Tränen vom Gesicht und sagte: „Komm, liebe Schwester, wir haben viel zu tun. Verabschiede dich einstweilen von Pratonius, später könnt ihr euch nüchtern überlegen, wie ihr euer Leben weiter gestalten wollt."

Noch am selben Tag kehrten sie zusammen zum Hof zurück. Anemone war fest entschlossen, alle Brüder und Schwestern aus den Klauen der Organisation, die so über ihren vermeintlichen Sieg triumphiert hatte, zu befreien. „Unser Hof soll die Rehabilitations- und Schulungsstelle für all die verlorenen Seelen werden, bis sie zurück ins Leben gefunden haben. Danach können sie, auch barmherzig geworden, die Elendsviertel dieser Welt betreuen."

Oft ging sie nachts allein zu den Häusern der falschen Bruderschaft, um verlorene Seelen zu finden, dabei nahm sie Legionen von unsichtbaren Helfern mit. Es gab Begegnungen mit rauhen und gefährlichen Burschen, aber Anemone strahlte eine derartige Würde und Majestät aus, daß sie ihr Ziel stets unbeschadet erreichte, wobei ihr in Extremfällen auch die unsichtbaren Helfer aus dem Naturreich zur Seite standen. Ihr wahrer Wunsch war die Erdung dieser Verlorenen. Ihre strahlende Gegenwart drängte ein Bewußtsein des Selbstwertgefühls in sie hinein und stabilisierte die Kinder. Nach einer Weile gesellte sich auch Pratonius wieder zu ihr, und er verstand durch ihr Beispiel, daß hingebungsvolles Leben wirkliche Freude und Seelenfrieden bereitet. So führten sie eine glückliche Ehe, und auch er half mit großem Einsatz den Kindern, selbständig und erwachsen zu werden.

Das Arzneimittelbild von Pulsatilla

Wenn wir uns das Bild der Pflanze vor Augen halten, wie sie wächst und aussieht, können wir auffällige Parallelen zum Grundwesen des Pulsatilla-Menschen entdecken: Die Pflanze wächst in Grüppchen; Pulsatilla sucht die Gesellschaft und fürchtet sich vor dem Alleinsein. Die Pflanze wächst auf trockenem, sandigem Boden; Pulsatilla hat kaum Durst. Die Pflanze braucht nur wenig Wasser und hat einen Widerwillen gegen Regen; Pulsatilla verträgt es nicht, naß zu werden. Die Pflanze wächst und blüht im zeitigen, noch kühlen Frühjahr; Pulsatilla verträgt die Wärme nicht und schätzt die kühle, frische Luft. Die Pflanze ist eine Windblume; Pulsatilla ist wie ein Fähnchen im Wind. Die Pflanze sieht wie ein schüchternes, schamhaftes Mädchen aus; Pulsatilla ist auffallend verlegen, ängstlich und schnell den Tränen nahe. Die Pflanze kennt viele Untergruppen, die alle eine etwas andere Farbe haben; Pulsatilla wechselt auch öfter ihre Farbe, sowohl die geistigen als auch die körperlichen Symptome wechseln ständig.

Pulsatilla ist in ihrem Erscheinungsbild der Inbegriff des sanften, scheuen, nachgiebigen Menschen. Alles an ihr ist rund und weich: der Körper, das Gesicht, die Augen. Außergewöhnlich mild, engelsgleich und anmutig erscheint ihr Gesichtsausdruck, der ihr Gegenüber magisch anzieht. In langen Wellen legen sich die hellen Haare über den Nacken dieser anmutigen Seele.

Auffallend ist ihre langsame, fast phlegmatische Natur, die sie ihre täglichen Verrichtungen mit äußerster Ruhe und Gelassenheit durchführen läßt.

Das Prinzip von Pulsatilla ist die Hingabe. Richtig hingeben kann sie sich aber erst, wenn sie so geworden ist, wie die anderen sie haben wollen. Indem sie sich stark nach den Wünschen der anderen richtet, hofft sie, angenommen und geliebt zu werden. Ihre größte Angst ist, die Liebe des Partners, der Eltern oder Freunde zu verlieren. Aus dieser Angst heraus ist sie bereit, sich selbst zu verleugnen und verleitet sie dazu, bei Auseinandersetzungen die Schuld vielfach auf sich zu nehmen. Tatsächlich ist sie selber davon überzeugt, alles falsch gemacht zu haben. Ihr Gemüt ist wie ein Apriltag: himmelhoch jauchzend, zu Tode betrübt, und ihre Laune wie ein Fähnchen im Wind: schnell beleidigt, einmal weinerlich und dann wieder lachend. Ihre Wankelmütigkeit und Unentschlossenheit können ihr Umfeld zur Verzweiflung bringen. In einem Moment will sie dies, kurz danach wieder etwas ganz anderes.

Die Hingabe ist das Prinzip von Pulsatilla

Nur draußen ist ihr Gemüt stabiler, und sie fühlt sich befreit. Die schlechte Laune verflüchtigt sich wie die Wolken im Wind, wenn Pulsatilla Trost erhält; davon kann sie nicht genug bekommen, ist fast süchtig danach. Locker sitzen die Tränen und schießen bei geringsten Ereignissen, ob Freude oder Trauer, hervor. Nicht immer ist ihr sanftes Gemüt jedoch gleich ersichtlich. Pulsatilla kann nämlich sehr eifersüchtig und neidisch werden. Wenn sie die ganze Aufmerksamkeit ihrer Umgebung braucht und nicht in ausreichendem Maß erhält, kann sie einen völlig in Anspruch nehmen. Zu solchen Zeiten macht sich auch eine Reizbarkeit bemerkbar.

Pulsatilla ist auf eine fanatische Weise mit religiösen Wahnvorstellungen behaftet. Sie ist überzeugt von der Richtigkeit ihrer Einbildungen und meint z.B., daß bestimmte Nahrungsmittel wie Schweinefleisch, Fett oder Milch die menschliche Rasse verdorben hätten.

Wechselhaftigkeit und Veränderlichkeit spielen auch bei den körperlichen Beschwerden eine große Rolle. Sie kommen und gehen, wechseln von einem Körperteil zum anderen. Obwohl ein Kältegefühl besteht, fühlt sich die kranke Pulsatilla wohler an der frischen Luft. Alles bessert sich draußen: Husten, Kopfweh, Augenschmerzen, Ohrenschmerzen, Zahnweh, Heuschnupfen, Wehen, Ischias usw.
Hitze und warme Räume verschlimmern dagegen erheblich den Zustand. Warmes Wetter macht Pulsatilla lust- und leblos, sie hängt nur

herum und ist sogar gereizt. Warmwerden des Wetters macht Pulsatilla sehr lethargisch und verdirbt den Appetit, jedoch können auch Temperaturveränderungen von warm auf kalt sie krank machen. Zu starke Abkühlung bei warmem Wetter löst Ohrenschmerzen, Erkältung und Durchfall aus. Durchfall und Kopfschmerzen nach dem Essen von Eiscreme bei heißem Wetter beruhen auf demselben Prinzip und kommen bei Pulsatilla-Kindern häufig vor.

Auffallend ist die extreme Durstlosigkeit trotz trockenem Mund. Selbst bei Fieber wird kaum etwas getrunken, zumindest nicht am Anfang. Wenn die Krankheit sich dann richtig entwickelt, hat Pulsatilla Durst auf Kaltes in kleinen Mengen.

Pulsatilla ißt gern und gut. Es besteht jedoch eine Unverträglichkeit von fetten Speisen, Schweinefleisch, Schwarzbrot, Karotten, Hülsenfrüchten, Gebäck mit Schlagrahm und Früchten, außer Zitrusfrüchte. Ein Pulsatilla-Kind mag gerne Zitronen essen!

Wichtige Pulsatilla Symptome

- Sehr mildherzige, liebevolle Menschen, die mit der rohen Gewalt des Lebens nicht zurechtkommen. Sie haben Angst vor ihr und beugen sich ihr deshalb
- Sobald die Gefahr vorüber ist, richtet sich ein Pulsatilla-Mensch gleich wieder auf und versucht von Neuem sein Glück zu finden
- Sitzt die Krankheit fest in ihr, dann hat sie ängstliche Träume, in denen sie wimmern und weinen kann. Sie sucht Trost bei Schutzpersonen
- Wenn sie als Liebende uneinsichtig ist und das Glück geschmälert wird (durch Verbot), dann kann sie sehr zornig werden und sogar toben, oder wenn das Verbot gar zu stark ist, dann weint sie herzzerreißend
- Sie sucht viel Nähe, streichelt und küßt gerne, umgekehrt möchte sie aber auch selbst öfters in den Arm genommen werden

- Ein tiefes Mißtrauen steckt in ihr, schlecht behandelt bzw.
  betrogen zu werden. Deswegen ist Heirat auch ein heikles
  Thema für sie, auch wenn sie sehnlichst Nähe und Liebe sucht
- Es kann so weit gehen, daß sie näheren Kontakt mit dem
  anderen Geschlecht meidet, um nicht in das Trügerische
  hinuntergezogen zu werden
- Sie hat ein starkes Pflichtgefühl, aber die Freude am Genuß
  steht oft im Vordergrund. Erfüllt sie die Pflicht vor dem Genuß,
  überfällt sie eine Unruhe, und es fehlt ihr die Lust, die
  Arbeit anzugehen
- Frische Luft und Bewegung bringen wieder Ruhe, aber bald ist
  der Tag um, und erst macht sie ihr Unvermögen zu arbeiten
  traurig und später abends ist sie schlecht gelaunt
- Nachts betet sie dann stundenlang um Hilfe
- Muß sie stark auftreten, wird ihre Miene ganz kalt und distanziert
- Sie möchte alles Schöne besitzen, und wenn sie es nicht
  bekommt, ist sie tief gekränkt, und das Leben macht keinen
  Spaß mehr

Positive Affirmation für Pulsatilla
„Das Glück trage ich in meinem Herzen!"

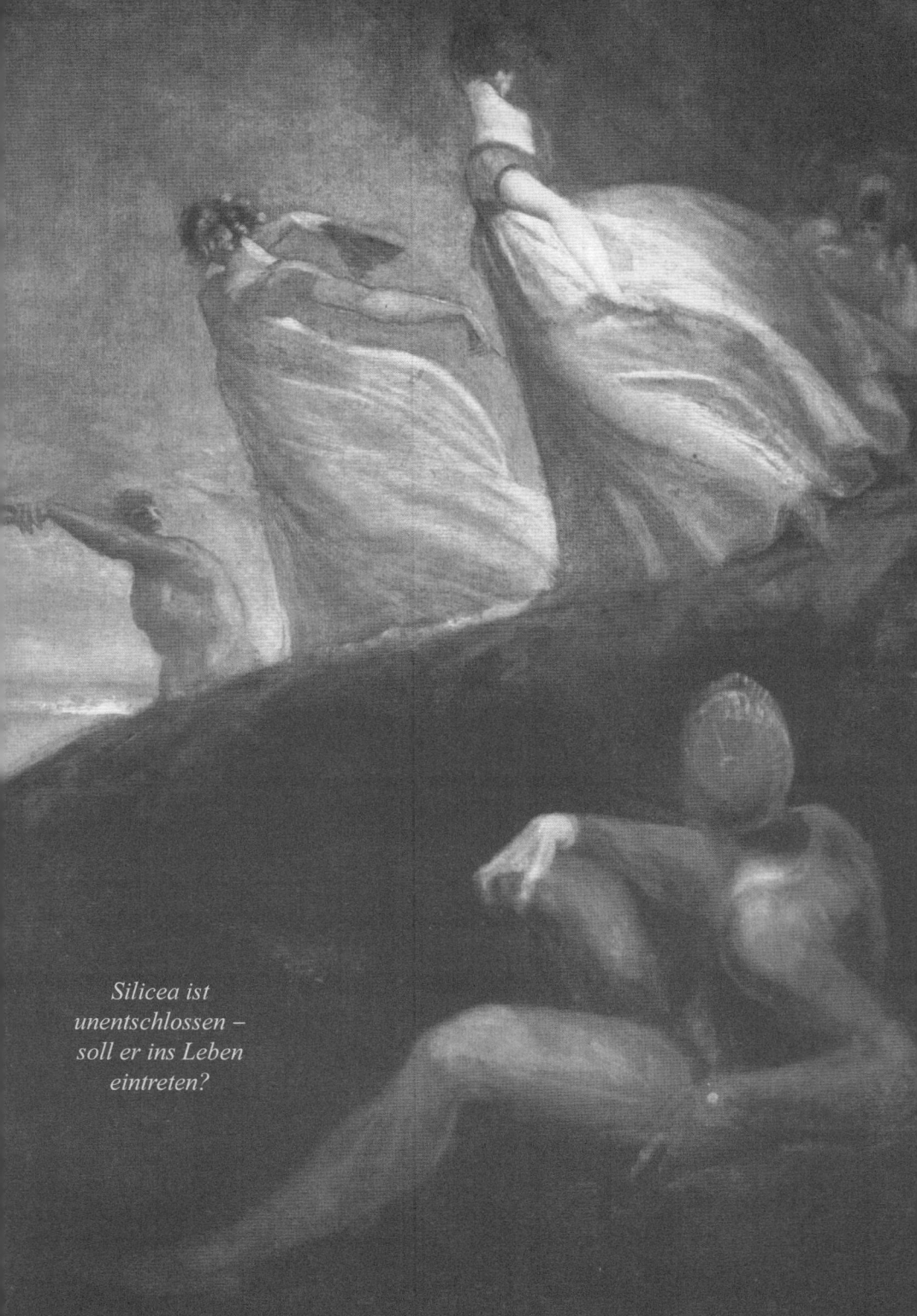

*Silicea ist
unentschlossen –
soll er ins Leben
eintreten?*

*In der Geschichte von Silicea geht es
um zwei Protagonisten, die jeweils
einen anderen Aspekt des Mittels darstellen.
Silicea ist bei jedem Individuum,
das Schwierigkeiten mit der Verarbeitung und
Umsetzung von Kieselsäure hat,
angezeigt und verleiht zudem die nötige
Festigkeit und Widerstandskraft,
um den Herausforderungen
des Lebens standzuhalten.*

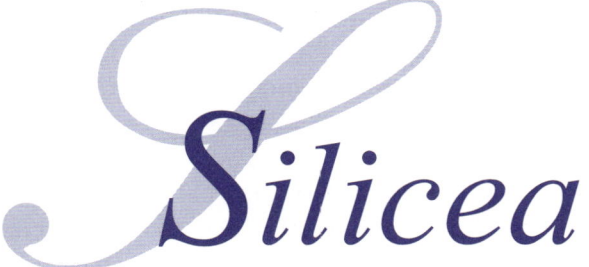

Silicea

Silicea in der erlösten Form

Amistad Silicea ging gemächlich zum Klassenzimmer. Obwohl er leger gekleidet war, sah er trotzdem sehr elegant und fein aus. Die große, schlanke, feindrahtige Statur unterstrich seinen vertrauenerweckenden Gesichtsausdruck. Er setzte sich neben einen Klassenkameraden und wechselte ein paar banale Neuigkeiten mit ihm. Der Unterricht begann. Wieder monoton und lustlos. *Ach Gott!*, stöhnte er innerlich, *wie langweilig! Ich bin erst 18 Jahre alt. Wie viele Jahre der Tortur noch? Im besten Fall 6-7 Jahre, im schlimmsten Fall 10-12 oder noch mehr Jahre. Ich würde Gott meine Seele geben, wenn ich jetzt schon mein richtiges Leben führen dürfte!*

Seine Gedanken schweiften ab und gingen zurück in die Kindheit:
Er ist zwei Jahre alt und sieht sich im Sandkasten spielen. Mund, Gesicht, Haare, alles ist über und über mit Sand bedeckt. Ein Schatten fällt über ihn und den Sandkasten. Sein Vater steht hinter ihm. „Komm, Amistad! Es ist an der Zeit, daß du lernst, zu arbeiten und dich zu konzentrieren. Ich werde dir dies beibringen."

Amistad Silicea erinnert sich weiter, wie er nun von klein an in den folgenden Jahren von seinem Vater auf die verschiedensten Weisen diszipliniert lernte, seine Fähigkeiten und die Konzentration zu schulen. Als erstes wurde er ständig angewiesen, alles präzise auszusprechen. Nicht nur die Artikulation war wichtig, sondern er sollte vor allem die passenden Worte finden.

Als der Vater einmal hörte, wie Silicea zur Mutter sagte: „Mumi, Mumi scho", und sie antwortete: „Gleich, mein lieber Ami", fragte er sofort nach: „Was sagt er da?" „Er will seinen Milchschoppen haben." Vater Silicon fand es zwar ganz amüsant, aber er mußte es sofort richtigstellen. „Amistad!" rief er, „das ist deine Mama, und das Getränk, was du trinkst, ist ein Milchschoppen." So wurde Silicea schon sehr früh angehalten, in der Welt der Disziplin zu leben. Richtiges Beobachten, Wahrnehmen, Denken und das Wiedergeben des Erfahrenen wurden Inhalt seines alltäglichen Lebens.

Und jetzt in der Schule war alles langweilig für ihn, ohne Struktur, Sinn und Verstand. Keiner redete für ihn verständlich über die Prinzipien und Regeln des Lernstoffes. Es wurde alles nur unzusammenhängend vorgetragen, und er konnte damit nichts anfangen

Als er gedankenverloren aus dem Klassenzimmer ging, prallte er auf dem Gang mit einem Mädchen zusammen. Mit lautem Knall fiel sie mit ihren Büchern auf den Boden, alles lag verstreut um sie herum. Tausend Bilder rasten gleichzeitig durch Siliceas Kopf:

Nachdem er gelernt hatte, Dinge mit einem Blick zu erfassen und alle Details strukturiert wiederzugeben, hatte der Vater die Schulung mit speziellen Situationen begonnen. Er lehrte ihn Folgendes: „Situationen, die einen selbst und andere Menschen betreffen, sind nicht so unpersönlich wie Gegenstände. Es müssen Entscheidungen getroffen werden, von denen jede wieder ihre eigenen Konsequenzen nach sich zieht und dich vor die nächste Entscheidung stellt. Wenn du im ersten Moment drei Möglichkeiten hast und jede von ihnen wiederum drei nach sich zieht, dann hast du schon in der zweiten Runde drei hoch drei Konsequenzen. Also müssen wir immer das Ziel vor Augen behalten. "

Wie Silicea vor lauter Abwägen zu keinem Entschluß kam
Silicea erfaßte die Situation zwar mit einem Blick, stand aber vor schwierigen Entscheidungen, denn die Tinte lief schon aus dem Faß über den Fußboden. *Wenn ich die Tinte nicht sofort stoppe, werden alle Bücher verschmiert, das wäre schade. Würde ich aber damit anfangen, könnte der schöne Füller des Mädchens von jemandem zertreten werden. Das würde sie traurig stimmen. Außerdem ist es unhöflich, sich nicht sofort zu entschuldigen und dem Mädchen nicht auf die Beine zu helfen. Aber vielleicht ist sie in einem leichten Schockzustand und sie gleich auf die Beine hochzuziehen, könnte ungünstig für ihren Kreislauf sein.*
Er schaffte es dennoch, im Bruchteil einer Sekunde das Tintenfaß aufzustellen, ein Taschentuch auf die ausgelaufene Tinte zu legen, die Bücher wegzuschieben und den Füller in Sicherheit zu bringen sowie

Silicea vermag Situationen augenblicklich zu erfassen

gleichzeitig eine Entschuldigung zu stammeln. Dann stand er unentschlossen und schlacksig da, nicht wissend, ob er sie zum Aufhelfen
anfassen sollte oder ob das vermessen wäre.

Sie guckte ihm musternd in die Augen und fragte ihn unschuldig:
„Hilfst du umgestoßenen Mädchen nicht auf die Beine?"

„Ach, wissen Sie, weißt du, ich wußte nicht, ich war nicht sicher,
ob ... Aber natürlich leiste ich dir Hilfe!" Silicea versuchte heroisch,
die Situation zu retten.

Nochmals schaltete sich blitzschnell eine Szene aus seiner Kindheit ein:

*Er war zwölf Jahre alt, und sein Vater Silicon gab ihm weise Ratschlä-
ge für die nächste Etappe seines Lebens: „Du hast jetzt gelernt, vieles
wahrzunehmen und aufzunehmen. Um es aber richtig zu integrieren,
mußt du damit handeln und experimentieren. Das Gelernte mußt du
dir in den unterschiedlichsten Situationen vorstellen und die vielen
Kombinationsmöglichkeiten herausarbeiten. Du wirst bald feststellen,
daß diese Überlegungen ins Unendliche fortschreiten werden. Deswegen mußt du für dich deine Grundrichtung festlegen, so daß jede Entscheidung der Erfüllung deines Zieles dient. Jedoch muß dein Ziel genau definiert sein, und du mußt dich damit glücklich fühlen. Es reicht
nicht, wenn du es dir nur in der Theorie vorstellst, sondern du mußt
im realen Leben experimentieren, um die Feinheiten herauszuarbeiten
sowie Nichtstimmiges und Trügerisches zu beseitigen."*

*Wie das Schicksal es aber haben wollte, starb sein Vater bald da-
nach, und Silicea war auf sich selbst gestellt.*

Wieder mit den Gedanken auf dem Schulflur und bei dem Mädchen,
streckte er ihr seine Hand entgegen und wollte ihr hochhelfen. „Auah!"
schrie sie, „es tut weh!"

Er faßte sie unter den Armen und zog sie langsam hoch. Terry, das
Mädchen, empfand plötzlich so eine Sympathie für ihn, daß sie ihn
ganz fest hielt. *Oh Gott!*, Silicea geriet fast in Panik, *was mache ich
jetzt? Das Mädchen klammert sich so fest an mich!* Sein Geist suchte
vergeblich nach Anweisungen für diese Situation.

Terry spürte seine Verlegenheit und schaute ihn schelmisch an, dann küßte sie ihn mit vornehmer Anmut auf die Wange und sagte: „Ach, mein Held, was für eine Ehre, von Ihnen gerettet zu werden!" Als er sie sprachlos ansah, nahm sie ihn an die Hand und sagte: „Komm, gehen wir nach draußen!"

Wieder schossen viele Gedanken durch seinen Kopf: *Dient es dem Zweck meines Lebens? Könnte dies mein Leben in eine völlig neue Richtung lenken? Ist das eine Prüfung?* Auf einmal spürte er nur noch eine unbändige Lust, einfach zu leben und mit ihr zusammen zu sein.

Herkunft von Silicea und seine Charakterzüge

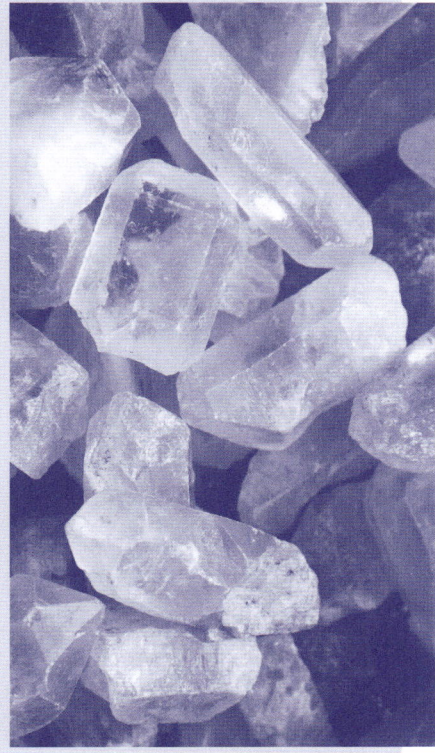

Die genaue homöopathische Bezeichnung von Silicea (Kieselsäure) lautet Silicea terra (Erdsand) im Unterschied zu Silicea marina (Seesand). Mengenmäßig ist Silicea das zweithäufigste Mineral in der Erdkruste. In der Natur kommt es vor allem als Quarz und in Form von Silikatverbindungen vor. Zur homöopathischen Verwendung wird die reine Kieselsäure des Bergkristalls verarbeitet.

Kieselsäure ist ein wichtiges Strukturelement für Knorpel, Haut und Bindegewebe. Es spielt auch beim Knochenaufbau eine wichtige Rolle, da es die Quervernetzung der Knochenzellen gewährleistet. So ist Kieselsäure der wich-

tigste Bestandteil des Stütz-apparates, d. h., sie hält die Grundsubstanz, die Knochen, zusammen und sorgt über das Bindegewebe für deren Stütze. Ohne Kieselsäure würde ein Körper zusammenbrechen und keine Widerstandskraft aufbauen können. Das Mineral Silicea findet sich überall in der Natur: als Hauptbestandteil von Felsgestein, als Stabilität und Härte verleihendes Element in Baumstämmen, als Grundlage für kräftige Zähne, Haare und Fingernägel und festes Bindegewebe im Menschen. In allen drei Bereichen ist Silicea das verbindende Element, das Festigkeit verleiht. Diese Widerstandskraft stellt auch das Prinzip des homöopathischen Mittels dar.

Auch ein Silicea-Mensch entfaltet die Eigenschaften der Härte dieses Kristalls. Silicea ist wie aus einem Kiesel gehauen, man kann fast sagen gemeißelt. Fein, erhaben und standhaft. Legt er sich mit seiner Meinung einmal fest, so bleibt er tapfer bei seiner Ent-

scheidung. Deswegen kann er auch bei kleinen Sachen nur schwer einen Entschluß fassen, denn er bricht lieber entzwei, als jemals aufzugeben. Er verfügt über eine sehr große Widerstandskraft, und die Extreme des Lebens haben kaum eine Wirkung auf ihn. So kann Silicea äußerste Belastungen durchstehen, ohne irgendwelche Anstrengungen zu spüren oder Schaden zu nehmen. Danach arbeitet er ungerührt weiter oder geht ganz relaxed auf einen geselligen Abend. Genauso gut kann er extreme Temperaturen oder Wetterlagen aushalten. Das Einzige, was er nicht verträgt, ist die Dürre des Lebens. In diesem Fall kann sein Herz langsam wegen seines unnachgiebigen Wesens versteinern.

Ansonsten besitzt er eine große Bereitschaft, alles auszuprobieren und im gewissen Sinne nachgiebig zu sein. Was ihm jedoch nicht paßt oder ihm fremd ist, wird radikal ausgeschaltet bzw. beseitigt oder gemieden.

Wie Silicea lernte, das Leben zu lieben
und zu meistern

Amistad hielt die Hand des Mädchens, deren Wärme ihm sehr behagte. Sie schlenderten durch Straßen und Gassen und erzählten von sich selbst. Als Terry von den vielen Disziplinen, die er mit seinem Vater durchgearbeitet hatte, hörte, rief sie aus: „Oh, mein armer Ami!"

„So hat mich meine Mutter auch immer genannt, bis mein Vater meinte, der halbe Name sei nur die halbe Person", sagte Silicea nachdenklich.

„Das Herz ist das Leben", lachte Terry und ergänzte sprudelnd, „der Kosename in Liebe gerufen, umfaßt die ganze Person. Komm, gehen wir auf den Jahrmarkt!" Und sie rannten wie kleine Kinder davon. Sie hatten unendlich viel Spaß, lachten und hüpften aus vollem Herzen. Amistad konnte sein Glück nicht glauben, solch ein Lebensgefühl ohne die ständige Überprüfung der Richtigkeit der Dinge. Zu einem Fluß gekommen, sprangen sie übermütig hinein. Terry schoß durch das Wasser und drehte sich wie eine Najade*. Wo sie auftauchte, war es eine Wohltat für die Augen. Ihre endlose Lebensenergie nahm Amistad alle Sorgen. Die Stunden vergingen wie im Flug. Er war Teil eines einzigen Flusses.

„Laufen wir weg!" sagte Terry auf einmal.

„Wie?" staunte Amistad.

„Verschwinden wir von hier", lachte Terry. Ihre Lebenslust steckte ihn an. „Und wohin, mein Herz?" fragte er, ohne nachzudenken. Dann schaute er sie stumm an, die Worte seines Vaters rasten durch seinen Kopf: *Überlege ganz genau, bevor du irgend etwas tust und sagst!*

Terry nahm seine Hand und sagte liebevoll: „Sei nicht so verlegen, Ami. Dein Herz hat doch gesprochen. Du bist auch mein Herz. Komm, ich zeige dir, was ich vorhabe. Wir fahren jetzt nach Hause, packen je eine kleine Tasche, etwas Warmes, eine gute Jacke, den Paß und am besten Wanderschuhe. Es ist wichtig, sehr gut vorbereitet zu sein." Schnell gepackt, fuhren sie zu einem kleinen Flughafen.

Najade = eine Art Nymphe, Wasser-Elementarwesen

„Was machen wir hier?" fragte Amistad.

„Warte ab, laß dich überraschen."

Sie ging zu einer Maschine, einem wunderschönen, silber-blauen Flugzeug, streichelte sie ganz stolz und liebevoll und fragte ihn: „Wie gefällt sie dir?"

„Wow, unglaublich!" staunte Amistad, „gehört die zufällig dir?"

„Komm, steig ein, wir haben Starterlaubnis."

Sie flogen über die Berge ins Nachbarland und dann wieder zurück. Terry erklärte ihm die Flugtechnik und in den nächsten Tagen brachte sie ihm das Fliegen bei. „Ok, wir fliegen nun zu einem anderen Flughafen, und du wirst dort auch selber landen."

„Wunderbar", sagte Silicea lächelnd.

„Du besitzt ein tolles Auffassungsvermögen und hast schon alles Notwendige integriert. Jetzt mußt du es einfach in die Tat umsetzen" ermunterte ihn Terry.

Amistad flog die Maschine bilderbuchartig und brachte sie abschließend auch perfekt für die Landung nach unten. Fast unten angekommen, rief er auf einmal: „Die Landebahn ist ja schräg!" und wollte das Ruder gleich wieder hochreißen. Terry jedoch hielt seinen Arm fest und sagte ruhig: „Betrachte sie, als wäre sie vom hinteren Teil des Flugzeugs aus gesehen gerade; und nun langsam landen." Amistad spürte augenblicklich die stählerne Kraft der Entschlossenheit in seinem Rückgrat, und alles Weitere passierte wie von einer übernatürlichen Kraft gesteuert. Plötzlich hatte er das Gefühl, was das Leben wirklich bedeutet. Das Leben, das unschätzbare Leben, ein Geschenk! Freude durchflutete ihn. Er hatte einen Sieg errungen. Voller Dankbarkeit schaute er Terry an, die ihn stolz anstrahlte. „Ich habe dich so lieb, Terry!" sagte er. Sie lachte und umarmte ihn. Beschwingt verließen sie das silber-blaue Flugzeug.

Wie das Leben plötzlich zur Herausforderung wurde

Tage und Wochen vergingen. Sie lebten unter freiem Himmel, wanderten durch Täler und hoch in die Berge, eroberten einen Gipfel nach dem anderen. In schwierigen Situationen kam Amistad jedesmal die stützende Kraft, die er beim Landen erlebt hatte, zu Hilfe und er meisterte alles beflügelt. Langsam, aber sicher verselbständigte sich die Kraft. Amistad wußte nicht mehr, ob er sie war oder sie er, aber das Leben war so schön, daß es ihm gleich war.

Unbemerkt schlich sich ein Gefühl des Unbesiegbarseins in ihn ein, und er achtete nicht mehr so genau auf seine innere leitende Stimme. Die feinen Nuancen neigte er zu überhören. Nur wenn sie grob drängte, gab er auf sie Acht.

Eines Tages, an einem warmen, sonnigen Tag, ruhten sie sich an einem Berghang aus. Amistad zog seine Jacke aus und legte sie neben sich ins Gras, obwohl eine ganz leise Stimme in ihm sagte: „Packe sie in deinen Rucksack ein!" Als sie weitergingen, war er durch die pralle Sonne überschwenglich und etwas abwesend, und so vergaß er die Jacke auf dem Hang.

Am späten Nachmittag, weit oben in den Bergen, kam eine kühle Brise auf, die sich langsam zu einem kalten Wind steigerte. „Du solltest deine Jacke anziehen", sagte Terry.

Erst dann fiel ihm ein, daß sie noch unten auf der Wiese lag. „Mach dir keine Sorgen, Terry, wir sind unbesiegbar", beruhigte er sie.

„Nein, mein Ami, mit den Elementen ist nicht zu Spaßen", erwiderte sie.

„Okay, okay, ein schlechter Witz, wir sollten schnell nach unten gehen." Bald wuchs sich der Wind zu einem richtigen Schneesturm aus, und in der hereinfallenden Dunkelheit war jeder Schritt äußerst gefährlich. Sie suchten eilends nach einem Unterschlupf. Aber im Dunkeln war dies gar nicht so einfach, und es schien ewig zu dauern, bevor sie eine winzige Höhle fanden. Sie klopften sich den Schnee von den Kleidern und kuschelten sich in Terrys Jacke ein, eng aneinander geschmiegt. Bald darauf schliefen sie Arm in Arm ein. Kalt und steif wachten sie am nächsten Morgen auf. Es schneite immer noch. Sie tranken den noch lauwarmen Tee in der Thermoskanne und machten sich auf den Weg ins Tal. Nach ein paar Stunden waren sie so weit unten, daß sie aus der Schneefallzone herauskamen. Glücklicherweise brach bald die Sonne durch die Wolken, und sie nahmen die wohlige Wärme in sich auf. Wie durch ein Wunder lag Amistads

Jacke noch am selben Platz. Ohne weitere Vorkommnisse erreichten sie spät abends das Gasthaus.

Das Erlebnis in den Bergen ließ auf Terry keinen Schatten fallen. Sie blieb genauso unbeschwert und lebenslustig. In Amistad jedoch verstärkte sich eine gewisse unbeugsame Härte. Er empfand nun alles als Herausforderung. Selbstverständlich war er immer noch voller Lebenslust, aber es war, als ob er sich immer bestätigen müßte. Nur unter den härtesten Umständen machte der Sieg richtig Spaß. Aber auch der härteste Bergkristall wird abgenutzt, wenn er den Elementen ungeschützt ausgeliefert ist.

*Die unbeug-
same Härte
ist Siliceas
Schwachpunkt*

Auch auf seinen gesunden Instinkt hörte Amistad jetzt nur ungern. Gingen sie essen, bestellte er großzügig Kaviar sowie andere Delikatessen und trank viel Wein. Hinterher waren die süßen Nachspeisen dran und Espresso. Der gute Amistad mußte alles mit erzwungener Lebenslust genießen, weil er eigentlich kein Bedürfnis danach empfand. Im Grunde genommen sehnte er sich nach etwas Einfachem, Gehaltvollem und Nahrhaftem.

Eines Morgens, nach einem besonders herausfordernden Tag, wachte Amistad mit schwerer Brust auf. Er hustete leicht und fühlte sich nicht ganz gesund, raffte sich aber auf, wusch sich und machte weiter, als sei nichts gewesen.

„Solltest du dich nicht schonen, Ami?" fragte Terry wohlmeinend.

„Ach, ist nur eine Kleinigkeit", erwiderte Amistad. Nach und nach kam ein Schnupfen hinzu, auch der Husten blieb hartnäckig. Die Kräfte ließen nach, und es war ihm leicht kalt. Das Essen schmeckte nicht mehr, und er sah blaß aus. Morgens mußte er immer lange husten, bis reichlich gelber bis grün-gelber Schleim ausgeworfen wurde. Kleinere Hustenattacken kamen zu jeder Tages- und Nachtzeit, besonders wenn ihm kalt wurde. Warmes in jeder Form tat ihm und dem Husten sehr gut. Er aß kaum noch, und wenn schon, dann einfaches, nahrhaftes Essen.

Nach einem besonders anspruchsvollen Tagesausflug konnte er sich am nächsten Tag kaum zu etwas aufraffen. Völlig erschöpft warf er sich aufs Bett und vergaß alles um sich herum. Tief in sich versunken, aber bei vollem Bewußtsein, hatte er das Gefühl, gestorben zu sein. Als er nach ein paar Tagen von den Toten wieder auferstand, war sein Geist glasklar, als ob alle Ereignisse weggewischt wären. Er fühlte sich entspannt und wie neugeboren. Auch spürte er einen richtigen Hunger, jedoch nur auf etwas Leichtes und Nahrhaftes. Nach langer Zeit schmeckte ihm das Essen erstmals wieder. Das Gemüse mit etwas Reis war einfach himmlisch. Einige Zeit schonte er sich noch und baute langsam seine Kräfte wieder auf. So dauerte es noch lange, bis der Husten, begleitet von reichlicher Absonderung, sich langsam legte.

Schon bevor der Husten vollständig wegging, fühlte sich Amistad ganz gesund und spürte eine neue Qualität in seinem Leben. Er war wieder unbeschwerter geworden, aber vom tiefen Wunsch beseelt, von nun an gewissenhaft auf sich selbst aufzupassen. Auch verspürte er beim Gedanken, mit Terry

Akuter Symptomenkomplex von Silicea

- *Das Immunsystem ist durch ständige Mißachtung der eigenen Grenzen überstrapaziert*
- *Mit Beginn der Krankheit schmeckt nichts mehr richtig, bis alles völlig geschmacklos wird*
- *Wenn der Schnupfen fortschreitet, verliert er auch den Geruchssinn*
- *Der Husten ist hart, zäh, sitzt fest und raubt ihm immer mehr Kraft*
- *Er wird blaß, verliert Gewicht und wird kälteempfindlich*
- *Kälte in jeder Form verschlimmert den Husten*
- *Wärme und warme Sachen bessern*
- *Die Absonderungen sind sehr reichlich, eitrig und bald übel riechend*
- *Nichts kann das Fortschreiten der Krankheit aufhalten*
- *Erst wenn er sich rundherum schont und pflegt, nimmt die Krankheit eine Wende, aber es kann oft sehr lange dauern, bis sie völlig ausgeheilt ist*

alles, was er besaß, zu teilen, eine große Freude. „Willst du mich heiraten, Terry?" fragte er sie, als sein Herz sich so glücklich fühlte.

Terry lächelte: „Die Frage ist vielmehr, ob du mich heiraten willst und ob du weißt, was die Ehe bedeutet – vor allem das Gefühl dafür.

Die Weisheit entsteht nicht im Kopf, sondern im Herzen. Ich habe dich sehr lieb, Ami, aber heiraten werde ich dich erst, wenn du das Leben gemeistert hast." Amistad sah sie mit großen Augen an. Terry lachte: „Das schaffst du schon, aber du mußt zurück in die Schule und sie beenden, ich natürlich auch. Du mußt genau wissen, was du willst und zielgerichtet deinen Weg beschreiten. Und das mit der gleichen Lebenslust und Freude, wie wir sie zusammen die letzten Wochen erlebt haben. Komm, es ist Zeit zurückzukehren."

Anfänglich bereitete das Studieren Amistad große Kopfschmerzen. Oft strengte es ihn so sehr an, daß er sich abends am liebsten aufs Bett geworfen hätte und eingeschlafen wäre. Aber Terry war stets seine Rettung. Sobald sie ihn in den Arm nahm, spürte er die alte Kraft wieder. Vom vielen Schreiben in der Schule taten ihm die Finger, Schultern und der Nacken weh. Streichelte sie ihn ein paar Mal über die Schultern, verschwand alles wie durch einen Zauber. Er rätselte oft darüber, bis allmählich durch die Liebe zu sich selbst und zu Terry auch die Lust zum Lernen geweckt wurde. Es machte ihm bald großen Spaß, den Stoff vom Vortrag zu ordnen, auszuarbeiten und sich eigene Gedanken zu machen.

„Du wirst ein Segen für deine Schüler werden, wenn du mit deiner Lehrtätigkeit beginnst, und dann heiraten wir", sagte Terry eines Tages, als sie ihn besonders liebevoll hielt.

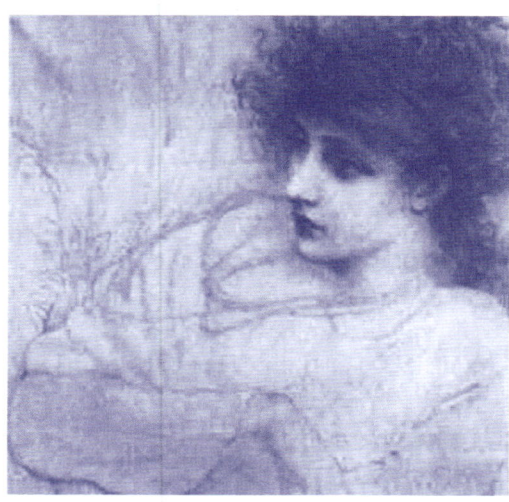

Das Arzneimittelbild von Silicea

Silicea ist fein gebaut, mäßig groß und schlank, feingliedrig mit großen Händen und langen, schlanken Fingern. Im *erlösten Zustand* ist er ein milder, fröhlicher Typ, der Spaß am Leben hat. Ihn interessieren vor allem die Geheimnisse der verschiedenen Wissenschaften und intellektuellen Gebiete. Wenn eine kniffflige Frage oder ein interessantes Thema auftaucht, eilt er zur Bibliothek, besorgt sich die nötige Literatur und verbringt die nächsten Stunden und Tage damit, alles darüber zu erfahren. Streß kennt er nicht, sondern er ist sein Lebenselixier. Silicea strahlt Ruhe aus und wirkt vertrauenswürdig.

Was im gesunden Zustand die Stärke von Silicea ausmacht, wird im *unerlösten Zustand* zu seinem Hauptproblem: War er selbstsicher und lebenslustig, so wirkt er jetzt brüchig und zaudernd, denn in seinem tiefsten Inneren fehlt es ihm an Selbstvertrauen und an körperlicher und geistiger Ausdauer. Er fürchtet sich vor Überforderungen, hat Angst vor Verantwortung, weshalb er auch bei neuen Aufgaben und Unternehmungen zaudert.

Wen wundert es, daß das Rückgrat eine besondere Schwachstelle des kranken Silicea-Menschen ist? Sein Gerüst ist nicht in sich gefestigt, sondern fällt immer wieder zusammen. Während Pulsatilla flexibel ist und ständig ihr Gerüst dem Gegenüber anpaßt oder das Gerüst von Calcium grundsätzlich zu schwach ist, um das auszuführen, was er vorbereitet hat, versucht Silicea dauernd, eine neue, bessere Struktur aufzubauen. Er hat nicht das Vertrauen, daß sein Rückgrat ihn tragen könnte. Ihm fehlt der Halt, die Verbindung zwischen den einzelnen Bausteinen. So geht Silicea durch Prüfungen, meistert schwierige Aufgaben, schafft alles, klappt dann aber zusammen und probiert es von neuem.

Die langsame Entwicklung und Knochenbildung des Silicea-Kindes deuten auf eine Störung im Kieselsäurestoffwechsel. Die Fontanellen schließen sich nur langsam. Die Zähne kommen lange gar nicht und endlich nur sehr zögernd, und es entsteht eine größere Empfindlichkeit bei der Zahnung.

In der Schule wird die Last des Lernens und das Verfolgen eigener Interessen für den wachsenden Körper zuviel. Schulkinder bereiten sich so intensiv auf eine Prüfung vor, daß sie danach völlig erschöpft sind. Sie wollen lernen, aber es geht nichts mehr in ihren Kopf hinein.

Das Prinzip von Silicea ist die Widerstandskraft

Immer wenn eine Entscheidung bevorsteht, ist das Silicea-Kind besonders außer sich. Es mag nicht einfach nach dem Motto entscheiden: „Willst du oder willst du nicht?" Die Sache muß genau durchleuchtet werden. Vor- und Nachteile müssen im Detail besprochen und die jeweiligen Konsequenzen müssen ihm bewußt sein. Am Ende ist aber immer noch keine Entscheidung getroffen.

Die Ängste von Silicea sind eine Folge von zu viel geistiger Arbeit. Er meint, nicht genug geleistet zu haben, und hat große Schwierigkeiten, eine Arbeit abzuschließen. Dabei sind diese Ängste völlig unbegründet, da er sehr fleißig und gewissenhaft ist, nur eben mit einem Hang zum Perfektionismus. Sein Engagement und Erfolg sind durch Versagensangst und seine Neigung, ein ewiger Student zu bleiben, stark begrenzt. In der Tat ist Silicea der Gelehrte par excellence: Er lernt und lernt und lernt. Immer hat er dabei das Gefühl, nicht genug zu wissen, nicht genug gelernt zu haben.

Wichtige Silicea Symptome

- Fähige, disziplinierte Menschen, die ihre Arbeit gewissenhaft durchziehen
- Jedoch haben sie meistens kein genaues Ziel, und das Lernen oder die Ausarbeitung selbst wird zum Lebenszweck
- Sie lernen und tun viele Dinge, aber eine Entscheidung zu treffen, die sie auf irgend etwas festlegt, fällt ihnen sehr schwer. Es gibt zwei Gründe dafür:
  1. Die Entscheidung könnte für immer sein, es gibt keine Rückkehr zur Schule
  2. Ist Silicea nicht mit Herz und Seele dabei und zufrieden, kann er keiner Aufgabe bzw. keinem (Ent-)schluß zustimmen
- Er möchte die Aufgaben mit Lebenslust erfüllen. Wenn er eine Sache nicht richtig kann, ist es jedoch nicht möglich, die geringste Freude daran zu haben
- Wenn er es dennoch machen muß, wird er nervös oder zornig, vor allem bei den kleinsten Detailarbeiten, wenn er sich unfähig oder gedrängt fühlt
- Es geht ihm besser, wenn er mit etwas Sinnvollem beschäftigt ist
- Nur unaufhörliche Arbeit bis hin zur Überarbeitung kann seine eiserne Konstitution schwächen
- Liebevolle Umarmung bzw. Streicheln kann ihn in kürzester Zeit wiederherstellen
- Langweilt er sich, kann er bei der erstbesten Gelegenheit einfach verschwinden – für ein Leben mit Spaß

Positive Affirmation für Silicea
„Ich liebe das Leben!"

Die Namen
in der Geschichte sind hinweisend
auf bestimmte Charakterzüge
von Arsenicum album im Positiven.
Augusto Albanico – hohe, erhabene Reinheit
Transdominico – Gottesherrschaft
Amicatrio – Verehrer der Dreiheiligkeit
Amataperlia – Liebesperle
Manospacimon – Hand des Friedens
Und zuletzt zu Merl – das ist eine eigene
Geschichte, die Geschichte des unbesiegbaren,
treuen Dieners.

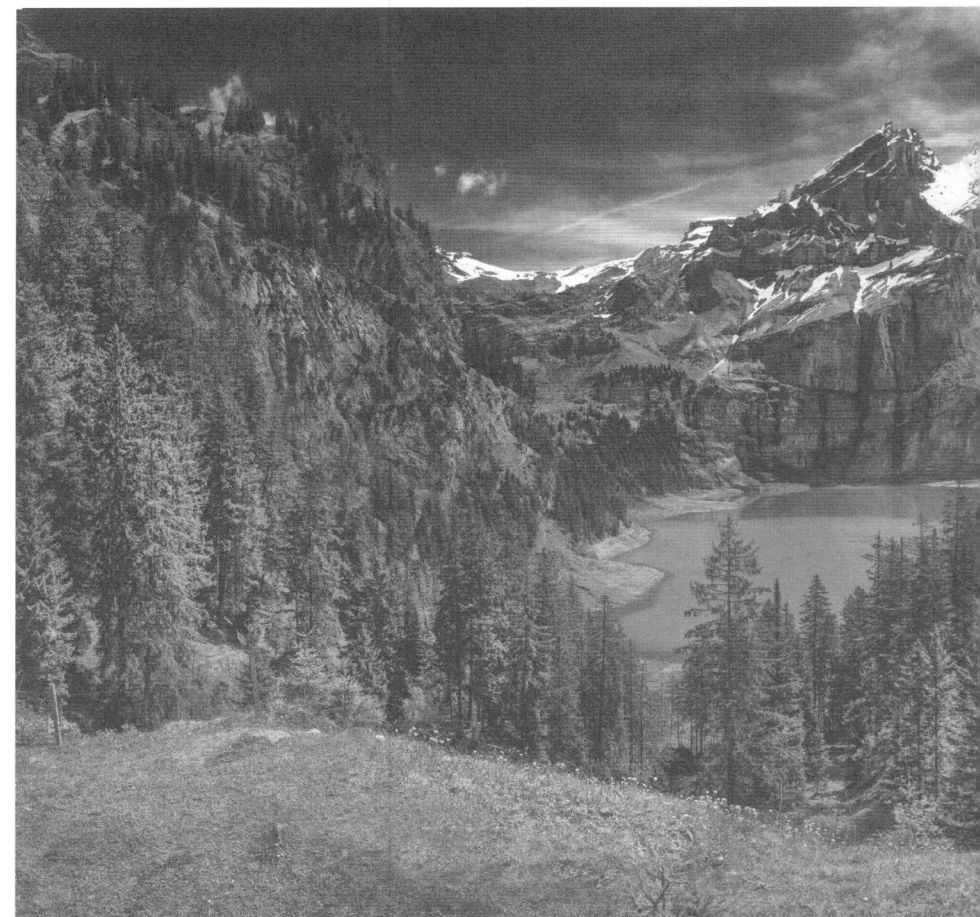

Arsenicum
album

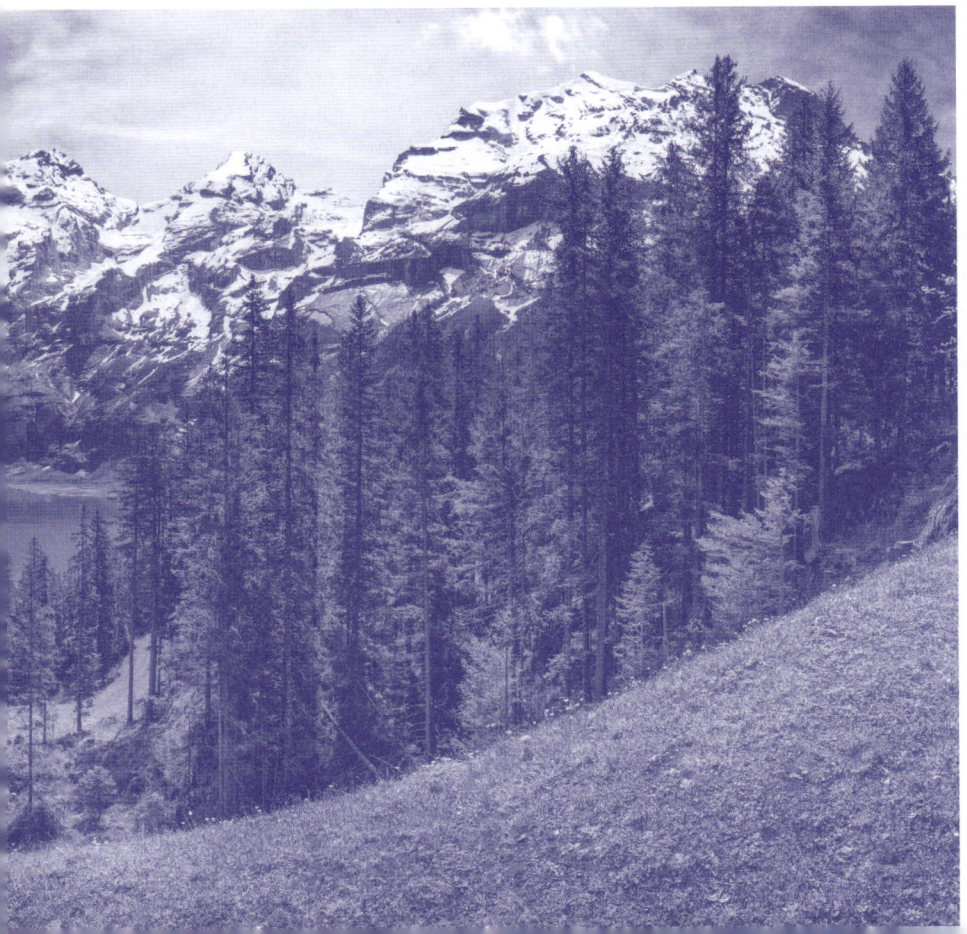

Arsenicum album in der erlösten Form

Artos Arsen wurde in die hochadelige Familie Augustoalbanico in Transdominico hineingeboren. Sein Vater Amicatrio hatte die besondere Ehre, dieses Land zu regieren, und in seiner Art und Weise der Amtsausübung war er wahrhaft königlich. Amataperlia, eine Königin in ihrer Würde, war das Herz an seiner Seite. Auch Artos war ein wahrer Prinz, in dessen Natur es lag, absolut liebevoll und gehorsam zu sein.

„Das Ziel besteht aus unzähligen kleinen Zielen, mein lieber Artos", lehrte ihn sein Vater. „Ein Schritt nach dem nächsten. Beherrsche einen, übe ihn bis zur Perfektion, dann tue den nächsten!"

„Dein Herz ist die Quelle der Begeisterung. Bringe dein Herz in das Ziel hinein", hatte ihm die weise Amataperlia nahegelegt, ihn im Arm haltend. Artos wuchs und gedieh in dieser liebevollen Atmosphäre, umgeben von Meistern aller Künste. Seine Manieren, sein Benehmen, sein Gang und seine Haltung wurden geschult. Tanzen, Fechten, Reiten – alles lernte er in seiner edelmütigen Weise, nobel und großzügig in seinem Auftreten. Sein Gesicht, umrahmt von gold-rotem, welligem Haar, war von großem Mitgefühl geprägt. Sein Herz hatte nur einen brennenden Wunsch: das Wohlergehen seiner Untertanen.

Mit einem Schlag änderte sich das Leben von Artos Arsen und wurde in seinen Grundfesten erschüttert, als das Königreich von Transdominico überfallen wurde. Der König rief seinen treuen Diener Merl, den Mächtigen und Meister der Kampfkunst, zu sich. „Mein lieber Merl, wir haben keine Chance mehr. Von allen Seiten sind wir vom Feind umringt. Nehmen Sie unseren kleinen Artos und bringen Sie ihn in Sicherheit."

„Kommt mit! Ich schaffe es auch mit Euch und Eurer Gemahlin in die Sicherheit", sagte Merl mit unumstößlicher Überzeugung. Er war die Verkörperung des unbesiegbaren Kämpfers. Würdevoll lehnte Amicatrio das Angebot ab: „Ich glaube es Ihnen, aber unser Platz ist hier bei unserem Volk."

„Außerdem fühlen wir uns beruhigt und wohl, unseren lieben Sohn Artos in Ihren Händen zu wissen", ergänzte Amataperlia.

„Geben Sie uns ein paar Minuten. Wir bringen ihn Ihnen sofort." Voller Liebe, nur das Licht in den Augen etwas verdunkelt, erklärten sie Artos, daß Merl ihn aus dem Palast in Sicherheit bringen würde.

„Arbeite immer auf die hohen Ideale des Königtums hin – Weisheit, Gerechtigkeit und liebevoller Dienst!"

Sie umarmten ihn noch einmal innig und brachten ihn zu Merl. Gerade als sie ihm Artos übergeben wollten, sprang das Tor des Palastes auf, und der Feind strömte herein. „Schnell, Merl!" rief Amicatrio. Ehrfürchtig verneigte sich Merl und sprang mit Artos in seinen Armen über die Balustrade, aber der Junge erlebte gerade noch in Todesangst, wie seinen Vater und seine Mutter der Todespfeil traf. Trauer und die tiefe Verunsicherung prägten Artos kleines Gesicht.

Eine mächtige Stärke floß von Amicatrio zu seinem Sohn und gleichzeitig die schützende Liebe von Amataperlia, so daß die unbändige Trauer Artos ihn nicht überwältigen konnte. Merl durchbrach wie der Blitz auf seinem Pferd den Feindesring und stürmte in die Freiheit mit Artos an seine Brust gedrückt. Vergeblich waren die Versuche, ihn einzuholen und zu erschießen. Es schien, als ob sein Hengst noch vier Beine bekommen hätte und sie beide von einem undurchdringlichen Schutz umhüllt wären. Bald verschwanden sie in den Bergen und machten sich auf den Weg zu einem geheimen, versteckten Kloster. Sie kamen zu einem Felsen, der schier senkrecht anstieg. Merl klopfte an einer bestimmten Stelle an die Felswand. Der Wachposten hinter dem Fels war neu und deshalb fragte er den Hauptwächter: „Da ist jemand draußen, dem unser Kennzeichen bekannt ist, aber ich kenne ihn nicht."

„Laß ihn die Bestätigung und seinen Namen durchgeben", erwiderte dieser. „Die Bestätigung stimmt, und sein Name ist Merl", staunte der Wächter.

„Bruder Merl!" rief der Hauptwächter freudig und sprang fast aus dem Stuhl. „Öffne das Tor, das ist unser ehrwürdiger Bruder Merl. 25 Jahre sind vergangen, seitdem er uns verließ. Du warst noch nicht geboren."

„Was für eine Freude, Bruder Merl", begrüßte ihn Almanos, der Hauptwächter. „Tritt ein. Wen hast du bei dir?"

185

Als sie durch die Passage im Felsen gingen, erzählte Merl ihm alles, was geschehen war. Auf einmal öffnete sich der Tunnel in ein wunderschönes Tal, auf der südwestlichen Flanke von ganz hohen Bergen umgeben. Arsen starrte auf diesen himmlischen Platz inmitten der rauhen Berge. „Hier werdet Ihr sicher sein und Euch wohlfühlen", sagte Merl. „Es gibt keinen Weg hier hinein, außer durch den Tunnel. Niemand hat die geringste Ahnung, daß so etwas existiert. Auch Euer nobler Vater wußte nichts davon. Eure edle Mutter hatte das Glück, einige Jahre an diesem gesegneten Ort zu leben. Wir sind dem Frieden geweiht."

Artos schaute ihn verwundert an: *Er spricht von Frieden, aber ist doch ein mächtiger Kämpfer? Sonderbar!* dachte er, sagte aber nichts. „Wir werden hier bleiben, bis Ihr ein gewisses Alter und Können erreicht habt. Dann werdet Ihr das Königreich Eures Vaters zurückerobern." Artos nickte einfach, die Worte wahrnehmend, aber eigentlich verstand er sie nicht richtig. Merl nahm Artos an der Hand und führte ihn zum Abt. Der Abt Manospacimon umarmte Merl herzlich, seine Augen strahlten vor Freude, seinen Freund wieder zu sehen. Dann nahm er Artos auf seinen Schoß und erzählte ihm Geschichten voller Mut und Treue und Heldentaten aus weit zurückliegenden Zeiten. Erzählungen, die Artos Kinderherz mit dem Wunsch erfüllten, auch solch edle Taten zu verrichten.

Bald war es Zeit für das Abendessen. Vorerst wuschen und erfrischten sie sich und gingen dann in eine Halle, in der schon alle Mitbrüder saßen. Es herrschte eine Stille, die so feierlich und gleichzeitig belebend war, daß Artos auch in eine erwartungsvolle Ruhe hineinkam. Merl führte ihn zu seinem Platz, und beide setzten sich. Dann leitete der Abt das Gebet mit dem Anzünden der Kerzen ein. Das Licht schien noch heller und erhabener zu werden, als der Abt und die Brüder mit einem Crescendo die Lobpreisung beendeten. Das Essen wurde serviert, eine große Schüssel mit einer dicken grützeartigen Suppe und eine Scheibe Brot. Arsen war so hungrig, daß dieses Essen, trotz der Schlichtheit des Mahls für seinen prinzlichen Geschmack, wie eine Festmahlzeit war. Als die Spitze seines Hungers gestillt war, schaute er um sich. Nach und nach fielen ihm die zwar schlichte, aber wunderschöne Harmonie und Perfektion dieses Raumes auf. Die Decke, die Säulen, die Tische und Bänke, die Malereien – alles bildete eine Einheit. Nichts ragte heraus oder kam zu kurz. Auch die Menschen schienen ein Teil davon zu sein. Nach dem Essen redeten alle eine Zeitlang leise miteinander. Nach einer Weile standen sie auf, verneigten sich und gingen ihrer Wege. Artos wurde zu seinem Zimmer gebracht, das die nächsten Jahre sein Quartier sein sollte. Es lag an der Ostseite und war, wie alles hier, nobel eingerichtet.

Merl brachte ihn zu Bett und hielt seine Hand für ein kurzes Gebet. „Schlaft jetzt, morgen früh fängt Eure Disziplin an!" Artos schlief sofort ein.

Als Artos gerade von wunderschönen Engeln träumte, die mit bezaubernden gold-, lila- und rosawolkigen Strahlen die Stadt verschönerten, drang eine sanfte, aber unwiderstehliche Stimme in sein noch schlafendes Bewußtsein. Seine Augen öffneten sich. Merl kniete vor seinem Bett. Der Schlaf verflüchtigte sich augenblicklich wie durch eine kühle, vitalisierende Brise. So hellwach und voller Kraft war er noch nie in seinem Leben gewesen.

„Wir treffen uns draußen in 15 Minuten", sagte Merl und ging aus dem Zimmer. Artos machte sich fertig. Es lagen maßgeschneiderte Kleider für ihn bereit.

Auf dem Übungsplatz wurde Arsen nur die Anweisung gegeben: „Atmet tief und rhythmisch in Euren Bauch hinein, schaut uns an und macht es nach!" Und schon ging es mit den Übungen los. Diese waren einfach und betrafen den ganzen Körper von den Haarwurzeln bis zu den Zehenspitzen. Artos fühlte sich dadurch unheimlich gestärkt, und es kam ihm vor, als ob er die Übungen schon immer gemacht hätte. Anschließend gingen sie in einem nahegelegenen See schwimmen, dessen Wasser prickelnd und belebend war. Plötzlich wechselte der See von angenehm kühl zu eisig kalt und hierauf zu so heiß, daß Arsen sich fast verbrüht fühlte. Der erste Schreck von Artos wandelte sich in einen kaum zuvor erlebten Spaß. Anschließend nahm Merl Artos zu sich, und die Kampfsportschulung begann.

Frühstück gab es mit dem Sonnenaufgang. Es bestand aus frischem Obst, trockenen Früchten, etwas gerösteten Nüssen und einer himmlischen Creme, deren Herstellung bis zum heutigen Tag ein Geheimnis ist. Dazu gab es reichlich warmen Tee aus duftenden Blüten, aromatischen Wurzeln und erlesenen Blättern.

Jetzt fingen die verschiedenen Tagesaktivitäten an. Artos theoretische Ausbildung stand zuerst auf dem Programm, dann wurde er in einige Aufgaben und Pflichten eingewiesen. Zwischendurch gab es ein weiteres praktisches Training mit kurzen theoretischen Abhandlungen. Außerdem mußte er lernen, wie er sich am Königshof zu benehmen hatte.

Das Mittagessen bestand aus Rohkost, einer kleinen kräftigen Suppe, einem einfachen Hauptgericht, gefolgt von einer sehr nahrhaften, abgerundeten Nachspeise, die daher entsprechend klein war.

Artos Arsen empfand diesen Ort als bemerkenswert friedlich, obwohl sich alle viel Mühe gaben, mächtige Kämpfer zu werden. Das erstaunte ihn sehr, und seine Neugier gab ihm den Mut, die Frage zu stellen:

„Merl, mich wundert einiges hier, aber ich weiß nicht, wie ich die Frage stellen soll, ohne beleidigend zu sein?"

„Macht Euch keine Gedanken. Wenn Beleidigen nicht Eure Absicht ist, kann die Frage nur Gutes bewirken", erwiderte Merl ermutigend.

„Das ist hier eine Friedensstätte, aber alle nehmen sich viel Zeit, um die Kampfkunst zu erlernen. Wie läßt sich das vereinbaren?" fragte Arsen nachdenklich.

„Frieden ist die Kraft, welche die Harmonie schützt und erhält. Wenn andere Kräfte, auch positive, in diese Harmonie eindringen wollen, wird der Frieden tatsächlich nur für diejenigen zugänglich sein, welche die Harmonie bewahren und vergrößern wollen", erklärte ihm Merl. „Wir lernen hier, alle Mächte und Kräfte, die auf uns wirken, friedvoll umzustimmen", fügte er hinzu. „Dies mag manchmal in der Konfrontation, wenn zum Beispiel die Friedensarmee kämpft, für den Menschen brutal ausschauen. Aber wir tun nicht mehr als notwendig, und der Schaden für den anderen ist lehrreich und nur vorübergehend. Der Betroffene profitiert letzten Endes von dieser heilsamen Kraft. Der Mensch ist nicht leicht umzustimmen und kämpft gegen jegliche Friedensbewegung. Ein recht hartnäckiges Geschöpf ist er, zumal er in seinem tiefsten Inneren weiß, daß sein freier Wille heilig ist, und er nimmt sich diese Freiheit, um allen Unsinn zu treiben. Doch wir Friedenskämpfer lassen uns auch nicht mißbrauchen. Wir müssen machtvoll sein, um gegen solche Mächte ankämpfen zu können, sonst werden sie uns wie Käfer zertreten. Artos, Ihr werdet zu einem großen friedlichen König werden. Ich, Merl, habe Euren Eltern dieses Versprechen gegeben", endete er ehrfürchtig.

Und so wurde Artos täglich weiter von allen im Kampfsport unterrichtet. Alles mußte gewissenhaft bis zur Perfektion geübt werden und dann noch mehr, bis es zu seiner Natur wurde. Erst dann wurde eine neue Technik erlernt.

Beim ersten Vollmond nach ihrer Ankunft in der Einsiedelei nahm Merl Artos zur Seite und sagte: „Seid vorbereitet. Es wird heute Abend kein Essen geben, nur etwas zu trinken. Beim Vollmond nehmen wir keine Nahrung zu uns, so daß wir die schmelzende Kraft des Mondes in ihrer ganzen Reinheit aufnehmen können. Bei vielen anderen Konstellationen machen wir entsprechende Rituale, um die verschiedenen Naturkräfte immer mehr in uns zu integrieren".

Als am Abend der Vollmond in seiner ganzen Pracht über den Bergen aufstieg, bekam jeder einen Becher mit einem merkwürdigen Getränk. Es schien zu leuchten, schmeckte süß, war aber nicht süß. Auf einmal hatte Arsen das Gefühl, daß sich im Kopf und im Körper „große" runde Türen öffneten, und er fühlte sich dem Mond ganz nah. Eine Kraft, wie er sie noch nicht gespürt hatte, floß in ihn hinein, und er dachte: *Noch mehr kann doch nicht möglich sein.* Sogleich verschlossen sich die Türen.

Die Jahre vergingen, und Arsen wuchs und gedieh. Er war nun groß, muskulös und kräftig und wirkte dennoch feingliedrig. Seine großen Hände mit ihren schlanken Fingern zeugten von einfühlsamer Sorgfalt. Auch war er zutiefst religiös geworden und erlangte volles Vertrauen in die göttliche Kraft. Das Wohl seiner Kameraden lag ihm besonders am Herzen.

Eines Tages sagte Merl zu ihm: „Die Zeit ist gekommen, mein König, morgen werden wir von hier aufbrechen. Heute wollen wir aber Euren zukünftigen Sieg mit einer Feier segnen."

Die Herkunft von Arsenicum album und seine Charakterzüge

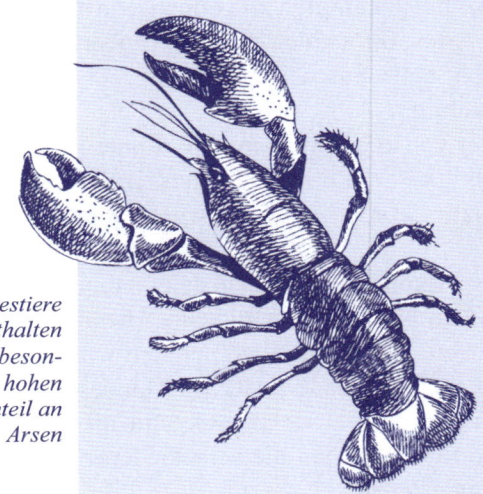

Meerestiere enthalten einen besonders hohen Anteil an Arsen

müse und Obst Arsen auf. Meerestiere enthalten besonders viel Arsen.

Arsen macht das Gewebe widerstandsfähig und schützt es vor dem Zerfall, weswegen es vor allem früher vorsorglich gegen Alterungsprozesse eingesetzt wurde. Bei keiner anderen Substanz ist Paracelsus Sprichwort

„Die Dosis macht das Gift aus"

mehr zu beachten als bei Arsen. Babys und Säuglinge brauchen kein Arsen und sind von Natur aus davor geschützt. Obwohl die Placenta große Mengen an Arsen enthält, gelangt nichts davon in das Fruchtwasser bzw. in den Fötus. Später braucht der Organismus Arsen in unterschiedlichen Mengen (Kleinstdosen), je nachdem, welchen Strapazen und Witterungen der Mensch ausgesetzt ist.

Dorschlebertran ist wegen seinem Arsengehalt so gut geeignet für schwächliche, klei-

Arsen ist ein zur Stickstoffgruppe gehörendes Halbmetall, das nur spurenweise im Mineral Arsenopyrit zu finden ist und in seiner Urform hochgiftig. Es verbindet sich lose mit Wasser. Demzufolge enthält auch Regenwasser eine gewisse Menge an Arsen. Meerwasser weist fünf- bis achtmal soviel Arsen wie Regenwasser auf, so daß Küstenbewohner dem Arsen stärker ausgesetzt sind. Durch das Wasser nehmen alle Pflanzen, bzw. alles Gene Kinder, die schon bei geringen Anstrengungen erschöpft sind. Wer größere Arbeiten erledigt, kann ein Verlangen nach Langusten entwickeln, um seinen Körper wieder zu regenerieren. Durch Arsen erhöht sich das Lungenvolumen, die Atmung wird tief und rhythmisch, so daß die Sauerstoffaufnahme gesteigert wird.

Pferden wurde früher oft viel Arsen zur Muskelkräftigung gegeben.

Arsen kommt vom Lateinischen „arsenicum", „arrenicum", was gold-farbenes Pigment bedeutet, und vom Griechischen „arsenikon", „arrhenikon", was kraftvoll, männlich bedeutet. So behaupten auch die „Arsenikesser", bis ins hohe Alter jung und kraftvoll zu bleiben. Manche Frauen, die Arsen essen, bleiben geschmeidig und schön und behalten lange ihr glänzendes Haar. Jedoch ist die Warnung von Paracelsus zu beachten, daß es zur hochgradigen Vergiftung kommt, wenn der Mensch auch nur etwas zuviel des hochgiftigen unverdünnten Arsens zu sich nimmt. Die Symptome einer akuten Vergiftung sind brennende Schmerzen im Verdauungstrakt mit Erbrechen und starken Krämpfen mit Durchfall, Leberschäden und akutes Nierenversagen bis hin zum Tod. Bei der Einnahme kleinerer Dosen besteht das Problem, daß eine geringere Menge auf längere Zeit nicht die notwendige erwünschte Kraft gibt, und die darauffolgende größere Menge dann eine schleichende, chronische Vergiftung verursacht. Ein Teufelskreis!

Hier zeigt sich auch das größte Charakteristikum von Arsen: Nichts richtig dosieren zu können, wodurch er dann völlig aus der Mitte gerät.

Wie die normale Welt
Arsen aus seiner Mitte geraten läßt

Die Feier vor der großen Rückeroberung seines Reiches war ein un-
vergeßliches Erlebnis für Artos. Durch sie sollte er mit Kraft, Mut
und der richtigen Zielsetzung ausgestattet werden. Exaktheit ist das
Grundwesen von Arsen. Schon die geringste Abweichung kann letzten Endes das Ziel verfehlen lassen.

Die Friedensengel von allen Ecken des Tales wurden auch zur Feier
eingeladen. Es brannte ein großes Feuer. Die großen Meister und Meis-
terinnen führten ihre Künste vor. Gewaltig war die Kraft, die freigesetzt
wurde.

Es gab einen Kriegstanz von solch einer Schönheit, die nur aus Sagen bekannt war. Nach und nach kamen die Schüler dazu. Artos, zu
erster Meisterschaft erhoben, sprang mit einem Satz übers Feuer. Im
selben Moment drehte sich von der anderen Seite ein Mädchen durch
die Luft übers Feuer. Als sie sich beide in der Mitte begegneten, hatte
Arsen das Gefühl, sein Brustkorb würde von Tausenden von Licht-
strahlen durchbohrt. Es war, als ob die Zeit stillstehen würde, und
dann flitzten sie aneinander vorbei.

Arsen landete kraftvoll aber graziös auf dem Boden. Die neu entbrannte innere Flamme schoß durch seine Fußsohlen hoch und glühte
in seinem Herzen. Der nun folgende Tanz von Artos und dem Mädchen erregte sogar die Bewunderung der großen Meister.

Am nächsten Tag übertraf Artos in der Kampfkunst sogar Merl
und marschierte siegreich in den Thronsaal seines Königreiches ein.
Sieben Tage wurden zur Feier des Sieges und zum Kennenlernen der
treuen Diener festgelegt, die folgenden fünf zur Verteilung der Ämter genützt. Die Tage wurden zu einem einzigen Traum für Artos. Er
schlief die sieben Tage fast gar nicht.

Nach so vielen Jahren „asketischen" Lebens war er überwältigt von
der Pracht des Reiches und den Feierlichkeiten. Er vergaß die täglichen Grundübungen, deren Notwendigkeit er auch nicht mehr spürte.
Das Feuer brannte immer noch so stark in ihm, daß er sich unbesiegbar

fühlte, als ob er über den Gesetzen stünde. Merl merkte es sofort und nahm sich vor, nach den „Feiertagen" mit Artos zu sprechen, denn er wollte, koste es, was es wolle, den Frieden und die Harmonie nicht stören. Artos nicht gleich anzusprechen, war aber ein Fehler. Auch ein Meister kann manchmal einen fatalen Fehler begehen.

Die große Schwäche des Arsenmenschen liegt darin, den Frieden „um jeden Preis" bewahren zu wollen.

Folgende Gedanken drängten sich in Merls Geist: *Die Feier sollte man nicht stören. Hinterher werde ich es klarstellen. Aber das Vergehen ist jetzt im Gange. Es im Keim zu ersticken, macht mir große Probleme. Darf ich den Spaß des anderen verderben? Die Feier, diese Situation ist ja einmalig. Sie kommt nicht wieder. Artos soll es voll genießen, hinterher werden wir es schon hinkriegen.*

Der Fehler lag darin, daß der Keim schon zu sprießen begonnen hatte. Artos Widerstand würde daher Tag für Tag größer sein. Noch verheerender war, daß die Neigung zur Vernachlässigung bereits geboren wurde. Nach den Feierlichkeiten brachte Merl das Thema zur Sprache. Artos guckte ihn erstaunt an, und Ärger stieg in ihm empor. *Wie konnte er es wagen?* Aber sofort übernahm die Nüchternheit. *Er ist ja mein treuer Freund und mir wohlgesonnen,* dachte er und sagte lauter, als er wollte: „Vielen Dank, Merl. Ich werde es nicht mehr vergessen."

Mit Hilfe von Merl wurden fähige Menschen für die verschiedenen Ämter ausgesucht, und die Wiederherstellung des Friedens im Lande nahm ihren Lauf.

Arsen und die Ordnung

Nur ein Problem hatte Artos, das er nicht einordnen konnte. In dem Kloster war es wunderbar friedlich gewesen. Es gab dort keinen Mangel. Trotz der sparsamen Lebensführung hatte er das Gefühl, von Hülle und Fülle umgeben zu sein. Er war rundum erfüllt und zufrieden. Die sieben Tage der Feierlichkeiten waren so unerwartet wie schön gewesen! Zu Hause im Palast war natürlich alles anders als in den Bergen. Die Tänze nur aus einer fernen Erinnerung bekannt und nicht zu vergleichen mit dem Leben im Kloster. Der Umgang miteinander so neu, obwohl er darin geschult worden war. Die Speisen hervorragend, nur er wußte nicht mehr, was zu welchem Zeitpunkt richtig für ihn wäre. Er kam mit seinen Eßgewohnheiten ganz durcheinander, aß manchmal bis zu völliger Sättigung und fühlte sich gerade dadurch sehr wohl. Ein anderes Mal hatte er Schwierigkeiten, mit der Fülle der Speisen zurechtzukommen. Auch seine Gedanken und Gefühle pendelten ständig hin und her, obwohl er durch seine Willenskraft und Vitalität sehr schnell wieder Ordnung herstellen konnte. Es kamen Gedanken wie: „Ist Feiern schlecht?" Dann wieder aus einem tiefen Gefühl heraus: „Nein, das kann nicht stimmen! Es bringt doch so viele schöne Gefühle mit sich. Vielleicht sollte ich nicht so ausgiebig feiern? Aber am Abend vor meiner Reise war es ja unbeschreiblich schön, auch die Begegnung mit dem Mädchen ist ein Geschenk gewesen. Ach! Ich will sie neben mir haben. Vielleicht möchte sie gar nichts von mir wissen? Findet mich sicher zu wild? Ich sollte nicht zu viele Gedanken damit verlieren. Es gibt wichtigere Aufgaben zu erledigen. Vielleicht sollte ich doch wieder die Ernährung, die im Kloster herrschte, einführen? Aber was mache ich, wenn nochmals ein Fest stattfindet? Dann komme ich sicher durcheinander!" So gingen die Gedanken durch seine Gefühlsebene hin und her.

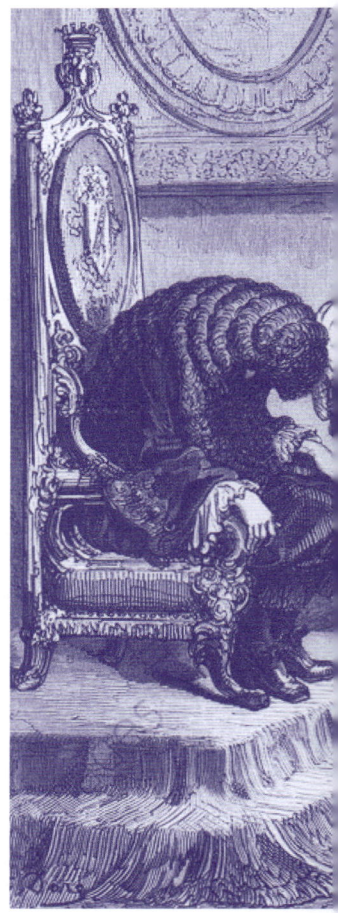

Im Herzen Kind bleiben

Eines Tages kam Merl wieder zu ihm und gab ihm den guten Rat, auf sich selbst aufzupassen. Einerseits wußte Arsen, daß Merl recht hatte, andererseits war er in seinem Stolz getroffen und antwortete etwas schroff:

„Vielen Dank, Merl, tun Sie Ihren Job, ich tue meinen."

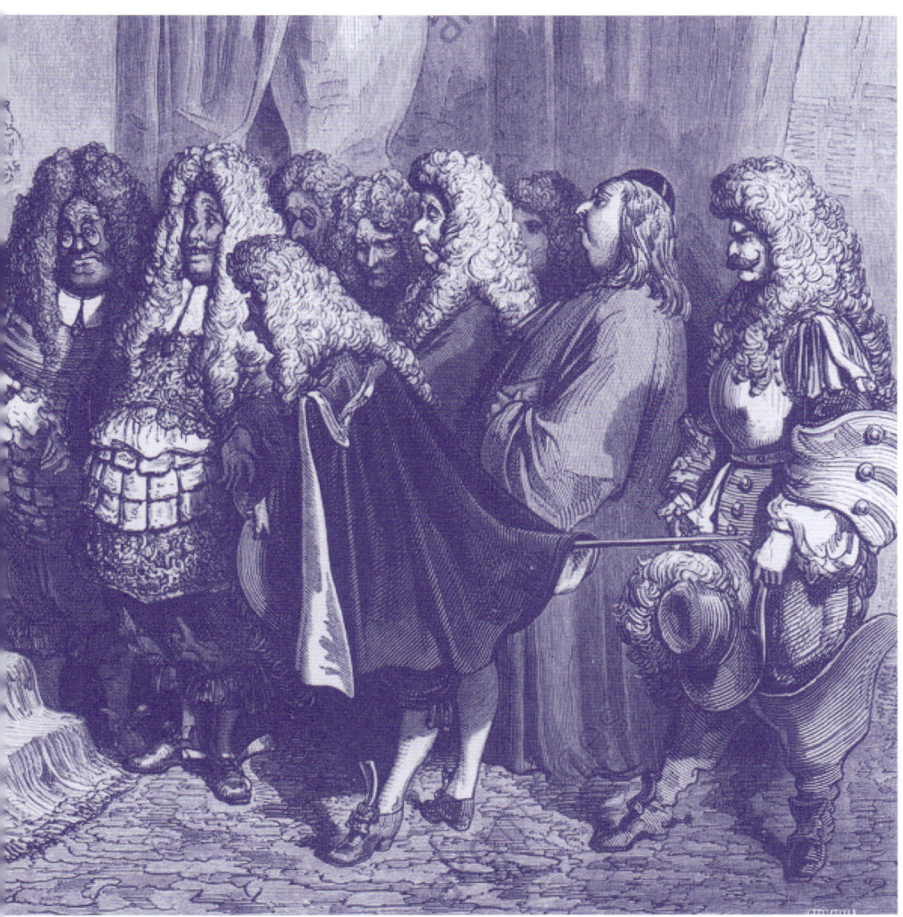

*Fürsten
und Minister
wetteifern um
seine Gunst,
doch die Sorge
um sein Volk
läßt Arsen
nicht zur Ruhe
kommen*

Am nächsten Morgen, noch verärgert über den Vorfall, trainierte er mit übertriebener Wucht. Dann stellte er sich unter die eiskalte Dusche und zwang seinen Körper mitzumachen, bis er fast blau wurde. An diesem Abend mied er Merl, denn er hatte das Gefühl, ihn tödlich beleidigt zu haben, und er fürchtete, daß Merl ihn nicht mehr mochte. Es fiel ihm auch sehr schwer, höflich zu anderen zu bleiben. Eigentlich fand er alles schlecht, was an diesem Tag geschah. Keiner machte irgend etwas richtig. Auch fühlte er sich nicht so kräftig wie sonst.

Alles strengte ihn an, und es fröstelte ihn ein wenig. An diesem Abend hatte er keine Lust, an den Festlichkeiten teilzunehmen und ging früh ins Bett. In der Nacht wachte er auf, es war ihm fürchterlich kalt und schlecht. Die Kehle war so trocken, daß er einen Schluck kaltes Wasser, das am Bett stand, trinken mußte. Die Kälte tat ihm aber überhaupt nicht gut und verschlimmerte die Übelkeit sehr. Er konnte nur noch zum Badezimmer torkeln, so schwach fühlte er sich, und sich übergeben. Danach legte er sich zitternd wieder hin, fand aber keine Ruhe. Die Übelkeit steigerte sich wieder. Er spürte das Bedürfnis, etwas Warmes zu trinken, zwang sich zum Wasserhahn und nahm ein paar Schlucke warmes Wasser. Es schien etwas besser zu werden. Als er sich aufrichtete und ins Bett gehen wollte, kam der Brechreiz mit solch einer Wucht, daß er das Gefühl hatte, seine Innereien zu erbrechen. Danach lag er wie halb tot auf dem Fußboden, bis er sich ins warme Bett schleppen konnte. „Großer Gott", dachte er, und

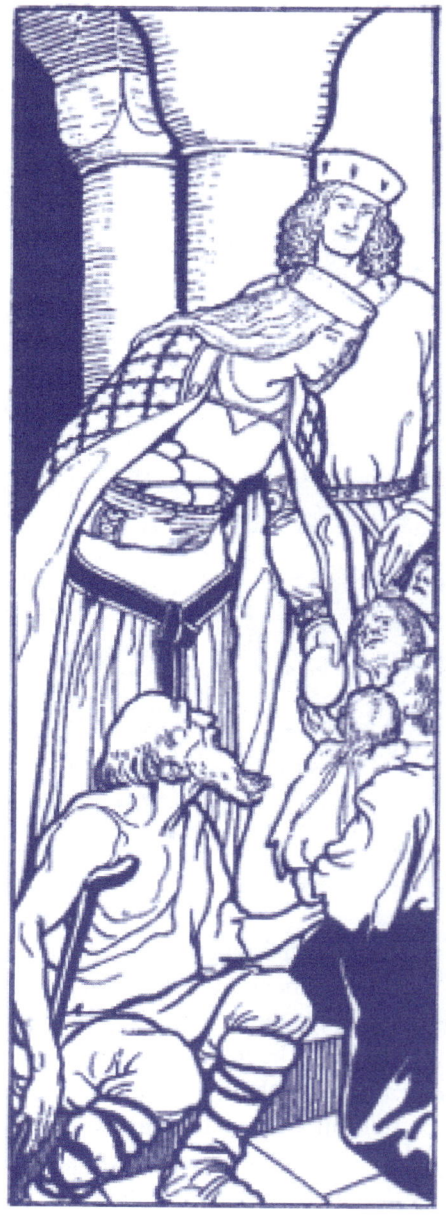

Angst und Sorgen stiegen in ihm hoch, „wie soll ich morgen vor allen Menschen erscheinen?"

Er hatte nochmals das Verlangen, etwas zu trinken. Doch schon der Gedanke daran machte ihm Angst. Aber der Durst war überwältigend. Er trank sogar einige Schlucke heißes Wasser. „Ach nein!" rief er aus und erbrach das Getränk wieder. Es wollte einfach nicht aufhören. Völlig fertig horchte er in sich hinein. Das Wort Essig kam ihm in den Sinn. Er spürte ein richtiges Bedürfnis danach, schlich in die Küche und suchte nach ihm. Dann trank er schlotternd vor eisiger Kälte und Schwäche ein ganzes Glas Essigwasser. Unvorstellbar! Alles kam wieder hoch. Aber diesmal tat ihm das Brechen gut. Nach kurzem Überlegen kippte er einen kräftigen Zug von dem puren zwölf Jahre alten Balsamico hinunter. Was für ein Genuß, dachte er und schleppte sich zum Bett und fiel völlig erschöpft hinein. Als er aufwachte, war es

Akuter Symptomenkomplex von Arsenicum album

- *Vor einer akuten Erkrankung besteht meist offensichtlich oder versteckt großer Druck*
- *Bei Beginn der Erkrankung wird meist zu viel oder Falsches gegessen*
- *Die Attacke (z.B. Durchfall, Erbrechen) erreicht ihren Höhepunkt zwischen 0-2 Uhr nachts*
- *Großer Durst, anfänglich auf große Mengen, später nur auf kleine Schlucke*
- *Kaltes Wasser verträgt Arsen sehr schlecht, Warmes bis Heißes tut gut oder bessert sogar*
- *Arsen ist vollständig entkräftet und fühlt sich hundeelend*
- *Frieren und Zittern, Kälte ist Arsen unangenehm, obwohl er frische Luft verlangen kann, da sie dem Kopf guttut und er dadurch besser atmen kann*
- *Voller Angst und Sorgen, die sich je nach Intensität der Krankheit bis zur Panik und Todesangst steigern können*
- *Arsen findet keine Ruhe und keinen Heilschlaf*
- *Essig (-wasser) oder Senf wirken manchmal Wunder*

schon hell. Kraft für die Übungen hätte er sowieso nicht gehabt. Also lag er noch gut in der Zeit, um sich zurechtzumachen und nicht aufzufallen. Noch schwach, aber geheilt machte er sich sachte fertig, seine Nerven schonend. Am Tag war er nachdenklich und etwas bedrückt, aber keiner merkte, daß Artos Arsen, ihr König, in der Nacht halb tot gewesen war.

Arsen trank nur Tee und aß etwas Zwieback und zum Mittagessen warme flüssige Suppe mit einer kleinen Maultasche. Danach spürte er wieder etwas von seiner alten Kraft. Er ging zu Merl und entschuldigte sich. Erst dann fühlte er sich endlich wieder gut, obschon Merl keine Entschuldigung erwartet hatte. „Mein guter Freund, Merl", sagte er, „ich werde einige Zeit abwesend sein und bitte Sie, in der Zeit für alles zu sorgen."

„Mit Freude", lächelte Merl.

Arsen verließ seinen Palast, versteckt in Mönchskleidung, und ritt in die Berge. Im Tal des Friedens angekommen, bat er den Abt um Erlaubnis, mit dem Mädchen zu sprechen.

„Sicher, mein Sohn", sagte er, „ich bringe dich dorthin."

Sie gingen zu der Äbtissin, und er erklärte ihr die Situation. Sie ließ das Mädchen kommen. Er nahm ihre Hand und sagte: „Sie haben seit der Feier einen festen Platz in meinem Herzen eingenommen. Würden Sie mir die Ehre erweisen und die Königin meines Herzens werden?"

Azranikas Augen leuchteten, und bescheiden nickte sie zustimmend. Er beugte sich zu ihr und küßte zärtlich ihre Hand. Voller Freude und Liebe im Herzen gingen sie zurück, und er erzählte ihr von all seinen Problemen im Königreich.

„Ich kann natürlich als Außenstehende alles neutraler sehen", sagte Azranika, „wäre es nicht eine gute Idee, inkognito unter das Volk zu schlüpfen und aus erster Hand seine Probleme und Sorgen zu erfahren? So würden wir am ehesten zu seinem Wohle handeln und die richtigen Schritte unternehmen können?" Arsen war so begeistert, daß er fast wie ein Kind fröhlich aufgeschrien hätte. Aber er beherrschte sich.

„Laß es raus, mein lieber Artos!" schmunzelte Azranika, „wir sind im Herzen ewige Kinder. Irgend jemand ist uns immer voraus und wie ein Vater oder eine Mutter zu uns."

Und so wurde ihr Motto:
„Ich bleibe in meinem Herzen ein Kind!"

Fortan konnte Arsen mit leichterem Herzen, aber dennoch mit Pflicht-
bewußtsein und Sorgfalt die Geschicke seines Volkes in die Hand nehmen und leiten.

Nachwort
Die Abenteuer des Königspaares sind in den Jahrbüchern Transdo-
minicos niedergeschrieben und heute noch eine Inspiration für alle
wahrhaft mildherzigen Schwestern und Brüder. König Artos Arsen
und Königin Azranika wurden Idole des Volkes und regierten lange
Jahre in Frieden, Glückseligkeit und Wohlergehen.

Das Arzneimittelbild von Arsen

Der Arsen-Mensch ist gekennzeichnet durch eine tiefsitzende
Angst, die sich bis zur Todesangst steigern kann und sich durch
eine Unruhe äußert, die ihn hin- und hertreibt. Das Schlimmste für
Arsen ist das Alleinsein. Er ist dann voller Befürchtungen und kann
morgens schon angstvoll aufwachen. Seine Angst ist so groß, daß
er innerlich aufgibt. Er hat oft Gedanken von Unheil, Krankheit und
Tod und kann die eingedrungenen Gedanken und Sorgen nicht abhalten.

Jede geringste Anstrengung erschöpft ihn so sehr, daß er nichts
mehr tun kann. Diese Schwäche gleicht einer Todesschwäche, die ihm
das Gefühl vermittelt, sein Inneres sei abgestorben, alles habe keinen
Sinn mehr. Im negativen Zustand ist Arsen ordnungssüchtig, er wird
peinlich genau. Verlangen tut er dann von sich und seiner Umwelt
äußerste Perfektion. Im positiven Zustand sucht er die Ordnung im
Inneren. Er wird großzügig und kümmert sich mitfühlend um die Probleme seiner Mitmenschen, bis er sich dann wieder zu viele Sorgen
macht und sich dabei vergißt.

Wichtige Arsen Symptome

- Arsen ist voller Mitleid und Mitgefühl für die Probleme seiner Mitmenschen, vor allem der Familie. In seinem Herzen brennt der Wunsch, das Allerbeste für seine Lieben zu tun
- Für den Frieden und die Harmonie seiner Lebensgefährten kämpft er „bis zum Umfallen"
- Arsen findet sich jedoch nur ungern mit der Realität zurecht und wiederholt Dinge, die ihn herunterziehen
- Wenn er darüber nachdenkt, ist die vernünftige Handlung klar ersichtlich, aber der Hang zur Unvernunft ist unwiderstehlich
- Arsen zwingt sich, seine Pflichten zu erfüllen, sein Herz ist jedoch nicht richtig dabei
- Die Freude an der Vorstellung, die Arbeit in Ruhe und Gelassenheit zu erledigen, vergeht ihm durch das Gefühl des Zeitmangels
- Jeder Rückschlag ist niederschmetternd für ihn
- Als teilweise kompromißloser Mensch ist er eher bereit zu sterben, als „Prinzipien" aufzugeben
- Es muß alles sichtlich perfekt sein
- Fehler anderer werden nicht einfach übergangen. Er kann nicht aufhören, darüber zu reden
- Er muß sein „Königreich" in Ordnung bringen, also arbeitet er sich zu Tode dafür und lebt asketisch, um es zu schaffen
- In einem schwachen Moment überwältigten ihn Bedürfnisse, die er übermäßig befriedigt. So wird gewandert bis zur Erschöpfung und gegessen, bis nichts mehr geht
- Er hat ein ganz schlechtes Gewissen, wenn er jemanden nicht gerecht behandelt hat; er hat Angst, ihm zu begegnen und geht ihm deshalb vorsorglich aus dem Weg

- Es kann sich große Angst bis zur Todesangst entwickeln, wenn er eine Situation nicht unter Kontrolle hat oder sich schwach fühlt
- Aus der Angst heraus verkrampft er sich völlig und meint, daß Angriff die beste Verteidigung ist, um das Übel im Keim ersticken zu können

Positive Affirmation für Arsen
„Ich bleibe in meinem Herzen ein Kind!"

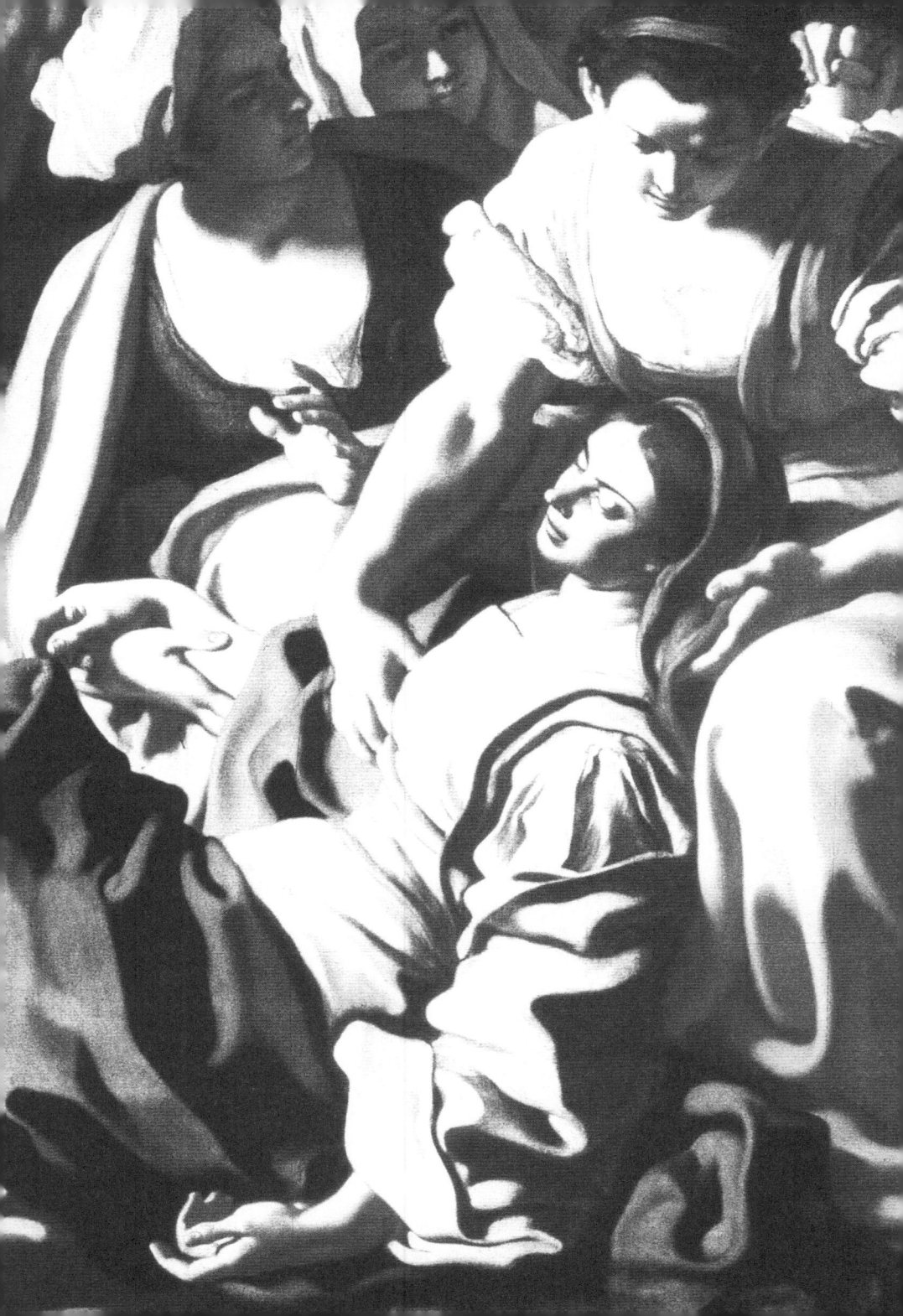

Natrium muriaticum ist eines der großen homöopathischen Mittel (Polychreste) und wird wie das gewöhnliche Kochsalz aus Steinsalz hergestellt. Das sehr breite Anwendungsspektrum dieses Mittels veranlaßte Hahnemann, es als eine „heroische und gewaltige Arznei" zu bezeichnen, die viele Facetten des menschlichen Lebens betrifft. Die verschiedenen „Akteure" stellen in der folgenden Geschichte die unterschiedlichen Gesichter des Mittels Natrium mur dar.

Natrium muriaticum

Um das Wesen von Natrium muriaticum besser zu verstehen, sind zwei Namen gewählt worden. Die Hauptperson dieser Geschichte heißt Sophie Angélique. Je nachdem, welcher Aspekt des Charakters überwiegt, wird sie Sophie oder Angélique genannt Angélique (Angelika) = der Name des Engels der Liebe. Der Name Sophie wird allgemein benutzt und wenn es um die Weisheit geht. Die Liebe von Natrium mur ist nicht aufzuhalten, aber manchmal ist es weise, sie mit Bedacht auszudrücken. Dann kommt Sophie zum Einsatz. Angélique ist wie das Herz selbst und reagiert spontan. Wenn das Kind beispielsweise Trost braucht, handelt Angélique einfach und praktisch

Natrium muriaticum in der erlösten Form

Es war ein herrlich sonniger Morgen mit wolkenlosem, strahlend blauem Himmel. Die gerade aufgehende Sonne warf ihre Vorboten in rosa-goldenen Strahlen auf die Gipfel der umgebenden Berge. Aber einige Zeit vor dem Sonnenaufgang war Sophie Angélique Natrium mur wieder zu Hause. Sie war seit zwei Uhr in der Früh unterwegs gewesen, denn ihre Freundin Juliane, die kurz vor der Entbindung stand, hatte nach ihr rufen lassen. Der Mann hatte die Freundin erst vor kurzem verlassen, und nun konnte sie es kaum ertragen, die Entbindung und die damit verbundenen Schmerzen allein durchzustehen. Die fürsorgliche Anwesenheit von Angélique war Balsam für ihre Seele.

Als Sophie das Haus betrat, hatte die verzweifelte Gebärende gerade eine Wehe überstanden. Die Augen der werdenden Mutter versuchten zu lächeln, aber die unendlichen Stunden des Schmerzes und das Fehlen ihres Geliebten als Beistand hatten sie in ein Häufchen Elend verwandelt. Angélique ging ruhig zu ihr, setzte sich ganz bequem hinter sie auf das Bett und bettete behutsam Julianes Kopf in ihren Schoß. Aus den wunderschönen Fingern, die Julianes Gesicht streichelten, floß eine warme, trostspendende Kraft. Als die nächste Wehe kam, hielt sie die Hände ihrer Freundin, und ein beruhigendes Gefühl erfüllte sie. Das Gefühl, das eine tragende Energie ihr Kind sehr sanft, aber kraftvoll aus der Gebärmutter herauspreßte. Eine Viertelstunde später war das Kind da. Überglücklich lachte sie, küßte das kleine Wesen und schmiegte es an sich.

Erst nachdem das Kind gebadet, gewickelt und die Mutter versorgt war, machte sich Angélique auf den Heimweg. Sie war so lange bei der Mutter geblieben, bis diese selig eingeschlafen war, erst dann verließ Angélique die beiden mit einem liebevollen Blick. Zu Hause duschte sie sich kurz warm ab mit herrlich duftendem Rosenduschgel, anschließend ausgiebig mit eiskaltem Wasser, was ihr große Freude bereitete. Erfrischt und vital stieg sie aus der Dusche und rubbelte sich kräftig ab, bis ihr ganzer Körper vor Wärme glühte. Am Frühstückstisch auf der Terrasse trank sie genüßlich den frischen Grapefruitsaft, leicht prickelnd durch den Zusatz von Traubenmost.

Gerade als der Himmel von der aufgehenden Sonne goldig schimmerte, klingelte die Glocke an der Haustüre. Freudige Erwartung leuchtete auf Angéliques Gesicht auf. Welch eine glückliche Menschenseele ehrte sie mit ihrem Besuch? Sie machte die Tür auf und schaute in das vom harten Leben verwitterte Gesicht eines älteren Mannes.

„Guten Morgen, mein Herr", grüßte sie ihn freundlich.

„Excusez-moi, Madame, es tut mir sehr leid, daß ich Sie in der Frühe störe", sagte der alte Mann in einem Ton, der versuchte, seine Not zu verbergen. Seine Kleider waren zwar vom feinsten Schnitt, aber nicht mehr die neuesten.

„Kommen Sie herein", bat sie mit einer Wärme, die das Herz des bedürftigen Menschen sehr berührte, und führte ihn zu ihrem Frühstückstisch. „Setzen Sie sich, ich bin gerade beim Frühstücken. Welch eine Freude, daß ich eine nette Gesellschaft genießen darf!" Er setzte sich mit einem kleinen Dankeschön und blieb erst einmal still und schweigsam.

Sophie, die viel Einfühlungsvermögen besaß, machte ihm als erstes eine große Schale Kaffee, leicht gesüßt und mit etwas Sahne. Als er ihn dankbar trank, bereitete sie ihm feine Crèpes mit Käse und Kräutern, gefolgt von zweien mit Schokoladensoße. Dabei erzählte sie ihm schöne Neuigkeiten. Als er mit dem Frühstück fertig war, setzte sie sich zu ihm und fragte ihn so ganz nebenbei: „Nun, was bedrückt Sie so?"

„Ich heiße Gregorius Markowich", fing der alte Herr an. „Ich war der Bürgermeister meines Dorfes. 20 Jahre lang lebten wir in Frieden und Wohlstand. Wir waren weit bekannt für unsere Kunst und Gastfreundschaft. Langsam aber schlichen sich Kräfte ein, die die Integrität unserer Gemeinde bedrohten. Als aufrichtiger Mensch versuchte ich alles in meiner Macht Stehende, um das zu verhindern. Dies war aber gar nicht im Sinne dieser machtgierigen Menschen, und so verwickelten sie mich in einen Skandal. Ich hätte das alles ausgehalten und sogar meine ganzen Energien eingesetzt, um diese schändlichen Menschen zu stoppen, wenn meine Familie nicht den Glauben an mich verloren hätte. Als sie sich von mir abwandte, war ich ein gebrochener Mann. Nur eine Nichte glaubte weiterhin an mich und schenkte mir all ihre Liebe. Aber diese bösen Menschen nahmen mir auch mein letztes Hoffnungslicht.

Eines Tages verschwand meine liebe Nichte nämlich spurlos. Ich sah keinen Sinn mehr im Leben – nur die Liebe zu meiner Nichte hält mich am Leben. Seitdem gehe ich von Dorf zu Dorf und von Burg zu Burg in der Hoffnung, sie wieder zu finden", endete Gregorius.

Sophie schaute ihn seltsam an und sagte dann: „Ehrenwerter Herr, Gott wird Sie für ihre Standfestigkeit und Treue reich belohnen. Für den Moment möchte ich Sie mit meiner Freundin Lovelee bekanntmachen, ein Mädchen mit solch einem großen Herz! Alle Kinder, die Trost und Liebe oder ein Zuhause brauchen, nimmt sie bei sich auf. Das wird für Sie eine neue Erfahrung sein, und ich glaube, Sie könnten dort großen Trost finden, bis Sie sich vielleicht wieder auf den Weg machen."

Sie werden es nicht glauben, liebe Leser, aber manchmal passieren auch dem Natrium mur-Menschen solche Wunder. Lovelee war die verschwundene Nichte von Gregorius! Die Freude über das Wiederfinden der beiden war unbeschreiblich. Auch bei Angélique, die sonst immer ihre Emotionen beherrschte, flossen ein paar Tränen.

Angélique hüpfte voller Lebenslust auf ihrem Weg nach Hause. Plötzlich kam ihr ein kleiner Junge weinend entgegen.

„Ach, mein Engel, warum weinst du?" fragte sie, als sie den Kleinen auf den Arm nahm.

„Meine Mutter ist böse auf mich und hat mir eine Auafeige gegeben", sagte der Kleine.

„Ach wo!" tröstete Angélique ihn. Die salzigen Tränen des Kindes breiteten sich auf ihrem Gesicht aus und sickerten langsam runter, als sie das Kind eng an sich gepreßt zur Mutter brachte.

„Welches Problem hast du, daß sich dein Herz so gegen dein eigenes Kind richtet?" fragte sie verständnisvoll. „Ich weiß, daß du es nicht einfach hast mit deinem Mann. Wenn du sein Leid erkennst und ihn sogar bedürftiger als dich selbst empfinden kannst, können Wunder passieren", sprach Angélique aus ihrem Herzen und drückte die traurige Mutter zärtlich an sich, deren Herz nun wieder Hoffnung und Zuversicht verspürte. Nun mußte die Mutter auch weinen, lachte aber gleichzeitig vor Dankbarkeit und nickte entschlossen, als sie ihr Kind zu sich nahm und es mit Küssen überhäufte.

Die Herkunft von Natrium muriaticum und Charakterzüge

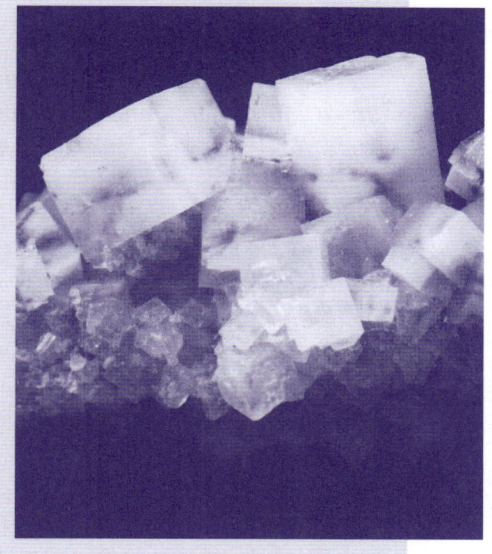

Natrium muriaticum, fälschlicherweise auch Natrium chloratum genannt, verbindet das Alkali-Metall Natrium mit der Säure Chlor und ist allgemein als Kochsalz bekannt. Im Gegensatz dazu enthält Steinsalz Spuren von vielen anderen Mineralien. Natrium spielt im Meerwasser auch eine entscheidende Rolle, wo die unterschiedlichen Salzkonzentrationen für den Transport der sich am Meeresgrund befindlichen Mineralien an die Oberfläche sorgen. Im menschlichen Körper, der ja zum größten Teil aus Wasser besteht, und in der Seele spielen sich ähnliche Geschehen ab. Dort vermag Natrium muriaticum aus der Tiefe das Verborgene an die Oberfläche zu holen. Im zwischenzellulären Raum, der mit Wasser gefüllt ist, spielt Natrium die Hauptrolle im Zellaustausch und ist somit Träger der osmotischen Eigenschaft, d. h. es ist auch verantwortlich für Dehydration (Austrocknung) sowie Hyperhydration (Störung der zellulären Wasserverhältnisse, feste Ödeme). Es hält im „Meer des Körpers" das Flüßigkeitsgleichgewicht, die Zufuhr von Nährstoffen und den Abtransport von Abfallstoffen, aufrecht. Ohne Natrium könnte der Austausch zwischen Zelle und Umgebung nicht funktionieren. Daraus wird deutlich, daß „Fließen, Beweglichkeit, Aufrechterhaltung des Gleichgewichts" die Schlüsselworte des homöopathischen Mittels Natrium muriaticum sind.

Natrium wird zu den Salzkristallen geführt

Sophie saß wieder auf der Terrasse, und ihre Gedanken gingen zu lange vergangenen Zeiten zurück.

Sie war verheiratet gewesen. Ihre erste unschuldige Liebe hatte sich langsam in Abscheu und Verachtung ihrem Ehemann gegenüber verwandelt. All ihr Haß und Ekel schienen aber an seiner Dickhäutigkeit

Das Zrück-blicken auf vergangene unangenehme Ereignisse und das Erstarren darin sind charakteristisch für Natrium muriaticum.

abzuprallen. Ihr verletzendes Verhalten hatte keine Wirkung auf ihn. Ihr hingegen ging es immer schlechter. Sie war ständig geplagt gewesen von irgendwelchen kleinen, jedoch sehr unangenehmen Übeln, vor allem aber von seelischem Leid. Völlig verzweifelt blieb sie nur ihrer Kinder wegen bei ihm. Es war die Gnade des Lebens, die sie rettete. Eines Tages, hoch in den Bergen, überwältigte sie ein Gefühl von Lebensüberdruß. Trotz der wunderschönen Natur, der strahlenden Sonne und Stille konnte sie keine Freude mehr am Leben finden. Sie richtete ihren Blick auf die schneebedeckten Berggipfel und versank völlig in dieses matte Lebensgefühl. Ganz wach, aber unbeteiligt nahm sie wahr, daß eine lichtvolle Gestalt auf sie zukam.

„Ich bin die Hüterin des Salzes", sagte die Gestalt, „komm mit!" und führte Sophie tief in die Erde hinein zu den Salzsälen, die mit sanftem rosa-weißem Licht beleuchtet waren. „Hier werden Salzkristalle hergestellt, aber hier lernst du auch die Kunst, dir dein Leben zu verdienen. Das Leben ist zwar ein Geschenk, aber auch Geschenke müssen verdient werden. Das Leben an sich ist zunächst einmal unqualifiziert. Deine Aufgabe ist es, etwas Salz zu nehmen und es für den anderen so zuzubereiten, daß es schmackhaft für ihn wird und er es freudig zu sich nehmen kann, um dankbar Liebe für sein Leben zu empfinden. Noch klarer ausgedrückt: Erkenne den besonderen Bedarf des anderen an Liebe und decke ihn ab. Die Versuche, es auf deine Weise zu tun, müssen dem anderen aber auch wohltun. Es ist das Salz, das dich die Not des anderen wahrnehmen läßt. Diese besondere Eigenschaft ist es, die wir hier in den Salzkristallen in materieller Form geschaffen haben. Atme tief die Gnade der mit Salz erfüllten Luft ein, gib dann zurück und erfülle die Bedürfnisse deiner Mitmenschen – auch die deines Mannes", endete die Hüterin des Salzes.

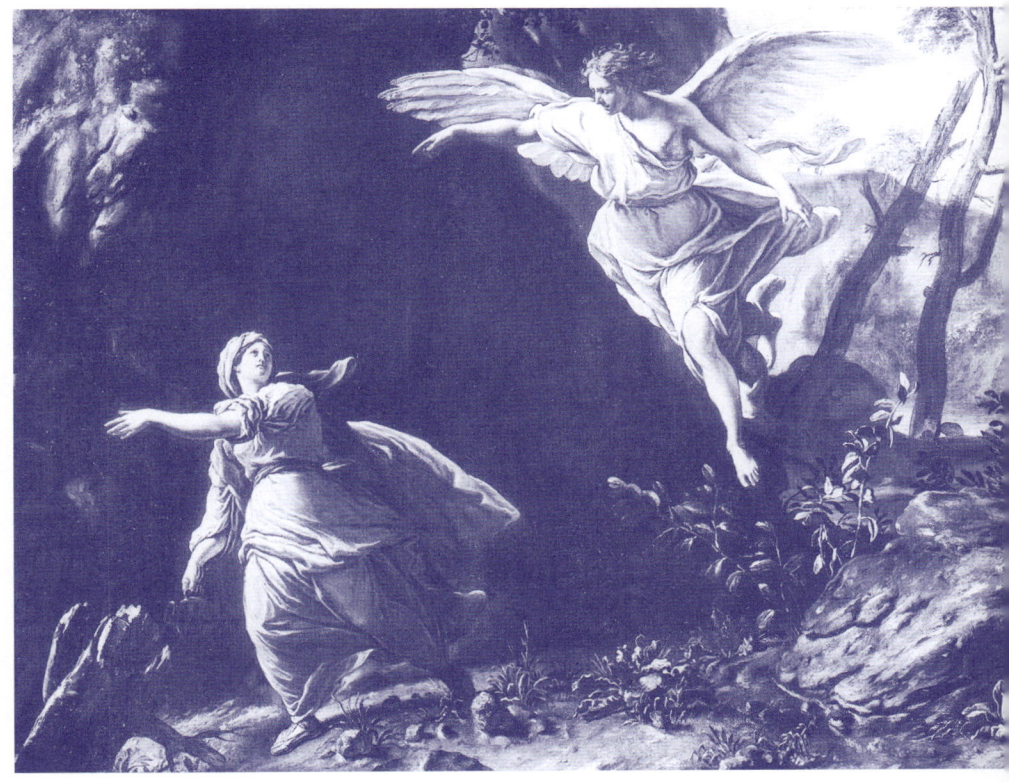

Wie Natrium den stolprigen Weg zu Ruhe und Gelassenheit fand

Als Sophie an diesem Tag gemütlich nach Hause zurückkehrte, wußte sie nicht, ob die Begegnung in den Salzsälen im wachen Zustand oder im Traum geschehen war. Sie glaubte jedoch fest an das, was sie gehört und gesehen hatte. Jetzt – so viele Jahre danach – schmunzelte sie, als ihr die erste Zeit nach diesem Erlebnis wieder ins Bewußtsein kam und sie sich erinnerte, wie sie das Sprichwort „Die Liebe geht durch den Magen" in die Tat umgesetzt hatte, bis ihr Mann über die Jahre hinweg dick und rund geworden war. Wie sie sich selbst völlig vergessen und nur noch an ihn gedacht hatte. Sie verwechselte Tage und Termine, erschien zu den unmöglichsten Zeiten bei Freunden und Kollegen und entschuldigte sich dann hundertmal. Sie trug Kleider-

In der Liebe werden Traumwelt und Realität eins für Natrium mur

kombinationen, über die sich alle nur wunderten und lachten. Und ihre Sachen fand sie nie, wenn sie sie brauchte. Als aber eines Tages ihr Brot im Ofen verbrannte, und sie in ihrer Zerfahrenheit den Pudding fallen ließ, um es zu retten, war das Faß voll.

„Wunderbar", sagte der Salzengel, der plötzlich vor ihr stand, lächelnd, „du hast nun die erste Lektion gut gelernt. Aber sich vergessen sollte nicht heißen, sich selbst unbeachtet zu lassen. Wie willst du den Bedarf an Liebe des anderen decken, wenn du selbst bedürftig bist?"

„Wie?" staunte Sophie, von oben bis unten mit Pudding bekleckert, „das verstehe ich nicht!"

„Erfülle dein Herz mit Achtung und Liebe für dich selbst, dann wirst du es verstehen", lachte der Engel und verschwand.

„Warte!" schrie Sophie. Tränen schossen ihr in die Augen, als sie hilflos dastand.

Natrium sorgt für ihre Nachbarn

Als der Tagtraum beendet war, erhob sich Sophie von der Terrasse, schaffte schnell und gründlich Ordnung und ging hinaus. Im Nachbarhaus hörte sie laute Worte: „Wenn ich dir alles erzählen würde, wie gemein du warst, könntest du dich vor lauter Schamgefühlen gleich ertränken! Genau vor 15 Jahren an meinem Geburtstag ..." In diesem Moment streckte Angélique ihr engelhaftes Gesicht durch die Tür und rief, als ob nichts wäre: „Hallo, Sarah, hallo Achmed, einen wunderschönen Morgen und Gratulation zu eurem herrlichen Geburtstag!" strahlte Angélique die beiden an. Zufällig hatten beide Ehepartner heute Geburtstag.

Die vor Zorn verdunkelten Gesichter staunten zunächst, dann entbrannte der Kampf erneut zwischen ihnen – ein Kampf zwischen Liebe und Wut, die sie füreinander empfanden. Doch Angélique ließ sich nicht beirren. Sie ging zu Sarah und drückte sie so fest an sich, daß diese kurz keine Luft mehr bekam. Dann drehte sie sich zu Achmed, schaute ihm tief in die Augen und streckte ihm ihre Arme entgegen. Auf einmal lachte auch er und umarmte Angélique voller Liebe. Die versöhnten Ehepartner küßten sich wie Frischverliebte. Angélique versprach, ihnen einen Großteil der Vorbereitungen für die Geburtstagsfeier abzunehmen. Die beiden schauten Angélique dankbar an, denn sie hatten sich umsonst wegen der zu planenden Feierlichkeiten so sehr gestritten.

Das waren harte Zeiten, die Gedanken von Sophie Angélique schweiften wieder ab, als der Salzengel von ihr verlangte, daß sie sich selbst achten sollte.

Ich war hin- und hergerissen zwischen meiner Selbstachtung und dem Wunsch, die Bedürfnisse der anderen zu erfüllen. Wenn ich wegen meiner Selbstachtung den anderen vergaß, gab es verletzende Worte gegen mich. Alte Erinnerungen wurden ausgegraben und mir vorgeworfen. Es war, als würden mir Salzsteine auf die Seele geworfen, die mich sehr verletzten. Das führte so weit, daß ich eine Zeitlang mit niemandem mehr etwas zu tun haben wollte. Ich war von allen Menschen völlig enttäuscht, igelte mich immer mehr ein und war innerlich abwesend. Zu diesem Zeitpunkt tauchte ein alter Bekannter auf. Die Begegnung versprach mir ein sorgloses und mit Liebe erfülltes Leben. Ich wollte meinen Mann verlassen, um mit dem Freund wegzugehen.

Diesmal war der Salzengel sehr streng: „Möchtest du zu einem Salzstengel werden? Die alten Verletzungen und Beleidigungen, an denen du in deiner Erinnerung tief drinnen festhältst, werden in deinem Gehirn zu Salzkristallen. Wenn du dich nicht auf die gegebene Aufgabe konzentrierst und dich von alten verlockenden Erinnerungen ablenken läßt, dann wird deine Seele zu einem einzigen Salzkristall werden. Dies ist die letzte Warnung. Ab jetzt bist du auf dich selbst gestellt. Du entscheidest, was du aus dir machen willst!"

Natrium blickt nicht mehr auf die Vergangenheit zurück

Sophie erinnerte sich, wie sie danach fest entschlossen war, von ihren alten Verletzungen abzulassen. Aber sie hatte dennoch den Fehler gemacht, unbewußt einen bestimmten Wunsch unbedingt erfüllt zu bekommen. Wieder ganz ihrem Mann zugewandt und verliebt, öffnete sie ihr Herz und äußerte ihm ihren sehnlichsten Wunsch, am Meer Urlaub machen zu wollen. Ihr Mann Salusmon meinte daraufhin, er hätte schon eine Überraschung für sie geplant. Sie fühlte sich jedoch

nicht richtig verstanden und spürte, wie eine unbändige Wut in ihr
Durch Ärger erkennt sie das wahre Geschenk nicht
hochstieg, verlor die Beherrschung und tobte hysterisch wie von Sinnen. Ihr Mann versuchte sie zu trösten, was sie jedoch noch wütender machte, und sie zertrümmerte vor lauter Wut fast das ganze Geschirr. Danach stolzierte sie aus dem Haus und kehrte lange nicht heim.

Als Sophie zurückkam, hatte Salusmon für sie liebevoll einen Maronenstrudel gebacken. Sie war aber innerlich noch nicht richtig versöhnt und spürte keinen richtigen Appetit, jedoch Hunger. Der Strudel schmeckte zwar vorzüglich, und sie aß eine beträchtliche Menge davon, trotzdem konnte sie keinen richtigen Geschmack daran finden. Am nächsten Tag fühlte sie sich gar nicht wohl. Ihr Mund war trocken, ein Durstgefühl war zwar vorhanden, aber kein Getränk wollte ihr schmecken. Appetit hatte sie gar keinen mehr, bloß eine unangenehme, trockene Leere im Magen. Die Nase fing an zu tropfen wie ein undichter Wasserhahn. Es kratzte im Hals, und die Hitze war ihr sehr unsympathisch, machte sie sogar schlapp. Die Zunge fühlte

Akuter Symptomenkomplex von Natrium muriaticum
- *Beschwerden nach zu vielem Verzehr von Kohlenhydraten (akut oder chronisch)*
- *Appetit fehlt, trotzdem hungrig*
- *Durst, aber keine Lust zu trinken*
- *Hitze ist unerträglich, macht schlapp*
- *Zunge wund, bis zu sehr schmerzhaften Aphthen*
- *Essen schmeckt nach nichts*
- *Bei Erkältung tropft anfänglich die Nase. Später wird die Absonderung dicker, bleibt aber klar, eiweißartig und reichlich*

sich wund an, und tatsächlich bemerkte sie ein paar Tage später eine wunde, rote Stelle. Das Wenige, das sie aß, schmeckte nach nichts, und da sie sowieso auf nichts Hunger hatte, ließ sie das Essen ganz ausfallen. Irgendwann, als es ihr hundeelend ging, kam das Bedürfnis nach Chicoree. Sie schmorte sich zwei Stück in der Pfanne, dünstete sie kurz mit etwas Wasser, bestreute sie reichlich mit Salz und aß sie genüßlich. Danach verspürte sie endlich richtigen Durst und machte sich einen großen Becher Rote-Bete-Saft mit Eiswürfeln. Bald war sie wieder gesund.

Erst jetzt verriet ihr Mann die Überraschung, die er für sie geplant hatte – Ferien auf den Cook Inseln! Es wurde der schönste Urlaub, den sie sich vorstellen konnte. Ab diesem Zeitpunkt beschloß sie, davon abzulassen, ihre Wünsche unbedingt erfüllt zu bekommen, nicht mehr zurückzuschauen, sondern darauf zu vertrauen, daß das Beste geschieht.

Seitdem waren viele Jahre vergangen. Ihr Mann war bei einem Unfall tragisch ums Leben gekommen, und Angélique ließ ihre Liebe nun Mitmenschen und Bedürftigen zukommen.

Die Geburtstagsfeier des Nachbarehepaares fand, wie es Angéliques Wille war, über den Nachmittag bis in die Nacht hinein statt, denn für sie war es das Schönste, wenn kein Gast an irgendwelche feste Zeiten gebunden war, um zu kommen oder zu gehen. Als schlaue Sophie war sie immer vorbereitet und konnte ihre spontanen Hilfsangebote gleich in die Tat umsetzen. Es gab Früchtecocktail mit Sprudel oder Champagner. Der Hit war das selbstgemachte Bitterlemon, aus ganzen Zitronen püriert mit frisch gemachtem Kandissirup, eiskalt mit Sprudel serviert. Das Essen bestand aus halbpürierter Rote-Bete-Kürbissuppe mit Kürbiskernmus verfeinert, allerlei belegten Broten und einer Reispfanne, gefolgt von Schokoladenkuchen mit Mandel-Macadamia-Grießflammerisoße.

Es folgten Ratespiele, bei denen der Gewinner den Tisch wechselte, und Tänze, für die der Partner gesucht und gefunden werden mußte. Sophie – ganz im Schwung – bemerkte, wie ein kleines Mädchen traurig in einer Ecke saß.

„Mein Herz, sagte Angélique zu ihr, als sie sich neben sie setzte, „was ist mit dir?"

„Mein Vater hat uns verlassen", weinte die Kleine.

„Ach nein, das gibt's doch nicht", lächelte Angélique. „Komm mit mir", und nahm sie mit zu ihrer gemütlichen kleinen Kapelle in ihrem Haus.

„Als erstes fragen wir den Schutzengel deines Vaters, was mit ihm passiert ist", sagte sie zu dem Mädchen, „rufe ihn zu dir!"

Der Engel kam und erzählte: „Es ist nichts Schlimmes geschehen. Dein Vater fühlt sich einsam und ist etwas verzweifelt."

„Sollen wir ihm einen Liebesboten schicken?" fragte Sophie das Mädchen.

„Ja", strahlte diese.

„Dann sag ihm durch seinen Engel, wie lieb du ihn hast – und alles, was dein Herz ihm sonst noch sagen will", ermunterte sie Angélique.

„Bitte, bitte, Vater, komm zurück! Ich habe dich so lieb und brauche dich dringend. Auch Sally hat dich lieb, Mama sowieso", bat die Kleine.

„Und nun gehen wir und feiern." Angélique sprang auf, bedankte sich und führte das Mädchen aus der Kapelle. Kaum waren sie draußen, schrie das Mädchen voller Glück auf. Ihr Vater stand da. Sie rannte zu ihm. Überglücklich nahm er sie hoch, tanzte mit ihr im Arm und verschwand in der Menge. Als die letzten Gäste gingen, war Sophie immer noch voller Schwung. Vorher war alles ordentlich aufgeräumt worden, und jeder kehrte, innerlich bereichert, nach Hause. Die letzten Gedanken Sophies vor dem Einschlafen streiften ihren Urlaub auf den Cook-Inseln, wo sie sich ihr Motto eingeprägt hatte:

„Ich werde mich immer lieben!"

Das Arzneimittelbild von Natrium muriaticum

Der reine Natrium muriaticum-Mensch ist von kleiner, zierlicher Statur. Alle Teile des Körpers sind gut geformt, aber in Miniaturausgabe. Der kleine, sehr harmonische Kopf sitzt auf einem schlanken, schönen Hals. Das Gesicht hat einen herrlichen Glanz. Die Augen strahlen und drücken eine Offenheit aus, die einen stets willkommen heißt, so daß man sich augenblicklich in ihn verliebt. Der Natrium-Mensch ist extrem empfindsam und feinfühlig, daher auch leicht durch Kritik oder Angriffe verletzbar. Aus Selbstschutz zieht er sich zurück, erscheint dann unbewegt und selbstbezogen, möchte die Energien in der Umgebung nicht mehr spüren.

Der Mangel an Beweglichkeit und die Störung des „Flusses" – eingedämmt, keine Strömung mehr – drücken sich auf der körperlichen

Ebene in Flüssigkeitseinlagerungen (Ödeme) aus. Auch geistig ist die gleiche Störung zu finden, wobei sich die Erstarrung als Hartnäckigkeit äußert. Kein anderes Mittel hält so stur und versteinert an seinen Gedanken und Befürchtungen fest wie Natrium muriaticum.

Das Zurückblicken auf vergangene, unangenehme Ereignisse und das Erstarren darin sind so charakteristisch für Natrium muriaticum, daß dieses Arzneimittel mit der Geschichte von Sodom und Gomorrha im Alten Testament in Verbindung gebracht werden kann. Die zwei Engel, die Lot, seine Frau und seine beiden Töchter aus der vom Untergang bedrohten Stadt führten, warnten: „Rette dein Leben und sieh nicht hinter dich, geh und bleib nicht stehen!" Da ließ der Herr Schwefel und Feuer regnen vom Himmel herab auf Sodom und Gomorrha und vernichtete die Städte und ihre Einwohner sowie die ganze Gegend und was auf dem Lande gewachsen war. Lots Weib jedoch sah hinter sich in das Grauen und ward auf der Stelle zur Salzsäule.

Die Verhärtung des Natrium-Menschen wird hauptsächlich durch seine Verletzung auf der emotionalen Ebene ausgelöst, die er nicht vergessen und verzeihen kann. Dieses Nicht-Akzeptieren und das Nicht-Aussöhnen-Können gehen mit dem inneren Rückzug einher, der in der Einsamkeit endet.

Hinter dieser starken Gemütssymptomatik steht die Schwäche, mit anderen Menschen in Verbindung zu treten. Hier befindet sich der Grundstein für Kummer, Depression, Hypochondrie und für die Fixierung auf negative Gedanken. Die Unfähigkeit zum menschlichen Kontakt wird auch in seinen Beziehungen sichtbar. Der Natrium-Mensch ist immer auf der Suche nach Liebe und verliebt sich auch ständig neu. Aber anstatt die Liebe in sich selbst weiter zu entwickeln, erwartet er vom anderen, daß dieser seine Liebesquelle wird. So wird Natrium, immer wenn er meint, die Liebe seines Herzens gefunden zu haben, abgelehnt bzw. verletzt, oder die Liebesquelle verschwindet, indem etwa der Partner stirbt. Aus Angst vor erneuter Verletzung versucht Natrium sich zu schützen, geht keine enge Beziehung mehr ein oder willigt nur in eine Beziehung zu einer verheirateten oder unerreichbaren Person ein wie zu einem Priester.

Da Natrium muriaticum niemanden an sich herankommen läßt, wird er sehr früh damit konfrontiert, auf sich selbst angewiesen zu sein. Er strebt die volle Selbständigkeit an, möchte alles selber schaffen und niemanden brauchen. Mit der Zeit scheint aber kein Weg mehr aus dem Zustand der Einsamkeit herauszuführen, da Natrium sich nie mit anderen darüber unterhalten oder seinen Zustand offen zeigen kann. Er kann sich erst mitteilen, wenn er ganz tief in seinem Herzen spürt, daß der andere ihm hundertprozentig zuhört und mit ihm fühlt. Erst dies ist dann für ihn ein echter Trost. Wenn er aber das Gefühl hat, daß der andere für ihn nicht völlig da ist, wird er extrem wütend und schlägt um sich, körperlich und verbal.

Während Natrium selbst keinen vom Kopf her gespendeten Trost ertragen kann, kommt jeder zu ihm, um sein Herz auszuschütten. Darin zeigen sich die Fähigkeit von Natrium zu geben und die Unfähigkeit etwas anzunehmen.

Natrium muriaticum ist eng mit dem Prinzip der Liebe verbunden. Es geht darum, daß er lernt, Liebe für sich selbst zu entwickeln, um sie dann fließen zu lassen und sie mit anderen zu teilen.

Wichtige Natrium muriaticum Symptome

- Menschen, die sehr unwillig die Gegebenheiten akzeptieren und sich über die Arbeit ärgern, aber auch über Verweis und Tadel
- Sie mögen es nicht, daß andere bei ihnen „nachbohren". Sie antworten sehr unwillig bzw. geben Informationen über sich nur ungern preis, vor allem, wenn sie den anderen nicht absolut sympathisch finden
- Sie haben eine unbändige Heiterkeit in sich, die sie unter keinen Umständen verlieren sollten
- Sie sind sehr mitfühlend. Das schönste Geschenk für sie ist, wenn alles durch liebende Anteilnahme fließt

- Das Einzige, was ihnen Schwierigkeiten bereitet, ist das Unverständnis des Geliebten oder der Eltern, und sie können die Verletzungen ohne eine echte Versöhnung „nie" vergessen
- Sie sind daher immer zur Versöhnung bereit, haben aber große Bedenken, ob dies möglich ist
- Das Leben in Liebe und Geselligkeit zu verbringen ist ihr Wunsch. Tanzen, vor allem in der abendlichen Stimmung, bereitet ihnen viel Freude und bringt Lebensschwung mit sich
- Sie gehen oft sehr einsame Wege im Leben, da sie in der ständigen Erwartung leben, verletzt zu werden. Jedenfalls sind ihre Anläufe, Freundschaft zu schließen zu oft fehlgeschlagen, so daß sie sich nicht mehr trauen
- Wenn sie sich allerdings trauen und der andere es nicht genau so macht, wie sie es wünschen, sind sie sehr beleidigt und können ausflippen. In dem Fall können sie sich sehr eifersüchtig und unmöglich verhalten
- Wenn sie verliebt sind und ein Opfer verlangt wird, dann ist die härteste Disziplin für sie ein Kinderspiel. Umgekehrt können sie im traurigen Zustand gar keine Disziplin ausüben
- Die Schwangerschaft ist sehr wichtig und eine sehr empfindsame Zeit. Alles muß absolut korrekt ablaufen
- Es tut ihnen gut, ausführlich über etwas zu reden, ihr Herz ausschütten zu können. Leider gibt es keine empfindsamen Zuhörer

Positive Affirmation für Natrium mur
„Ich werde mich immer lieben!"

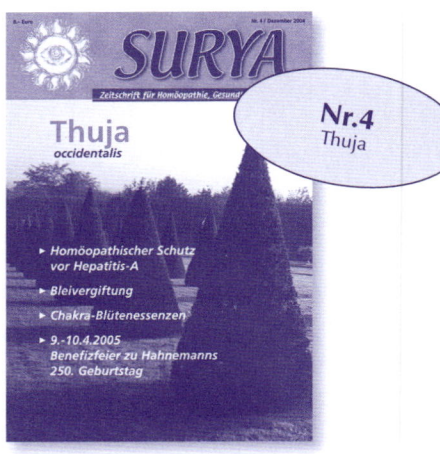

Nr.4
Thuja

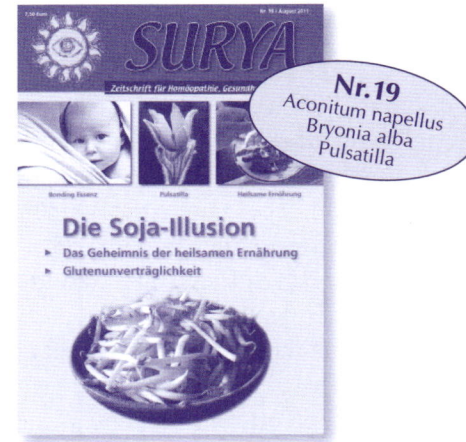

Nr.19
Aconitum napellus
Bryonia alba
Pulsatilla

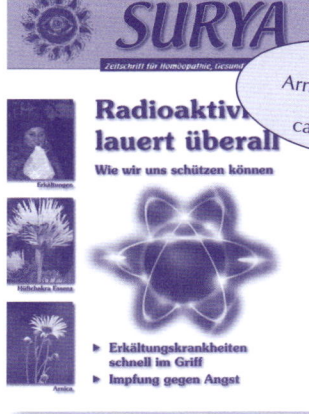

Nr.20
Arnica montana
Barium carbonicum

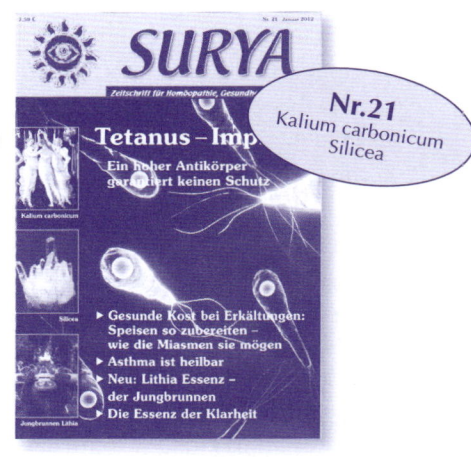

Nr.21
Kalium carbonicum
Silicea

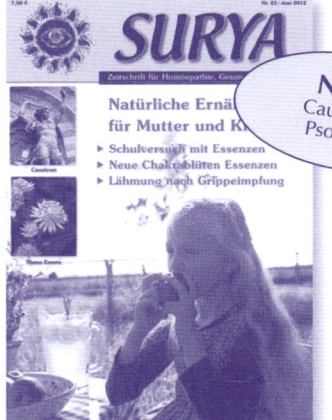

Nr.22
Causticum
Psorinum

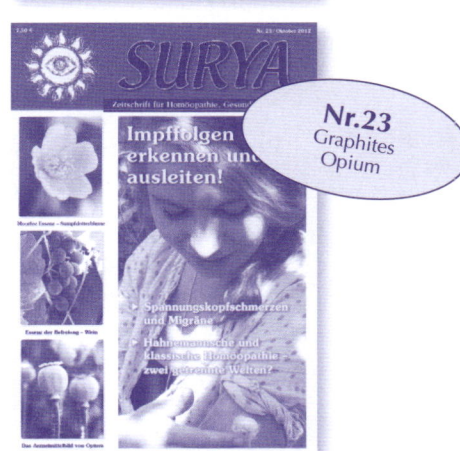

Nr.23
Graphites
Opium

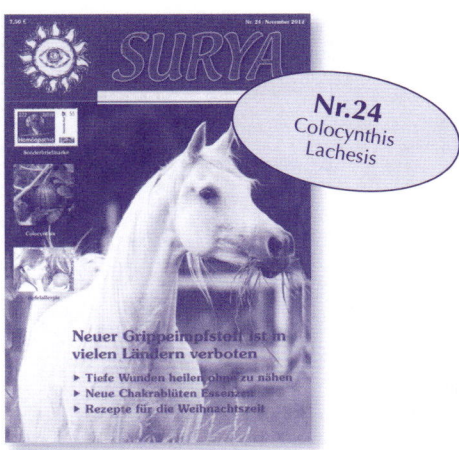

Nr.24
Colocynthis
Lachesis

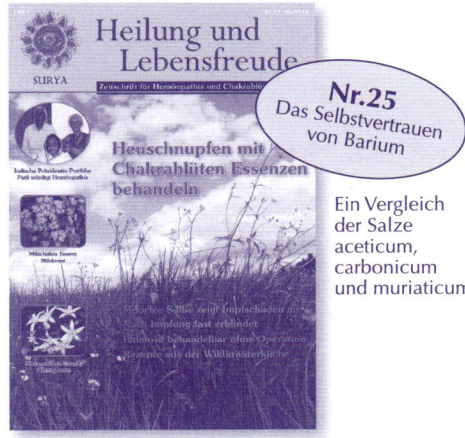

Nr.25
Das Selbstvertrauen
von Barium

Ein Vergleich
der Salze
aceticum,
carbonicum
und muriaticum

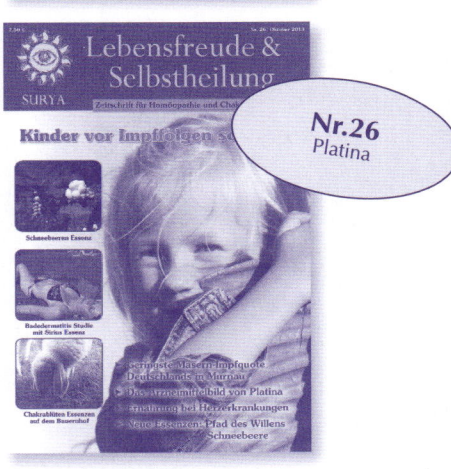

Nr.26
Platina

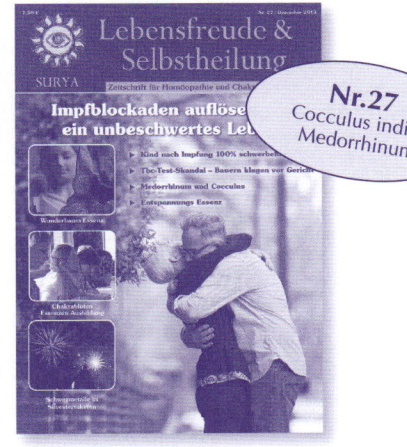

Nr.27
Cocculus indica
Medorrhinum

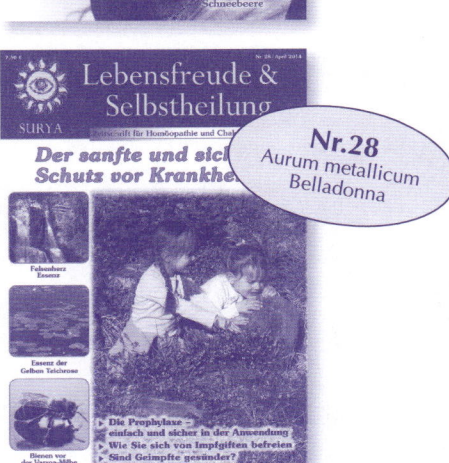

Nr.28
Aurum metallicum
Belladonna

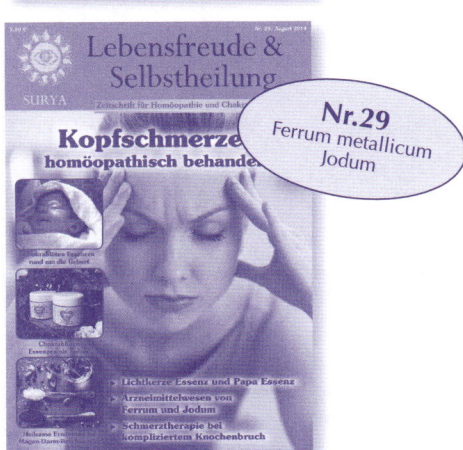

Nr.29
Ferrum metallicum
Jodum

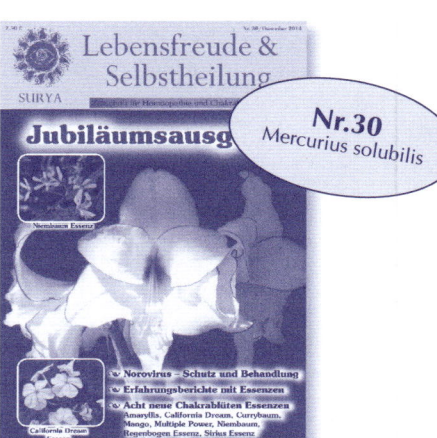

Nr.30
Mercurius solubilis

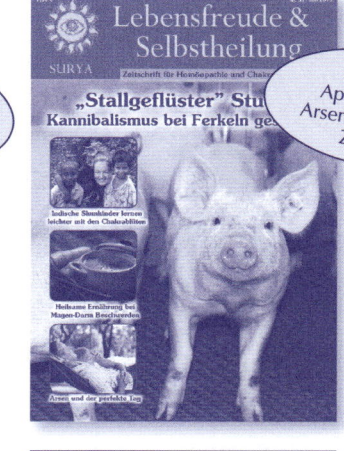

Nr.31
Apis mellifica
Arsenicum album
Zincum

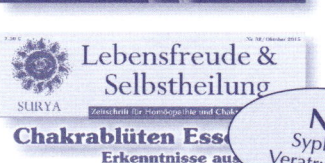

Nr.32
Syphilinum
Veratrum album

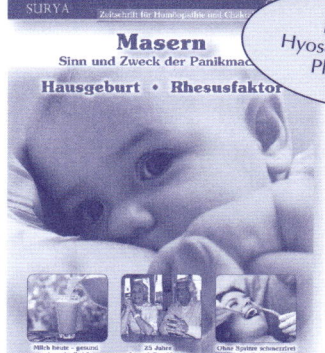

Nr.33
Hyoscamus niger
Phosphor

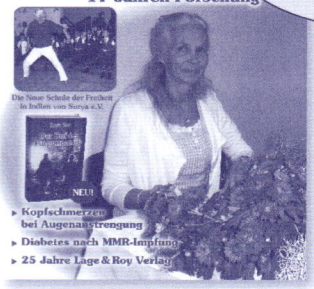

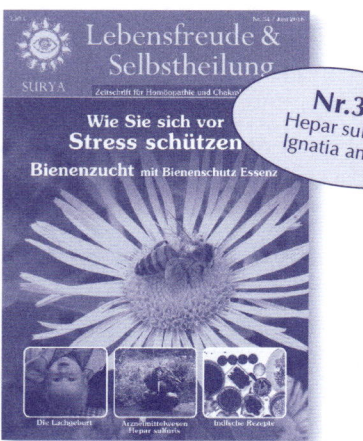

Nr.34
Hepar sulfuris
Ignatia amara

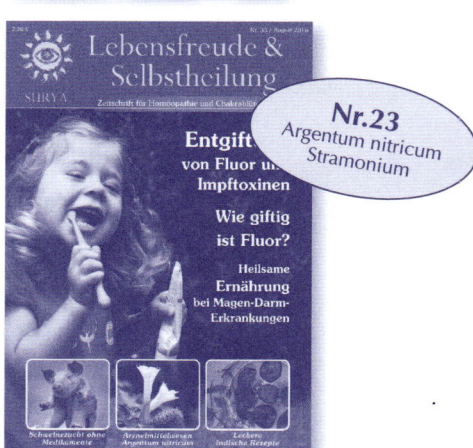

Nr.23
Argentum nitricum
Stramonium

VON RAVI ROY IN DER SURYA ZEITSCHRIFT

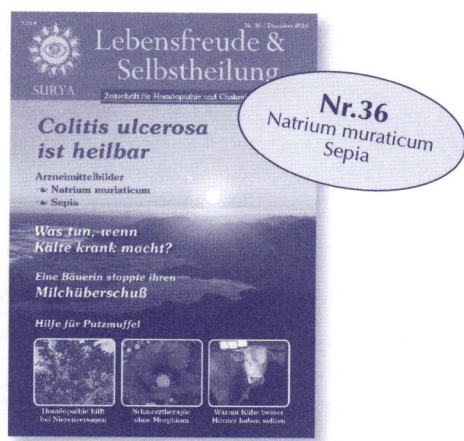

Nr.36
Natrium muraticum
Sepia

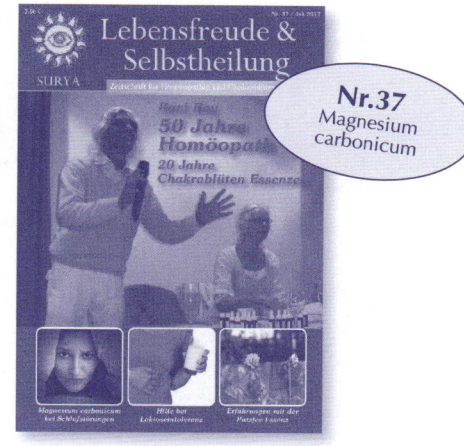

Nr.37
Magnesium
carbonicum

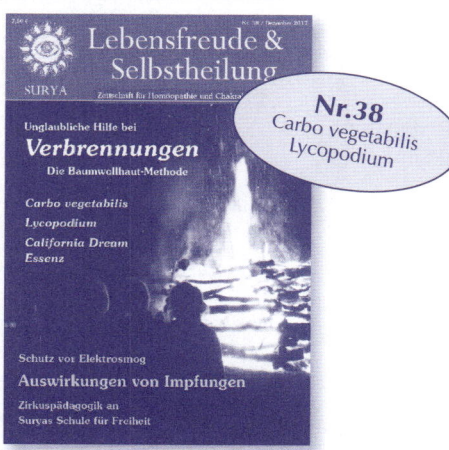

Nr.38
Carbo vegetabilis
Lycopodium

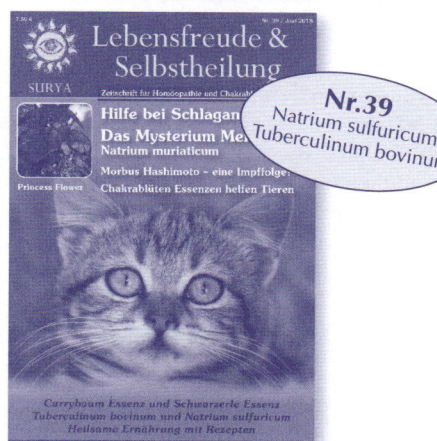

Nr.39
Natrium sulfuricum
Tuberculinum bovinum

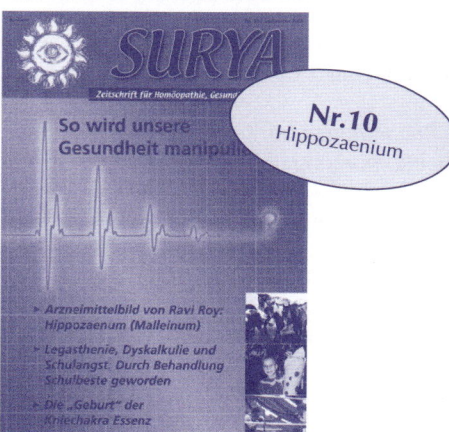

Nr.10
Hippozaenium

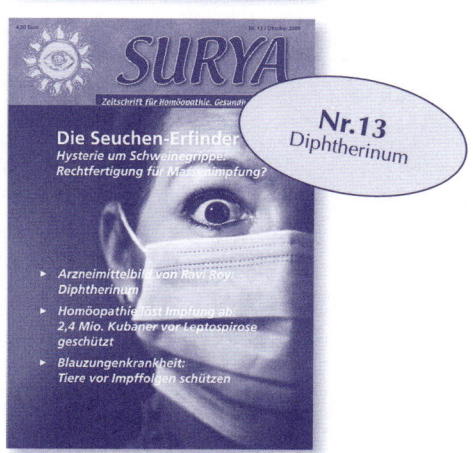

Nr.13
Diphtherinum

VON CAROLA LAGE-ROY UND RAVI ROY

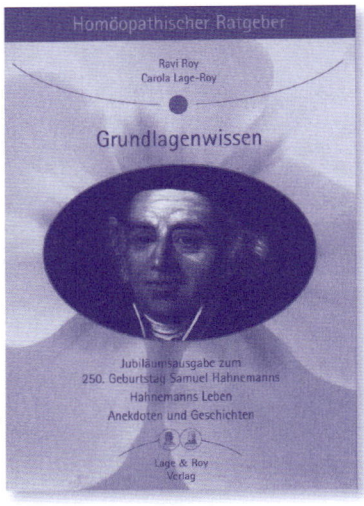

Homöopathischer Ratgeber 12
Grundlagenwissen
Sehr lesenswert! Eine spannende und liebevoll verfaßte Biographie Samuel Hahnemanns, dem Begründer der Homöopathie, vermittelt seine Philosophie und das Basiswissen. Mit praktischen Anweisungen zur Kunst der Fallaufnahme, Repertorisation, Mittelwahl und Weiterbehandlung.

144 S., Paperback, 21 s/w Abb., 5., erw. Auflage 2005
ISBN 978-3-929108-12-7, D: € 12,50 A: € 12,90

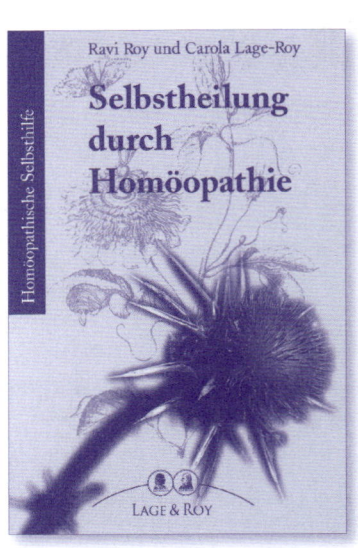

Selbstheilung durch Homöopathie
Seit 30 Jahren der Ratgeber in vielen Lebensbereichen auch für interessierten Laien.   Die Arzneimittel sind verständlich und lebensnah dargestellt.
Ein unentbehrliches Nachschlagewerk für die ganze Familie durch die übersichtliche Anordnung und praktische Erste-Hilfe-Maßnahmen

416 Seiten, broschiert, 3. Auflage 2018
ISBN 978-3-929108-65-1, D: € 13,95 A: € 14,45

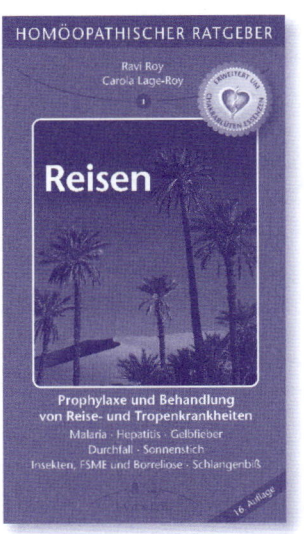

Homöopathischer Ratgeber 1
Reisen
Prophylaxe und Behandlung von Reise- und Tropenkrankheiten. Der beliebte homöopathische Reisebegleiter seit über 35 Jahren!
Bestens gewappnet mit diesem Ratgeber für Ausflüge, Fernreise, Trekking-Abenteuer oder Geschäftsreise. Sanft und ohne Nebenwirkungen vor Krankheiten, Mücken, Zecken geschützt. Thromboseschutz, Flugangst, Jetlag, Klimaanpassung, Erste Hilfe, Schlangenbiß sowie Ernährungstips.

168 Seiten, 16., überarb., erw. Auflage 2017
ISBN 978-3-929108-77-4, D: € 13,50, A: € 12,70
E-Book D: € 12,50, englische Ausgabe: € 12,50

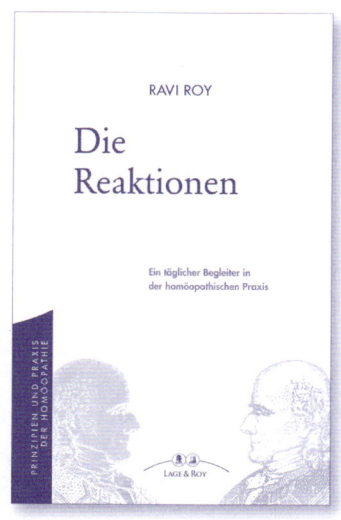

Ravi Roy
Die Reaktionen und die LM-Potenzen
Alle Regeln und Prinzipien Hahnemanns bei der homöopathischen Behandlung aus seinem „Chronischen Krankheiten" strukturiert und ausführlich den zwölf Hauptkategorien von Heilreaktionen, wie Besserung, Verschlimmerung, Blockaden, Reaktionslosigkeit, genau definiert und dargestellt. Mythen über Kaffee oder Parfums beleuchtet.
Auch für Laien von großem Wert.

328 Seiten, gebunden, 1. Auflage 2010
ISBN 978-3-929108-91-0, D: € 37,00 A: € 38,10

Ravi Roy, Das Praktische Repertorium
Das Kentsche Repertorium neu übersetzt. Verbessert Struktur. Tausende neue hinweisende Symptome aus über 40 Jahren Praxiserfahrung Ravi Roys vollständig verfügbar 48 neue Nosoden – unentbehrlich für die Praxis – mit ihren wesentlichen, zum Mittel führenden Symptomen.

1355 Seiten, gebunden, fünffarbig mit Schutzumschlag,
3 Lesebändchen, 1. Aufl. 2006, ISBN 978-3-929108-97-2
*D: € 95, A: € 97,70 *engl. Ausg. im Tb-Format: € 48,00*

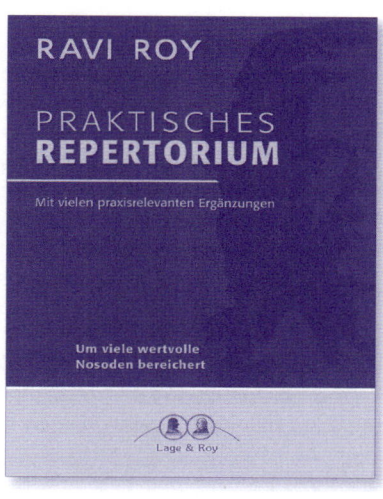

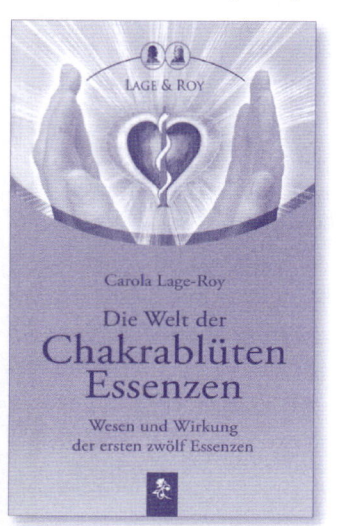

Carola Lage-Roy
Die Welt der Chakrablüten Essenzen
Wesen und Wirkung der ersten zwölf Essenzen
Die Chakrablüten Essenzen gibt es seit 21 Jahren. Diese hochwirksamen Essenzen befreien die Bahnen der kosmischen Heilenergien beim betroffenen Chakra und vermögen auch bei schwereren Störungen die Selbstheilungskräfte wieder zu aktivieren.

384 Seiten, gebunden, Lesebändchen, 2farbig, 4farbige
Chakrenkarte, Symptomenregister 3., vollst. überarb.,
erw. Neuauflage 2015, ISBN 978-3-929108-30-9
D: € 32,00, A: € 32,90, E-Book: € 25,00

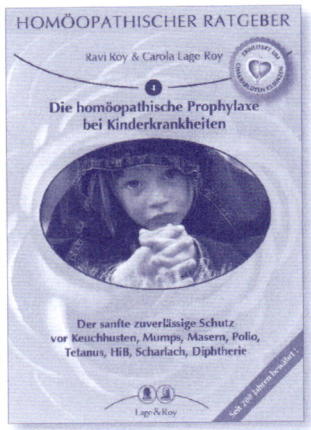

HR 4 Die homöopathische Prophylaxe bei Kinderkrankheiten

- Nebenwirkungsfreier Schutz Ihrer Kinder vor Kinderkrankheiten – die Koryphäen der Schulmedizin sind schon länger über die Unmengen von Giften in den Impfstoffen besorgt
- Genaue Anweisungen, wie die Prophylaxe (Schutz vor einer Ansteckung) mit der Homöopathie durchzuführen ist
- Sanft und sicher vor Röteln homöopathisch schützen
- Tabellarischer Vergleich von homöopathischem Schutz und Impfungen
- Wie Sie mit Hilfe der Chakrablüten Essenzen das Immunsystem optimieren können

104 Seiten, Paperback, 14., überarb., erw. Auflage 2017, ISBN 978-3-929108-22-4 D: € 13,50, A: € 13,90, E-Book: € 11

HR 19 - Schulschwierigkeiten

- Dieser Ratgeber ermöglicht Kindern, trotz der großen Belastung des Schulsystems, fröhlicher ihren Lebensweg zu gehen
- Die unterschiedlichen Belastungen für ein Kind – Elternhaus, Lehrer, Konflikte in der Klasse, Verluste u.a. – werden beleuchtet sowie allgemeine und homöopathische Hilfsmöglichkeiten dargestellt
- Homöopathische Mittel bei Konzentrationsstörungen, Schulangst, Störungen der Feinmotorik, Depressionen, Belastung durch schlechte Noten etc.
- Welche Lösungen bietet die Homöopathie bei Unlust zu Hausaufgaben, Prüfungsangst, in der Pubertät und für überforderte Eltern
- Viele Fallbeispiele verdeutlichen den Anwendungsbereich

128 Seiten, Paperback, 10 Abb., 6. Auflage 2011 ISBN 978-3-929108-19-4, D: € 10,50, A: € 10,80

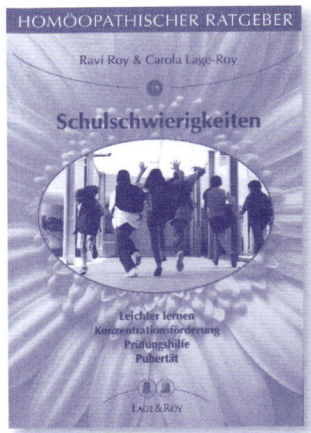

Auf der Homepage **www.lage-roy.de** finden Sie weitere Informationen zu Homöopathie, Chakrablüten Essenzen und einem gesunden Leben. In unseren Seminaren und Vorträgen können Sie sich noch umfassender über diese Themen informieren.